实习医生

临床技能手册

（第二版）

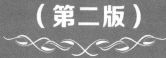

王庭槐 赖佳明 蒋小云 陈燕铭◎编著

U0388484

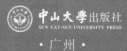
中山大學出版社
SUN YAT-SEN UNIVERSITY PRESS
·广州·

图书在版编目（CIP）数据

实习医生临床技能手册（第二版）/王庭槐，赖佳明，蒋小云，陈燕铭编著. —2 版. —广州：中山大学出版社，2018.10
ISBN 978 – 7 – 306 – 06439 – 4

Ⅰ.①实… Ⅱ.①王… ②赖… ③蒋… ④陈… Ⅲ.①临床医学—手册 Ⅳ.①R4 – 62

中国版本图书馆 CIP 数据核字（2018）第 210475 号

出 版 人：王天琪
策划编辑：鲁佳慧
责任编辑：鲁佳慧
封面设计：曾 斌
责任校对：邓子华
责任技编：何雅涛
出版发行：中山大学出版社
电　　话：编辑部 020 – 84110771，84113349，84111997，84110779
　　　　　 发行部 020 – 84111998，84111981，84111160
地　　址：广州市新港西路 135 号
邮　　编：510275　传　　真：020 – 84036565
网　　址：http：//www. zsup. com. cn　E-mail：zdcbs@ mail. sysu. edu. cn
印 刷 者：湛江日报社印刷厂
规　　格：880mm×1230mm　1/32　15 印张　400 千字
版次印次：2012 年 5 月第 1 版　2018 年 10 月第 2 版
　　　　　 2018 年 10 月第 5 次印刷
定　　价：55.00 元

本书编委会

再 版 前 言

临床实习是医学实践教育的重要组成部分，是医学生培养职业道德和运用已学的医学知识以解决临床实际问题的知行合一的过程，也是掌握和运用临床基本技能和建立正确的临床思维的重要学习阶段。《实习医生临床技能手册》以实习医生为主要对象，阐述实习医生需掌握的临床基本理论、基本知识和基本技能等。本书第一版《实习医生临床技能手册》（2012 年）出版以来，深受广大师生的欢迎和喜爱。

2017 年 7 月，国务院办公厅出台《国务院办公厅关于深化医教协同进一步推进医学教育改革与发展的意见》（国办发〔2017〕63 号），明确提出：医教协同推进医学教育改革与发展，加强医学人才培养，是提高医疗卫生服务水平的基础工程，是深化医药卫生体制改革的重要任务，是推进健康中国建设的重要保障。为顺应国家新时期发展的教育教学改革趋势和医学体制改革对医学生培养的新要求，遵循医学教育规律和医学人才成长规律，立足基本国情，借鉴国际经验，规范实习医生基本技能和职业素质的培养，提升医学生解决临床实际问题的能力，培养造就符合全球医学教育发展要求的"厚基础、强能力、发展后劲大"的高质量的新时代医学卓越后继人才，我们必须不断紧跟国际医学教育改革的步伐，不断更新教学内容和教学手段，强化实践环节的培养，不断提高医学生的岗位胜任力。有鉴于此，我们在第一版的基础上组织修订了第二版教材，以适应教育形势发展的需要。

本手册参照全球医学教育最基本标准（国际标准），按照中国本科医学教育标准 – 临床医学专业（2016 年），结合医学认证的要求和国家对卓越医师人才培养的要求，注意培养学生在职业态度、行为、职业道德、人文素养、医学知识、临床技能、沟通技能、预防医学、群体保健等领域的训练，使对医学生的培养能适应现代医学模式转变的需要，从生物医学模式向生物—心理—社会—环境医学模式转变，并在原有基础上，结合时代进步的要求，增加了新的内容。本手册共分四编：第一编为病史采集、体格检查、病历书写；第二编为基本临床技能操作；第三编为实验室及特殊检查结果判读；第四编为临床常用药物和处方书写规范。

手册的编写工作得到了中山大学各附属医院教学管理部门及内科学、外科学、妇科学、儿科学、诊断学、精神科学、急诊麻醉医学、医学影像学、药学等各学科专家的大力支持，得到了医学教学督导专家的认真审核。在此，对每一位认真参与编写与审稿工作的专家和老师表示衷心感谢。

由于时间和精力所限，书中的错漏与不足之处在所难免，敬请广大师生在使用过程中及时指出，以便我们能及时修正并在下次修订时进一步完善。

编　者
2018 年 1 月 12 日

目　　录

第一编　病史采集、体格检查、病历书写

第二编　基本临床技能操作

3

第三编　实验室及特殊检查结果判读

第四编　临床常用药物与处方书写规范

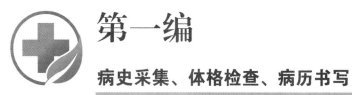

第一编

病史采集、体格检查、病历书写

第一章 内　　科

一、常见症状病史采集

（一）发热（fever）

1. 定义

当机体在致热源作用下或各种原因引起体温调节中枢的功能障碍时，体温升高超出正常范围，称为发热。

2. 发热时的伴随症状

发热的伴随症状包括寒战，结膜充血，单纯疱疹，淋巴结肿大，肝脾肿大，皮肤、黏膜出血，关节肿痛，皮疹，昏迷。这有助于提示医师对患者疾病的病因和疾病定位（脏器）的判断，为进一步选择实验检查和特殊项目检测提供参考依据，开拓医师的诊断思路。

3. 问诊要点

（1）起病时间、季节、起病情况（缓急）、病程、程度（发热高低）、频度（间歇性或持续性）、诱因。

（2）有无畏寒、寒战、大汗或盗汗。

（3）询问各系统症状。主要症状通常能提示疾病所在的部位。是否伴有咳嗽、咳痰、咯血、胸痛，腹痛、呕吐、腹泻、黄疸，尿频、尿急、尿痛、腰痛，皮肤出血、皮疹、紫癜，头痛、肌肉关节痛等。

（4）患病以来的一般情况。如精神状态、食欲、体重减轻、睡眠、大小便等改变。

（5）患病后的诊治情况（药物、剂量、疗效）。特别是对抗生素、退热药、糖皮质激素、强心药、抗结核药等进行合理药效评估。

（6）传染病接触史、疫水接触史、手术史、流产或分娩史、服药史、职业特点等。

（二）头痛（headache）

1. 定义
头痛是指额、顶、颞及枕部的疼痛。

2. 问诊要点
（1）起病时间、急缓、病程、部位与范围、性质、程度、频度（间歇性/持续性）、激发或缓解因素。

（2）有无伴失眠、焦虑、剧烈呕吐（是否喷射性）、头晕、眩晕、晕厥、出汗、抽搐、视力障碍、感觉或运动异常、精神异常、嗜睡、意识障碍等相关症状。

（3）有无感染、高血压动脉硬化、颅脑外伤、肿瘤、精神病、癫痫病、神经官能症，及眼、耳、鼻、齿等部位疾病史。

（4）职业特点、毒物接触史。

（5）治疗经过及效果等。

（三）胸痛（chest pain）

1. 基本概念
胸痛主要由胸部疾病引起，少数由其他部位的病变所致。胸痛的程度与原发疾病的病情轻重并不完全一致。

2. 问诊要点
（1）一般资料。发病年龄、起病缓急、诱因、加重与缓解的方式。

（2）胸痛表现。胸痛的部位、性质、程度、轻重、持续时间及其有无放射痛。发生疼痛的诱因，如咳嗽、深呼吸的影响，与活动、进餐、情绪的关系等。

（3）伴随症状。是否伴有吞咽困难、咽下痛与反酸。有无发热、咳嗽、咳痰、咯血、呼吸困难，及其程度（即消化、呼吸、心血管等系统的症状及其程度）。

（四）腹痛（abdominal pain）

1. 基本概念

腹痛多数由腹部脏器疾病所引起，但腹腔外疾病及全身性疾病也可引起。病变的性质可为器质性，亦可为功能性。有的疾病来势急骤而剧烈，有的起病缓慢而疼痛轻微。临床上一般可将腹痛按起病缓急、病程长短分为急性与慢性腹痛。

2. 问诊要点

（1）腹痛与年龄、性别、职业的关系。幼儿常见原因有先天畸形、肠套叠、蛔虫病等；青壮年以急性阑尾炎、胰腺炎、消化性溃疡等多见；中老年以胆囊炎、胆石症、恶性肿瘤、心血管疾病多见；育龄妇女要考虑卵巢囊肿蒂扭转、宫外孕等；有长期铅接触史者要考虑铅中毒。

（2）腹痛起病情况。有无饮食、外科手术等诱因，急性起病者要特别注意各种急腹症的鉴别，因其涉及内科、外科处理的方向。缓慢起病者涉及功能性疾病与器质性疾病、良性疾病与恶性疾病的区别，除注意病因、诱因外，应特别注意缓解因素。

（3）腹痛的性质与程度。烧灼样痛多与化学性刺激有关，如胃酸的刺激；绞痛多为空腔脏器痉挛、扩张或梗阻引起，临床常见者有肠绞痛、胆绞痛、肾绞痛。

持续钝痛可能为实质脏器牵张或腹膜外刺激所致，剧烈刀割样疼痛多为脏器穿孔或严重炎症所致，隐痛或胀痛反映病变轻微，可能为脏器轻度扩张或包膜牵扯等所致。

（4）腹痛的部位。明确指出最痛的部位，以便判断疾病的部位。

1）肠绞痛多位于脐周围及下腹部，常伴有恶心、呕吐、腹泻、肠鸣音增加。阑尾绞痛位于阑尾压痛点。

2）胆绞痛位于右上腹，放射至右背与右肩胛，常伴有黄疸，发热，肝可触及或墨菲（Murphy）征阳性。

3）肾绞痛位于肾区，沿输尿管向下放射，达于腹股沟、外生殖器及大腿内侧，常有尿频，其尿急，小便含蛋白质、红细胞。

（5）腹痛的时间。特别是与进食、活动、体位的关系。饥饿性疼痛，进食缓解对高酸分泌性胃病，特别是十二指肠溃疡诊断有利。

（6）腹痛的伴随症状。对确立疾病的性质、严重度均十分重要。

1）腹痛伴发热、寒战。显示有炎症存在，见于急性胆道感染、胆囊炎、肝脓肿、腹腔脓肿，也可见于腹腔外疾病。

2）腹痛伴黄疸。可能与肝胆胰疾病有关。急性溶血性贫血也可出现腹痛与黄疸。

3）腹痛伴休克。同时有贫血，可能是腹腔脏器破裂（如肝、脾或异位妊娠破裂）；无贫血，见于胃肠穿孔、绞窄性肠梗阻、肠扭转、急性出血坏死性胰腺炎。腹腔外疾病如心肌梗死、肺炎，也可出现腹痛与休克。

4）腹痛伴呕吐、反酸、腹泻。提示食管、胃肠病变，呕吐量大提示胃肠道梗阻，伴反酸、嗳气者提示胃十二指肠溃疡或胃炎，伴腹泻者提示消化吸收障碍或肠道炎症、溃疡或肿瘤。

5）腹痛伴血尿：可能为泌尿系疾病（如泌尿系结石）所致。

（五）关节痛（arthralgia）

1. 定义

关节痛是指患者自述关节部位的疼痛感觉。

2. 问诊要点

（1）起病急缓，有无诱因。

（2）关节痛的部位，是大关节、小关节，还是大小关节均受累。

（3）关节痛累及的数量，是单关节、多关节还是对称性多关节。

（4）关节痛的程度，有无规律，是持续痛还是间断痛，是否为游走性关节痛。

（5）有无关节红肿热，有无晨僵及关节变形，活动后是加重还是减轻。

（6）是否伴全身症状，如发热、乏力、消瘦、皮疹等。

（7）有无家族史，既往治疗情况。

（六）水肿（edema）

1. 定义

人体组织间隙有过多的液体积聚使组织肿胀称为水肿。

2. 病因和分类

（1）全身性水肿。

1）心源性水肿：见于右心衰竭。

2）肾源性水肿：见于各型肾炎和肾病。

3）肝源性水肿：见于失代偿期肝硬化。

4）营养不良性水肿：见于慢性消耗性疾病。

5）其他：如黏液性水肿、经前期紧张综合征、药物性水肿、特发性水肿等。

（2）局部性水肿。由局部静脉、淋巴回流受阻或毛细血管通透性增加所致。包括局部炎症、肢体静脉血栓形成及血栓性静脉炎、上腔静脉或下腔静脉阻塞综合征、丝虫病所致橡皮肿、创伤或过敏等。

3. 问诊要点

（1）水肿发生的时间，有无诱因和前驱症状。

（2）首发部位及发展顺序，是否受体位的影响，颜面、下肢和腰骶部等部位是否有水肿表现。

（3）水肿发展的速度，水肿的性质，凹陷性是否明显，有无胸腹水征象。

（4）是否有感染和过敏的征象，营养状况如何。

（5）是否接受过肾上腺皮质激素、睾酮、雌激素及其他药物等的治疗。

（6）伴随症状：①局部：皮肤颜色、温度、压痛、皮疹和厚度。②全身：是否有心慌、憋气、咳嗽和咳痰等心肺疾病的表现；尿量、尿色的改变，是否有高血压，尿和肾功能检查是否正常；有无胃肠道表现，有无肝脏疾病，皮肤黄染和出血倾向；有无食欲、体重变化、怕冷、反应迟钝和便秘等。

（7）女性患者还应询问水肿与月经、体位和天气等的关系以及昼夜的变化。

（七）呼吸困难（dyspnea）

1. 定义

呼吸困难是指患者主观感到空气不足或呼吸费力，而客观上表现为呼吸运动用力，呼吸频率、深度、节律发生改变。

2. 呼吸困难的分类

（1）肺源性呼吸困难。

（2）心源性呼吸困难。

（3）中毒性呼吸困难。

（4）血源性呼吸困难。

（5）神经精神性与肌病性呼吸困难。

3. 问诊要点

（1）呼吸困难发生的快与慢。起病缓急，是突发性、还是渐进性，发生的诱因，既往疾病史，有无药物、毒物接气触史。

（2）呼吸困难的表现。是吸气性、呼气性，还是吸、呼都感困难，与活动、体位的关系，昼夜是否一样。

（3）伴随症状。是否伴有发热、胸痛、发绀、咳嗽、咳痰，痰的性状，有无咯血，咯血量及血的性状。

（4）有无排尿、饮食异常，有无高血压、肾病与代谢疾病病史。

（5）有无头痛、意识障碍、颅脑外伤史等。

（八）咳嗽与咳痰（cough and expectoration）

1. 基本概念

（1）咳嗽是一种保护性反射动作。咳嗽能有效清除呼吸道内的分泌物或进入的异物。当咳嗽时间久、频繁以致影响工作、休息，或咳嗽伴有呼吸肌疼痛等则属病理现象。

（2）痰液是呼吸道内的病理性分泌物。通过痰液检查可获得病原学、病理学的诊断依据。

（3）咳嗽的神经调节控制中枢在延髓。

2. 咳嗽、咳痰时的伴随症状、体征（此点对判断病因与定位有帮助）

（1）发热：多提示感染性炎症。

（2）胸痛：提示病变累及胸膜。

（3）呼吸困难：提示咽、喉、气道因炎性渗出物、肿瘤、出血、异物等导致咽喉部或气道内有内堵或外压性病变存在。气管平滑肌痉挛，严重肺实质病变，心脏病变致肺淤血等亦是呼吸困难的常见病因。

（4）脓痰：提示化脓性炎症，可为原发或继发引起，应注意量的多少，有无异味。

（5）咯血（血痰？鲜血？脓血痰？注意量及液色）：提示炎症、结核、肿瘤、肺淤血、异物等病变。

（6）杵状指（趾）。

（7）哮鸣音：咳嗽与咳痰时伴有哮鸣，提示气道有狭窄或痉挛性病变。

3. 问诊要点

（1）发病年龄，咳嗽时间长短和节律，是急性还是慢性，是突发还是渐进的，每日的昼夜咳嗽有无差异，如果是长期慢性咳嗽与季节气候有何关系。

（2）咳嗽程度、音色与影响因素。咳嗽程度是重是轻，是间断性咳还是连续性、发作性剧咳，咳嗽的音调高低及其音色，嗅到各种不同异味时咳嗽是否加重，是否伴有气喘、胸痛和发热。

（3）伴随症状。是否伴有咳痰，痰的颜色、性状、量，有何特殊气味，痰中是否带血，痰量多时，取各种不同体位对咳痰有何影响，将痰收集静置后是否有分层现象等。

（4）治疗用药对咳嗽有何影响，是否吸烟（烟龄、烟量），有无粉尘密切接触史。

（九）咯血（hemoptysis）

1. 定义

咯血是指喉及喉以下呼吸道或肺组织任何部位的出血，经口腔咳出。

2. 问诊要点

首先确定是否为咯血。注意与呕血鉴别。

（1）询问出血为初次还是多次。如为多次，与以往有无不同。注意发病年龄、性别、病程。

咯血发生于幼年可见于先天性心脏病；儿童少年慢性咳嗽伴少量咯血和低色素性贫血，须注意特发性肺含铁血黄素沉着症；青壮年咯血需注意肺结核、支气管扩张等疾病；40 岁以上有长期大量吸烟史（纸烟 20 支/日×20 年以上）者，要高度警惕支气管肺癌的可能性；年轻女性反复咯血也要考虑支气管内膜结核和支气管腺瘤。在既往史上需注意幼年是否曾患麻疹、百日咳。在个人史中须注意结核病接触史、多年吸烟史、职业性粉尘接触史、生食螃蟹与蝲蛄史、月经史等。

（2）细致观察咯血的量、颜色、性状，有无带痰。

肺结核、支气管扩张、肺脓肿、支气管内膜结核、出血性疾病咯血颜色鲜红；肺炎球菌大叶性肺炎、肺吸虫病和肺泡出血可见铁锈色血痰；肺阿米巴病可见脓血样痰呈棕褐色，带腥臭味；砖红色胶冻样血痰主要见于克雷伯杆菌肺炎；二尖瓣狭窄肺淤血咯血一般为暗红色；左心衰竭肺水肿咳浆液性粉红色泡沫样血痰；并发肺梗死时常咳黏稠暗红色血痰。大量咯血常由空洞型肺结核、支气管扩张、动脉瘤破裂等所致。而痰中带血持续数周或数月应警惕支气管肺癌；慢性支气管炎咳嗽剧烈时可偶有血性痰。

（3）详细询问伴随症状如发热、胸痛、咳嗽、痰量等。

咯血伴有急性发热、胸痛常为肺部炎症或急性传染病，如肺出血型钩端螺旋体病、流行性出血热；咯血、发热同时伴咳嗽、咳大量脓痰多见于肺脓肿；长期低热、盗汗、消瘦的咯血应考虑肺结核；反复咳嗽、咳脓痰不伴有发热多见于支气管扩张。

（4）有无全身出血倾向与黄疸表现等。

（十）恶心与呕吐（nausea and vomitting）

1. 定义

恶心为上腹部不适、紧迫欲吐的感觉。可伴有迷走神经兴奋的症状，如皮肤苍白、出汗、流涎、血压降低及心动过缓等，常为呕吐的前奏。一般恶心后随之呕吐，但也可仅有恶心而无呕吐，或仅有呕吐而无恶心。

呕吐是胃或部分小肠的内容物，经食管、口腔而排出体外的现象。

2. 呕吐在诊断和鉴别诊断上须注意下列各项检查

详细了解呕吐有无伴恶心的先兆，和食物、药物、精神因素等的关系，有无酗酒史，已往同样的发作史。呕吐时间和进食时间的关系。呕吐物的质和量。腹部疾病或腹部手术史，颅脑疾病或外伤史，以及高血压、心脏病、肾脏病、糖尿病与内分泌疾病病史。生育期妇女要询问月经史。

细菌性食物中毒有不洁饮食史。急性中毒有误服有关毒物的历史。晨间呕吐多见于妊娠呕吐与乙醇性胃炎。颅内肿瘤的特点为不伴有恶心的喷射性呕吐，和饮食无关，吐后头痛可暂时缓解；有第四脑室肿瘤时，呕吐更为严重和频繁。呕吐量大、呈喷射性者，常见于幽门狭窄合并胃扩张与潴留，呕吐物含大量胆汁者，说明有胆汁逆流入胃，常为较顽固的呕吐，可见于高位小肠梗阻、胆囊炎、胆石症，有时也见于妊娠剧吐、晕动病等。呕吐物带粪臭气者，常见于小肠下段的肠梗阻。吐泻交替发作者，须注意细菌性食物中毒、霍乱或副霍乱、急性中毒等。呕吐伴高热者，须注意急性感染。呕吐伴剧烈头痛者，须注意颅内高压症、青光眼等。呕吐伴耳鸣、眩晕者，须注意迷路疾患、晕动病。

3. 问诊要点

（1）呕吐的起病。有无确定的病因或诱因，急起或缓起，与进食的关系；既往腹部手术史，女性患者的月经史等。

（2）呕吐的时间。晨起还是夜间，间歇或持续，与饮食、活动等有无关系。

（3）呕吐的特征。呕吐物性状及臭味等。

（4）发作的诱因。如体位、进食、咽部刺激等诱因。

（5）症状的特点与变化。如症状发作频率、持续时间、严重程度等。

（6）加重与缓解因素。

（7）伴随症状。

1）伴腹痛、腹泻者多见于急性胃肠炎或细菌性食物中毒、霍乱、副霍乱和各种原因引起的急性中毒。

2）伴右上腹痛及发热、寒战或有黄疸者应考虑胆囊炎或胆石症。

3）伴头痛及喷射性呕吐者常见于颅内高压症或青光眼。

4）伴眩晕、眼球震颤者，见于前庭器官疾病。

5）应用某些药物如抗菌药物与抗癌药物过程中发生呕吐，则可能与药物副作用有关。

6）已婚育龄妇女，停经伴晨起呕吐提示早孕。

（8）诊治情况。是否做 X 线钡餐、胃镜、腹部 B 型超声、血糖、尿素氮等检查。

（十一）呕血（hematemesis）

1. 定义

呕血是上消化道疾病（指屈氏韧带以上的消化器官，包括食管、胃、十二指肠、肝、胆、胰疾病）或全身性疾病所致的急性上消化道出血，血液经口腔呕出。

2. 问诊要点

（1）确定是否呕血。应注意排除口腔、鼻咽部出血和咯血。

（2）呕血的诱因。有无饮食不洁、大量饮酒、毒物或特殊药物摄入史。

（3）呕血的颜色。可以帮助推测出血的部位和速度，如食管病变出血多为鲜红或暗红色；胃内病变的出血则多呈咖啡渣样。

（4）呕血量。可作为估计出血量的参考，但由于部分出血滞留在胃肠道，应根据全身反应准确估计出血量。

（5）患者的一般情况。如有无口渴、头晕、黑蒙、心悸、出汗等症状以及卧位变坐位、立位时有无心悸、心率变化，有无晕厥或昏倒等。

（6）既往有无上腹疼痛、反酸、嗳气、消化不良史，有无肝病和长期药物摄入史，并注意药名、剂量及反应等。

（7）呕血的伴随症状。

1）上腹痛：中青年人，慢性反复发作的上腹痛，具有一定的周期性与节律性，多为消化性溃疡。中老年人，慢性上腹痛，疼痛无明显规律性并有厌食及消瘦，应警惕胃癌。

2）肝脾肿大：脾肿大，皮肤有蜘蛛病、肝掌、腹壁静脉怒张或有腹水，化验有肝功能障碍，提示肝硬化门脉高压；出现肝区疼痛、肝肿大、质地坚硬、表面凹凸不平或有结节，血液化验甲胎蛋白（AFP）阳性者多为肝癌。

3）黄疸：黄疸、寒战、发热伴右上腹绞痛而呕血者，可能由肝胆疾病所引起。黄疸、发热及全身皮肤黏膜有出血倾向者，见于某些感染性疾病，如败血症、钩端螺旋体病等。

4）皮肤黏膜出血：常与血液疾病及凝血功能障碍的疾病有关。

5）头晕、黑蒙、口渴、冷汗：提示血容量不足，早期伴随体位变动（如由卧位变坐、立位时）而发生。腹鸣、黑便或便血伴随，提示活动性出血。

6）其他：近期有服用非甾体类抗炎药物史、大面积烧伤、颅脑手术、脑血管疾病者和严重外伤伴呕血者，应考虑急性胃黏膜病变。在剧烈呕吐后继而呕血，应注意食管贲门黏膜撕裂伤。

（十二）便血（hematochezia）

1. 定义

便血是指消化道出血，血液由肛门排出。

病因：上、下消化道疾病，全身性疾病。

2. 问诊要点

（1）便血的病因和诱因。有无饮食不洁、过食生冷、辛辣刺激等食物史。有无服药史或集体发病。

（2）便血的颜色及其与大便的关系。可帮助推测出血的部位、速度及可能的病因。

（3）便血的量。作为估计失血量的参考。但由于粪便量的影响，需结合患者全身反应才能准确估计失血量。

（4）伴随的症状。如腹痛、里急后重、包块、梗阻、全身出血等。

（5）患者一般情况。如有无口渴、头晕、黑矇、心悸、出汗等症状，以及卧位变坐位、立位时有无心悸、心率变化，有无晕厥或昏倒等。可以帮助判断血容量丧失情况。

（6）既往有无腹泻、腹痛、痔、肛裂病史，有无胃肠手术史等。

（十三）腹泻（diarrhea）

1. 定义

腹泻是由于肠黏膜分泌旺盛或吸收障碍、黏膜炎症、肠蠕动亢进等原因致使排便次数增多，粪质稀薄或带有黏液、脓血等病理成分或未消化的食物。

2. 问诊要点

（1）腹泻的起病。有无不洁饮食、旅行、聚餐史等，腹泻是否与脂肪餐摄入有关，或与紧张、焦虑等有关。

（2）腹泻的次数及大便量。有助于判断腹泻的类型及病变的部位。分泌性腹泻粪便量常超过每日 1 L，而渗出性腹泻粪便量远少于前者。次数多而量少多与直肠激惹有关，反之病变部位较高。

（3）大便的性状及臭味。对判断腹泻的类型亦十分有助，配合大便常规检查，可大致区分感染与非感染、炎症渗出性与分泌性、动力性腹泻。奇臭多有消化吸收障碍或严重感染性肠病，无臭多为分泌性水泻。

（4）腹泻伴随症状。发热、腹痛、里急后重、贫血、水肿、营养不良等对判断病因有帮助。

（5）同食者群集发病的历史。地区和家族中的发病情况，以便对流行病、地方病、遗传病及时做出判断。同桌进餐者的发病情况有助于诊断食物中毒。

（6）腹泻加重或缓解的因素。如进食油腻食物、禁食、服用抗生素等。

（7）病后一般情况变化。功能性腹泻、下段结肠病变对患者一般情况影响较小；而器质性疾病（如炎症、肿瘤、肝胆胰疾患）、小肠病变影响则较大。

（十四）黄疸（jaundice）

1. 定义

黄疸是由于血清中胆红素升高致使皮肤、黏膜和巩膜发黄的症状和体征。

2. 问诊要点

（1）确定是否黄疸。患者所指发黄应注意与皮肤苍白、球结膜下脂肪及高胡萝卜素血症相区别。注意询问尿色变化，以利于核实。

（2）黄疸的起病。急起或缓起，有无群集发病、外出旅游史、药物使用史，有无长期酗酒或肝病史。

（3）黄疸伴随的症状。如有无胃肠道症状，有无发热、腹痛以及黄疸、发热、腹痛的关系。先有右上腹痛，后有黄疸多为胆石梗阻；先有发热，继而黄疸可能为传染性疾病，如病毒性肝炎；畏寒、发热、腹痛、黄疸并见，多为胆总管结石、梗阻伴感染的典型表现。

（4）黄疸的时间与波动情况。有利于区分梗阻性与肝细胞性黄疸。

（5）诊治的经过。某些特殊检查结果、肝功能改变以及院外诊治情况等。

（6）黄疸对全身健康的影响。肝细胞性黄疸的程度与肝功能损害程度成正相关，先天性胆红素代谢障碍者全身情况较好。

（7）过去有无黄疸史、肝胆胰疾患史、寄生虫感染史等。

（十五）消瘦（emaciation）

1. 定义
消瘦是指由于各种原因造成体重低于正常低限的一种状态。

2. 问诊要点
（1）患者营养摄入、摄食总量与饮食结构等。

（2）有无慢性消耗性疾病表现，如胃肠道、胆胰疾病，结核、肝炎等。

（3）有无内分泌疾病的相关症状，如食欲减退或亢进、尿量增减、性情改变、色素沉着等。

（4）消瘦出现的时间、速度，伴随症状、身体变化的诱因。特别注意询问性格类型，工作及生活压力。

（十六）心悸（palpation）

1. 定义

心悸是一种自觉心脏跳动的不适感或心慌感。

2. 问诊要点

（1）发作诱因、时间、频率、病程。

（2）有无心前区痛、发热、头晕、头痛、晕厥、抽搐、呼吸困难、消瘦及多汗、失眠、焦虑等相关症状。

（3）有无心脏病、内分泌疾病、贫血性疾病、神经症等病史。

（4）有无嗜好浓茶、咖啡、烟酒等情况，有无精神刺激史。

（十七）惊厥（convulsion）

1. 定义

抽搐是指全身或局部骨骼肌群非自主的抽动或强烈收缩，常可引起关节的运动和强直。当肌群收缩表现为强直性和阵挛性时，称为惊厥。惊厥表现的抽搐一般为全身性、对称性，伴有或不伴有意识丧失。

2. 问诊要点

（1）抽搐与惊厥发生的年龄、病程。发作的诱因、持续时间、是否孕妇。部位是全身性还是局限性，性质呈持续强直性还是间歇阵挛性。

（2）发作时的意识状态，有无大小便失禁、舌咬伤、肌痛等。

（3）有无脑部疾病、全身性疾病、癔症、毒物接触、外伤等病史及相关症状。

（4）病儿应询问分娩史、生长发育异常史。

（十八）意识障碍（disturbance of consciousness）：昏迷（coma）、嗜睡（somnolence）、狂躁（manic）、谵妄（delirium）

1. 定义

意识障碍是指人对周围环境及自身状态的识别和觉察能力出现障碍。

（1）嗜睡。是最轻的意识障碍，是一种病理性嗜睡，患者陷入持续的睡眠状态，可被唤醒，并能正确回答和做出各种反应，但当刺激去除后很快又再入睡。

（2）意识模糊。是意识水平轻度下降，较嗜睡为深的一种意识障碍。患者能保持简单的精神活动，但对时间、地点、人物的定向能力发生障碍。

（3）昏睡。是接近于人事不省的意识状态。患者处于熟睡状态，不易唤醒。虽在强烈刺激下（如压迫眶上神经，摇动患者身体等）可被唤醒，但很快又再入睡。醒时答话含糊或答非所问。

（4）昏迷。是严重的意识障碍，表现为意识持续地中断或完全丧失。按其程度可区分为三阶段。

1）轻度昏迷。意识大部分丧失，无自主运动，对声、光刺激无反应，对疼痛刺激尚可出现痛苦的表情或肢体退缩等防御反应。角膜反射、瞳孔对光反射、眼球运动、吞咽反射等可存在。

2）中度昏迷。对周围事物及各种刺激均无反应，对于剧烈刺激或可出现防御反射。角膜反射减弱，瞳孔对光反射迟钝，眼球无转动。

3）深度昏迷。全身肌肉松弛，对各种刺激全无反应。深、浅反射均消失。

（5）谵妄。一种以兴奋性增高为主的高级神经中枢急性活动失调状态，表现为意识模糊、定向力丧失、感觉错乱（幻觉、错觉）、躁动不安、言语杂乱，谵妄可发生于急性感染的发热期间，也可见于某些药物中毒（如颠茄类药物中毒、急性酒精中毒）、代谢障碍（如肝性脑病）、循环障碍或中枢神经疾患等。由于病因不同，有些患者可以康复，有些患者可发展为昏迷状态。

2. 问诊要点

（1）起病的急缓。

（2）意识障碍的进程。

（3）注意意识障碍前或同时出现的伴随症状，如发热、头痛、呕吐、呕血、咯血、黄疸、浮肿、抽搐、心悸、气促、唇甲青紫、血压变化等。

（4）既往史。有无心、肝、肾、肺等内脏慢性疾患，服药史。

（5）环境和现场特点、季节、时间和地点，注意有无可能发生头部外伤的病史和现场，注意患者周围的药瓶、未服完的药片以及呕吐物，应收集备验。

（十九）少尿和无尿（oliguria and anuria）

1. 定义

24 小时尿量少于 400 mL 或每小时尿量少于 17 mL，称为少尿。24 小时尿量少于 100 mL 或 12 小时完全无尿称为无尿。

2. 问诊要点

1. 少尿、无尿

（1）少尿出现的时间、具体尿量（必要时收集 24 小时尿量）、尿的颜色等。

（2）排尿时是否伴有尿痛、尿频、尿急、尿中断或排尿困难等症状。

（3）发病前有无使用过肾毒性药物、化学药品或食用过生鱼胆、毒蕈等食物。

（4）发病前有无大出血、休克、心力衰竭、肾区绞痛、高热等病史。

（5）发病前有无呼吸道感染或咽峡炎病史，有无慢性肾炎、泌尿系统结石以及前列腺肥大病史。

（6）是否去过流行性出血热或钩端螺旋体疫区。

（二十）多尿（polyuria）

1. 定义

24 小时尿量超过 2 500 mL，称为多尿。

2. 问诊要点

（1）多尿出现的时间、具体尿量（必要时收集 24 小时尿量）、是否有夜尿增多等。

（2）多尿是否伴有烦渴（每日具体饮水量）、饮食量增加但体重明显下降；是否伴有骨痛、容易骨折、周期性麻痹和高血压等症状。

（3）多尿出现前是否有过明显的少尿或无尿病史。

（4）是否正在使用利尿剂或含有利尿剂或有利尿作用的药物。

（5）是否有爱食含水量过多的食物或高盐饮食后大量饮水的习惯；是否有习惯性大量喝水或饮料的习惯。

（6）是否有慢性肾脏疾病［如范科尼（Fanconi）综合征、巴特（Bartter）综合征等］的家族史。

（二十一）血尿（hematuria）

1. 定义

尿液中红细胞异常增多称为血尿。

2. 问诊要点

（1）病史。确定是否为由下列原因所致的假性血尿。

1）食物因素：如辣椒、甜菜、人工色素等。

2）药物因素：利福平、酚磺肽、酚澳酞钠、大黄等。

3）卟啉代谢障碍或损伤引起的肌红蛋白尿等。

4）阴道或直肠出血污染。

（2）确定是真性血尿后，询问患者何时出现肉眼血尿，是否有排尿初始、中间或结束时血尿加重现象及尿中是否有血凝块。

（3）是否伴有其他部位的出血，如合并咯血、消化道出血、皮肤黏膜出血和月经过多等，常提示有原发或继发的凝血功能障碍。

（4）有无肾脏、泌尿道及前列腺病史，包括高血压、水肿、蛋白尿及肾功能障碍等。

（5）是否伴有尿路刺激征、尿中断、肾绞痛和尿量异常。

（6）用药情况：有无长期或大量应用磺胺药、抗生素（如氨基糖苷类药物）、解热镇痛药、抗癌药和抗凝药等。

（7）患者近期是否曾有剧烈运动、腹部或腰部外伤史或泌尿道器械检查史。

（8）有无肾脏病、血尿、耳聋及多囊肾家族史。

（二十二）休克（shock）（感染性、失血性、心源性、过敏性）

1. 基本概念

休克是指机体有效循环血容量减少、组织灌注不足、细胞代谢紊乱和功能受损的病理过程。

分类：低血容量性（出血）；感染性、心源性、神经性、过敏性、血流阻塞性、内分泌性、外伤性等。

2. 问诊要点

主要是查清休克的原因和程度。由于休克严重威胁患者生命，故在检查时应不误时机地同时进行抢救。及时发现休克的早期或代偿期阶段，对于治疗尤为重要。

（1）年龄、性别。婴儿腹泻较易失水而发生休克。10岁以下儿童较易发生中毒性痢疾、暴发型脑膜炎球菌败血症。生育年龄妇女易有泌尿道和产道感染。中年妇女易有胆石症和胆道感染。老年男性则因易有前列腺肥大而发生泌尿道感染。以上各种感染均可并发败血症而导致休克。40岁以上男性易发生急性心肌梗死。

（2）基础疾病或休克前病史。外伤出血或穿刺操作史、药物或食物过敏史、感染病史、糖尿病史、心脏病史、甲状腺病史等。

（3）现病史和主要症状。呕血、便血、咯血，呼吸困难、胸痛、口干、出汗、烦躁、心悸、晕厥等。

黑便和（或）呕血，应考虑消化性溃疡、食管静脉曲张破裂、慢性胃炎、胃癌、胆道出血等。如有紫红色血便则提示出血坏死性小肠炎、伤寒肠出血、小肠淋巴瘤出血或肠套叠、肠扭转、肠系膜血栓形成或栓塞等。

频繁呕吐和阵发性腹痛而无腹泻者，应考虑肠梗阻或幽门梗阻。急性频繁腹泻和（或）伴有呕吐者以感染性腹泻最为可能，此时应详细鉴别是否为细菌性痢疾、霍乱、食物中毒性感染；全腹痛可能为腹膜炎，下腹痛则可能为异位妊娠破裂腹腔内出血，阵发性腹绞痛则可能为肠梗阻、肠坏死等。

以畏寒、发热为主者应考虑为感染性休克。儿童在夏秋季发病，同时有昏迷、抽搐、呼吸衰竭者有中毒性菌痢的可能。儿童在冬春季发病，有迅速出现的瘀点、瘀斑，则以暴发型脑膜炎球菌败血症可能性为大。青壮年男性病前有野外居留史，皮肤有线条状瘀点，结膜有充血和水肿，应考虑为流行性出血热。有胸痛、气急、咯铁锈色痰者可能为肺炎球菌性肺炎。凡发热、休克者均应详细询问患者有否尿频、尿急、尿痛，有无胆绞痛、流产或不洁引产史、皮肤痈疖史等。住院患者有恶性肿瘤、重症肝炎、肝硬化、糖尿病，应用肾上腺皮质激素、免疫抑制剂、细胞毒药物或放射治疗、静脉或尿道长期留置导管、气管切开、不适当地预防性使用抗生素等均易发生继发性感染和败血症，引起休克。

夏季或高温车间工作而有超高热者提示休克为中暑引起。

中年以上患者有胸骨后疼痛，或高血压患者的血压突然下降，或伴有心律不齐等，均应注意有急性心肌梗死的可能。患者如手术后或长期卧床休息，有突然发生的气急、发绀和休克，则有急性肺栓塞的可能。

糖尿病患者有失水、神志改变者应考虑有酮症酸中毒或非酮症性高渗性昏迷的可能。

休克前如有药物（如青霉素）注射史，或有昆虫（蜂）叮咬史，注射或叮咬后迅速发生休克，常伴有手足发痒、皮肤潮红、神经血管性水肿等表现者为过敏性休克。

二、全身体格检查的基本项目

（一）一般检查/生命体征（general examination/vital signs）

（1）准备和清点器械。

（2）观察发育、营养、面容、表情和意识等一般状态。

（3）当受检者在场时洗手。

（4）测量体温（腋温，10 分钟）。

（5）触诊桡动脉至少 30 秒。

（6）用双手同时触诊双侧桡动脉，检查其对称性。

（7）计数呼吸频率至少 30 秒。

（8）测右上肢血压。

（二）头颈部（head and neck）

1. 头部（head）

（1）观察头部外形、毛发分布、异常运动等。

（2）触诊头颅。

（3）视诊双眼及眉毛。

（4）分别检查左右眼的近视力（用近视力表）。

（5）检查下睑结膜、球结膜和巩膜。

（6）检查泪囊。

（7）翻转上睑，检查上睑、球结膜和巩膜、角膜反射。

（8）检查面神经运动功能（皱额、闭目）。

（9）检查眼球运动（检查六个方位）。

（10）检查瞳孔直接对光反射。

（11）检查瞳孔间接对光反射。

（12）检查集合反射。

（13）观察双侧外耳及耳后区。

（14）触诊双侧外耳及耳后区。

（15）触诊颞颌关节并观察其运动。

（16）分别检查双耳听力（摩擦手指或用手表）。

（17）观察外鼻。

（18）触诊外鼻。

（19）观察鼻前庭、鼻中隔。

（20）分别检查左、右鼻道通气状态。

（21）检查上颌窦，注意肿胀、压痛、叩痛等。

（22）检查额窦，注意肿胀、压痛、叩痛等。

（23）检查筛窦，注意压痛。

（24）观察口唇、牙齿、上腭、舌质和舌苔。

（25）借助压舌板检查颊黏膜、牙齿、牙龈、口底。

（26）借助压舌板检查口咽部及扁桃体。

（27）检查舌下神经（伸舌）。

（28）检查面神经运动功能（露齿、鼓腮或吹口哨）。

（29）检查三叉神经运动支（触诊双侧嚼肌，或以手对抗张口动作）。

（30）检查三叉神经感觉支（上、中、下三支）。

2. 颈部（neck）

（1）暴露颈部。

（2）观察颈部外形和皮肤、颈静脉充盈和颈动脉搏动情况。

（3）检查颈椎屈曲及左右活动情况。

（4）检查副神经（耸肩及对抗头部旋转）。

（5）触诊耳前淋巴结。

（6）触诊耳后淋巴结。

（7）触诊枕后淋巴结。

（8）触诊颌下淋巴结。

（9）触诊颏下淋巴结。

（10）触诊颈前淋巴结浅组。

（11）触诊颈后淋巴结。

（12）触诊锁骨上淋巴结。

（13）触诊甲状腺软骨。

（14）触诊甲状腺峡部（配合吞咽）。

（15）触诊甲状腺侧叶（配合吞咽）。

（16）分别触诊左右颈动脉。

（17）触诊气管位置。

（18）听诊颈部（甲状腺、血管）杂音。

（三）前、侧胸部（anterial and lateral chest）

1. 胸、肺（chest and lung）

（1）暴露胸部。

（2）观察胸部外形、对称性、皮肤和呼吸运动等。

（3）触诊左侧乳房（四个象限及乳头）。

（4）触诊右侧乳房（四个象限及乳头）。

（5）用右手触诊左侧腋窝淋巴结。

（6）用左手触诊右侧腋窝淋巴结。

（7）触诊胸壁弹性、有无压痛。

（8）检查双侧呼吸运动度（上、中、下，双侧对比）。

（9）检查双侧触觉语颤（上、中、下，双侧对比）。

（10）检查有无胸膜摩擦感。

（11）叩诊双侧肺尖。

（12）叩诊双侧前胸和侧胸（自上而下，由外向内，双侧对比）。

（13）听诊双侧肺尖。

（14）听诊双侧前胸和侧胸（自上而下，由外向内，双侧对比）。

（15）检查双侧语音共振（上、中、下，双侧对比）。

2. 心脏（heart）

（1）观察心尖、心前区搏动，切线方向观察。

（2）触诊心尖冲动（两步法）。

（3）触诊心前区。

（4）叩诊左侧心脏相对浊音界。

（5）叩诊右侧心脏相对浊音界。

（6）听诊二尖瓣区（频率、节律、心音、杂音、摩擦音）。

（7）听诊肺动脉瓣区（心音、杂音、摩擦音）。

（8）听诊主动脉瓣区（心音、杂音、摩擦音）。

（9）听诊主动脉瓣第二听诊区（心音、杂音、摩擦音）。

（10）听诊三尖瓣区（心音、杂音、摩擦音）。

（11）听诊有无心包摩擦音。

上述心脏听诊，先用膜式胸件，再酌情用钟式胸件补充。

（四）背部（back）

（1）请受检者坐起。

（2）充分暴露背部。

（3）观察脊柱、胸廓外形及呼吸运动。

（4）检查胸廓活动度及其对称性。

（5）检查双侧触觉语颤。

（6）检查有无胸膜摩擦感。

（7）请受检者双上肢交叉。

（8）叩诊双侧后胸部。

（9）叩诊双侧肺下界。

（10）叩诊双侧肺下界移动度（肩胛线）。

（11）听诊双侧后胸部。

（12）听诊有无胸膜摩擦音。

（13）检查双侧语音共振。

（14）触诊脊柱有无畸形、压痛。

（15）直接叩诊法检查脊柱有无叩击痛。

（16）检查双侧肋脊点和肋腰点有无压痛。

（17）检查双侧肋脊角有无叩击痛。

（五）腹部（abdomen）

（1）正确暴露腹部。

（2）请受检者屈膝、放松腹肌，双上肢置于躯干两侧，平静呼吸。

（3）观察腹部外形、对称性、皮肤、脐及腹式呼吸等。

（4）听诊肠鸣至少1分钟。

（5）听诊腹部有无血管杂音。

（6）叩诊全腹。

（7）叩诊肝上界。

（8）叩诊肝下界。

（9）检查肝脏有无叩击痛。

（10）检查移动性浊音（经脐平面先左后右）。

（11）浅触诊全腹部（自左下腹开始、逆时针触诊至脐部结束）。

（12）深触诊全腹部（自左下腹开始、逆时针触诊至脐部结束）。

（13）训练患者做加深的腹式呼吸2～3次。

（14）在右锁骨中线上单手法触诊肝脏。

（15）在右锁骨中线上双手法触诊肝脏。

（16）在前正中线上双手法触诊肝脏。

（17）检查肝颈静脉回流征。

（18）检查胆囊点有无触痛。

（19）双手法触诊脾脏。

（20）如未能触及脾脏，嘱受检者右侧卧位，再触诊脾脏。

（21）双手法触诊双侧肾脏。

（22）右手触诊膀胱。

（23）触诊胰腺。

（24）液波震颤。

（25）振水音。

（26）检查腹部触觉（或痛觉）。

（27）检查腹壁反射。

（六）上肢（upper limbs）

（1）正确暴露上肢。

（2）观察上肢皮肤、关节等。

（3）观察双手及指甲。

（4）触诊指间关节和掌指关节。

（5）检查指关节运动。

（6）检查上肢远端肌力。

（7）触诊腕关节。

（8）检查腕关节运动。

（9）触诊双肘鹰嘴和肱骨髁状突。

（10）触诊滑车上淋巴结。

（11）检查肘关节运动。

（12）检查屈肘、伸肘的肌力。

（13）暴露肩部。

（14）视诊肩部外形。

（15）触诊肩关节及其周围。

（16）检查肩关节运动。

（17）检查上肢触觉（或痛觉）。

（18）检查肱二头肌反射。

（19）检查肱三头肌反射。

（20）检查桡骨骨膜反射。

（21）检查霍夫曼（Hoffmann）征。

（七）下肢（lower limbs）

（1）正确暴露下肢。

（2）观察双下肢外形、皮肤、趾甲等。

（3）触诊腹股沟区有无肿块、疝等。

（4）触诊腹股沟淋巴结横组。

（5）触诊腹股沟淋巴结纵组。

（6）触诊股动脉搏动，必要时听诊。

（7）检查髋关节屈曲、内旋、外旋运动。

（8）检查双下肢近端肌力（屈髋）。

（9）触诊膝关节和浮髌试验。

（10）检查膝关节屈曲运动。

（11）检查髌阵挛。

（12）触诊踝关节及跟腱。

（13）检查有无凹陷性水肿。

（14）触诊双足背动脉。

（15）检查踝关节背屈、跖屈活动。

（16）检查双足背屈、跖屈肌力。

（17）检查踝关节内翻、外翻运动。

（18）检查屈趾、伸趾运动。

（19）检查下肢触觉（或痛觉）。

（20）检查膝腱反射。

（21）检查跟腱反射。

（22）检查踝阵挛。

（23）检查巴宾斯基（Babinski）征。

（24）检查奥本海姆（Oppenheim）征。

（25）检查凯尔尼格（Kernig）征。

（26）检查布鲁津斯基（Brudzinski）征。

（27）检查拉塞格（Lasegue）征。

（八）肛门直肠（anus and rectus）（仅必要时检查）

（1）嘱受检者左侧卧位，右腿屈曲。

（2）观察肛门、肛周、会阴区。

（3）戴上手套，示指涂以润滑剂行直肠指检。

（4）检查完毕，退出时观察指套有否分泌物。

（九）外生殖器（external genitalia）（仅必要时检查）

（1）解释检查的必要性，消除顾虑，保护隐私。

（2）确认膀胱已排空，受检者取仰卧位。

男性：

（1）视诊阴毛、阴茎、冠状沟、龟头、包皮。

（2）视诊尿道外口。

（3）视诊阴囊，必要时做提睾反射。

（4）触诊双侧睾丸、附睾、精索。

女性：

（1）视诊阴毛、阴阜、大小阴唇、阴蒂。

（2）视诊尿道口及阴道口。

（3）触诊阴阜、大小阴唇。

（4）触诊尿道旁腺、巴氏腺。

（十）共济运动、步态与腰椎运动（coordinate movement，gait，lumbar vertebra movement）

（1）请受检者站立。

（2）指鼻试验（睁眼、闭眼）。

（3）检查双手快速轮替运动。

（4）观察步态。

（5）检查屈腰运动。

（6）检查伸腰运动。

（7）检查腰椎侧弯运动。

（8）检查腰椎旋转运动。

三、病历书写

（一）病历书写的重要性

病历是临床医师根据问诊、体格检查、实验室检查和其他检查获得的资料经过归纳、分析、整理而成。病历是临床医疗工作过程的全面记录，它反映了疾病发生、发展、病情演变、转归和诊疗情况。

1. 病历书写的重要性

（1）病历是临床医师进行正确诊断、决定治疗方案的科学依据。

（2）病历是医院管理、医疗质量和业务水平的反映。

（3）病历是进行临床教学、科研和信息管理的基础资料。

（4）病历既是患者的健康档案，预防保健事业的原始资料，也是处理医疗保险、医疗纠纷、鉴定伤残及法律诉讼时的重要法律依据。

因此，书写完整而规范的病历是每个医师必须掌握的一项临床基本功。病历书写应当客观、真实、准确、及时、完整。

2. 病历书写的基本要求

（1）内容要真实，书写要及时。

（2）格式要规范，项目要完整。

（3）表述要准确，用词要恰当。

（4）字迹要工整，签名要清晰。

（二）病历书写的种类

（1）住院病历：普通住院病历、再次住院病历、完整病历。

（2）病程记录：首次病程记录、一般病程记录、特殊病程记录。

（3）其他医疗文件：医嘱（临时、长期）、检查单、病案首页、各种讨论记录等。

（三）住院病历的格式与内容

1. 病史（medical history）

（1）"住院病历"四个字位于病历纸中央。

（2）一般项目（basic information）（12 项）：姓名、性别、年龄、婚姻、民族、职业、出生地、住址、入院日期、记录日期、病史叙述者、可靠程度，分二栏记录。

（3）主诉（chief complain）：促使患者就诊的主要症状（或体征）及持续时间。一般不超过 20 个字。

（4）现病史（present history）：按时间顺序书写本次疾病的发生、演变、诊疗等全过程的详细情况。

1）疾病的发生：日期、时间、缓急。

2）病因及诱因。

3）症状特点：部位、性质、时间、程度、加重与缓解因素。

4）病情发展与演变：主要症状的变化，新症状的出现。

5）伴随症状：重要阴性症状也应反映。

6）诊治经过：病名、药名、剂量、疗程等。

7）病后一般情况变化。

（5）既往史（past history）：

1）预防接种及传染病史。

2）药物及其他过敏史。

3）手术、外伤史。

4）过去健康状况及疾病的系统回顾。

（6）系统回顾（systemic review）。

系统回顾纲要：

1）头颅五官：有无视力障碍、耳聋、耳鸣、眩晕、鼻出血、牙痛、牙龈出血及声嘶等。

2）呼吸系统：咳嗽的性质、程度、频率、与气候变化及体位改变的关系。咳痰的颜色、黏稠度和气味等。咯血的性状、颜色和量。呼吸困难的性质、程度和出现的时间。胸痛的部位、性质以及与呼吸、咳嗽、体位的关系，有无发冷、发热、盗汗、食欲不振等。

3）循环系统：心悸发生的时间与诱因，心前区疼痛的性质、程度以及出现和持续的时间，有无放射性疼痛、放射的部位，引起疼痛发作的诱因和缓解方法。呼吸困难出现的诱因和程度，发作时与体力活动和体位的关系。有无咳嗽、咯血等。水肿出现的部位和时间；尿量多少，昼夜间的改变；有无腹水、肝区疼痛、头痛、头晕、晕厥等。有无风湿热、心脏疾病、高血压病、动脉硬化等病史。女性患者应询问妊娠、分娩时有无高血压和心功能不全的情况。

4）消化系统：有无腹痛、腹泻、食欲改变、嗳气、反酸、腹胀、口腔疾病，及其出现的缓急、程度、持续的时间及进展的情况。上述症状与食物种类、性质的关系及有无精神因素的影响。呕吐的诱因、次数；呕吐物的内容、量、颜色及气味。呕血的量及颜色。腹痛的部位、程度、性质和持续时间，有无规律性，是否向其他部位放射，与饮食、气候及精神因素的关系，按压时疼痛减轻或加重。排便次数，粪便颜色、性状、量和气味。排便时有无腹痛和里急后重，有无发热与皮肤巩膜黄染。体力、体重的改变。

5）泌尿生殖系统：有无尿痛、尿急、尿频和排尿困难；尿量和夜尿量的多少，尿的颜色（洗肉水样或酱油色）、清浊度，有无尿潴留及尿失禁等。有无腹痛，疼痛的部位，有无放射痛。

有无咽炎、高血压、水肿、出血等。尿道口或阴道口有无异常分泌物，外生殖器有无溃疡等。

6）造血系统：皮肤黏膜有无苍白、黄染、出血点、瘀斑、血肿及淋巴结、肝、脾肿大，骨骼痛等。有无乏力、头晕、眼花、耳鸣、烦躁、记忆力减退、心悸、舌痛、吞咽困难、恶心。营养、消化和吸收情况。

7）内分泌系统及代谢：有无怕热、多汗、乏力、畏寒、头痛、视力障碍、心悸、食欲异常、烦渴、多尿、水肿等；有无肌肉震颤及痉挛。性格、智力、体格、性器官的发育，骨骼、甲状腺、体重、皮肤、毛发的改变。有无产后大出血。

8）肌肉与骨骼系统：有无肢体肌肉麻木、疼痛、痉挛、萎缩、瘫痪等。有无关节肿痛、运动障碍、外伤、骨折、关节脱位、先天畸形等。

9）神经系统：有无头痛、失眠、嗜睡、记忆力减退、意识障碍、晕厥、痉挛、瘫痪、视力障碍、感觉及运动异常。

10）精神状态：有无情绪改变、焦虑、抑郁、幻觉、妄想、定向力障碍等，有时还应了解其思维过程、智力、自知力等。

（7）个人史（personal history）：

1）一般生活史料（社会经历）：出生、居留、教育、爱好。

2）职业、工作条件。

3）习惯与嗜好。

4）冶游史。

（8）婚姻史（marital history）。

（9）月经史和生育史（menstrual history and childbearing history）。

（10）家族史（family history）。

1）双亲、兄弟姊妹及子女健康情况。

2）有无同类疾病、遗传疾病、传染性疾病。

2. 体格检查（physical examination）

体温____℃，脉搏____次/分，呼吸____次/分，血压____mmHg（kPa）。

（1）一般状况：发育，营养（良好、中等、不良），面容与表情（急性或慢性病容、表情痛苦、忧虑、恐惧、安静），面色（红润、晦暗等）；体型（肥胖或消瘦），姿态，体位，步态；神志（清晰、模糊、昏睡、昏迷），能否与医师合作；语调与语态（是否清晰、流利、吟诗样、失语），回答是否切题。

（2）皮肤、黏膜：颜色（潮红、苍白、发绀、黄染、色素沉着），温度，瘀点、紫癜，水肿，湿度，弹性，出血，皮疹，皮下结节或肿块，蜘蛛痣，溃疡及瘢痕，毛发的生长及分布，并明确记述其部位、大小及形态。

（3）淋巴结：全身或局部浅表淋巴结（颌下、耳后、颈部、腋窝、滑车上、腹股沟部及腘窝部）有无肿大、大小、数目、压痛、硬度、移动性、瘘管、瘢痕等。局部皮肤有无红、肿、痛、波动。

（4）头部及其器官：

1）头颅：大小，形态，压痛，头发（疏密、色泽、分布），肿物。

眼：眉毛（脱落），睫毛（倒睫），眼睑（水肿、运动、下垂），眼球（凸出、凹陷、运动、震颤、斜视），结膜（充血、水肿、苍白、出血、滤泡），巩膜黄染，角膜（混浊、瘢痕、反射），瞳孔（大小、形态、对称、对光及调节、辐辏反射）。

耳：分泌物，乳突压痛，听力，有无畸形。

鼻：畸形，鼻翼扇动，阻塞，分泌物，出血，鼻窦（上颌窦、额窦）压痛。

口：气味，唇（畸形、颜色、疱疹、皲裂、溃疡、色素沉着），牙齿（龋齿、缺齿、义齿、残根；注明其位置），牙龈

（色泽、肿胀、溢脓、出血、铅线、萎缩），舌（形态、舌质、舌苔、溃疡、运动、震颤、偏斜），黏膜（颜色、斑疹、出血、溃疡、腮腺导管开口情况），扁桃体（大小、充血、分泌物、假膜），咽（充血、红肿、分泌物、反射），悬雍垂居中，喉（发音）。

2）颈部：对称性、抵抗感，有无颈静脉怒张，肝颈静脉回流征，颈动脉异常搏动，气管位置，甲状腺（大小、硬度、压痛、结节、震颤、血管杂音）。

3）胸部：胸廓（对称、畸形、局部隆起、凹陷、压痛），呼吸（频率、节律、深度），异常搏动，乳房（大小、包块），静脉曲张。

4）肺：

视诊：呼吸运动（两侧对比），肋间隙增宽或变窄。

触诊：肺扩张度，语颤，胸膜摩擦感，皮下捻发感。

叩诊：叩诊音（清音、浊音、鼓音、实音，异常者应注明部位），肺肝浊音界，肺下界，肺下缘移动度。

听诊：呼吸音（性质、强弱、异常呼吸音），干、湿啰音，语音传导，胸膜摩擦音。

5）心：

视诊：心前区是否有异常搏动、隆起及凹陷，心尖冲动的位置、范围、强度。

触诊：心尖冲动的性质及位置、强度和范围，有无震颤（部位、时期）或心包摩擦感。

叩诊：心脏左、右浊音界。需注明左锁骨中线距前正中线的距离（cm）。

听诊：心率，心律，心音（强度、性质、分裂、P_2 与 A_2 的比较、额外心音、奔马律等）。杂音（部位、性质、时期、强度、传导方向、与呼吸运动的关系），心包摩擦音。

6）桡动脉：脉率，节律（规则、不规则、脉搏短绌），奇脉、左右桡动脉的比较。动脉壁的性质、紧张度。

7）周围血管征：毛细血管搏动征、射枪音、水冲脉、动脉异常搏动。

8）腹部：

视诊：对称，膨隆，凹陷，呼吸运动，皮疹，腹纹，瘢痕，脐疝，腹部体毛，静脉曲张与血流方向，胃肠蠕动波，上腹部搏动。腹围测量（有腹水或腹部包块时测量）。

触诊：腹壁紧张度，压痛，反跳痛（部位及程度），包块（位置、大小、形态、质地、压痛、搏动、移动度），液波震颤，振水音。

9）肝脏：大小（肋下、剑突下）、质地（质软、质韧、质硬）、边缘和表面状态、压痛、肝－颈静脉回流征、搏动、肝区摩擦感、肝震颤。

10）胆囊：可否触及（大小、形态、压痛）、Murphy 征。

11）脾脏：可否触及（大小、质地、边缘和表面情况），有无压痛和摩擦感。如肿大需分度或以甲乙线（Ⅰ）、甲丙线（Ⅱ）、丁戊线（Ⅲ）表示。

12）肾脏：可否触及（大小、形态、硬度、压痛、移动度），输尿管压痛点。

13）膀胱：充盈者记其上界。

叩诊：鼓音。肝、脾浊音界，肝区叩击痛，胃泡鼓音区，移动性浊音，肾区叩击痛，膀胱叩诊。

听诊：肠鸣音（正常、增强、减弱或消失），振水音，血管杂音（部位性质等）。

14）肛门、直肠：有无肛裂，痔疮，肛瘘，脱肛。直肠指检（狭窄、包块、压痛、前列腺肿大及压痛）。

15）外生殖器：根据病情需要做相应的检查。

男性：阴毛分布、阴茎发育、龟头、包皮、睾丸、附睾、精索、鞘膜积液。

女性：阴毛分布、外阴发育、阴道分泌物。

16）脊柱：侧凸，前凸，后凸，压痛，活动度。

17）四肢：畸形，杵状指（趾），静脉曲张，骨折，关节（红肿、疼痛、压痛、积液、脱臼、活动度受限、畸形、强直），水肿，肌肉萎缩，肢体瘫痪或肌张力增强。

18）神经反射：肱二头肌、肱三头肌反射，膝腱反射、跟腱反射，角膜反射，腹壁反射，提睾反射，病理反射。必要时做运动、感觉及神经系统其他检查。脑膜刺激征。

19）专科情况：如外科、妇科、眼科情况等。

3. 实验室及特殊检查（laboratory and other examination）

（1）实验室检查：应记录与诊断有关的实验室及器械检查结果，包括患者入院后 24 小时内应完成的血、尿、便三大常规及其他检查结果。如系入院前所做检查，应注明检查地点及日期、时间。

（2）特殊检查：在患者住院期间，根据病情需要，进行 X 线及其他有关检查（如心电图、超声波、胃镜、特殊的实验室检查等）。

摘　要（abstract）

简明扼要、高度概述病史要点，体格检查、实验室及器械检查等的重要阳性和具有重要鉴别意义的阴性结果。提示诊断的根据，使其他医师或会诊医师通过摘要内容能了解基本的病情。字数一般在 300 字左右。

诊断（diagnosis）：

临床诊断的种类、内容和格式：

种类：

（1）直接诊断。

（2）排除诊断。

（3）鉴别诊断。

内容：

（1）病因诊断。

（2）病理解剖诊断。

（3）病理生理诊断。

（4）疾病的分型与分期。

（5）并发症的诊断。

（6）伴发疾病诊断。

一般次序依照下列原则：主要病在先，次要病在后；本科病在先，他科病在后。

格式：

初步诊断记录于病历纸的右半侧。

最后诊断记录于病历纸的左半侧与初步诊断同高，包括病名、确诊日期，并签名。

初步诊断：

医师签名：

（住院医师：×××/实习医师×××）

（四）病程记录（progress note）

病程记录是指患者在整个住院期间病情发展变化和诊治过程的全面记录。

病程记录分为：首次病程记录、一般病程记录、特殊病程记录〔上级医师查房记录、疑难病例讨论记录、会诊记录、转科记录、交（接）班记录、阶段小结、抢救记录、术前小结、麻醉记录、手术记录、出院记录、死亡记录、死亡讨论记录等]。每种记录均需有医师签名。

病程询问内容包括：患者的病情变化、重要的检查结果及临床意义、上级医师查房意见、会诊意见、医师分析讨论意见、所采取的诊疗措施及效果、医嘱更改及理由，向患者及其近亲属告知的重要事项等。

1. 首次病程记录

首次病程记录即入院后的第一次病程记录。应当在患者入院后 8 小时内完成，或必须在患者入院后当日（夜）接诊医师下班前完成。注明书写时间。

它的内容、格式与一般病程记录不同。具体要求是：

（1）记录患者姓名，性别，年龄，主诉及最主要的症状、体征及辅助检查结果，应高度概括，突出特点。

（2）对上述资料作初步分析，提出最可能的诊断、鉴别诊断及其根据。

（3）为证实诊断和鉴别诊断还应进行哪些检查及其理由。

（4）根据入院时患者的情况所采取的治疗措施及诊疗计划等。

（5）患者有何困难，如何协助解决等。

2. 一般病程记录

一般病程记录根据患者病情变化可一日一记，危重患者随时记录，甚至一日数记，需注明时间；轻症患者也可 2～3 天记一次。可包括如下内容：

（1）患者情况的记录，即患者自觉症状、情绪、饮食、睡眠、大小便情况等。

（2）病情变化，症状体征的改变或新的发现，各项实验室及器械检查结果，以及对这些结果的分析、判断和评价。

（3）各种诊疗操作的记录：如各种穿刺、造影、内镜的检查等。

（4）对临床诊断的补充或修正以及修改临床诊断的依据。

（5）上级医师查房的诊治意见。

（6）治疗情况，用药理由及反应，医嘱变更及其理由。

（7）各科会诊意见。

（8）家属及有关人员的反映、希望和意见，医师向家属及有关人员介绍的情况。

（9）阶段小结。

（10）记录时间及签名。

有些内容可单独书写，如上级医师查房的诊治意见、会诊记录、阶段小结等。

3. 特殊病程记录

（1）上级医师查房记录。上级医师对患者病情的分析、诊断和治疗方面的意见，并且要注明查房医师的姓名和职称。

（2）会诊记录。内容应包括会诊医师对患者病史的简述，专科检查所见，对病情的分析及诊断，应做的进一步检查及治疗意见。集体会诊时，应由住院医师记录所有参加会诊医师的分析、检查、诊断及治疗意见。内容可记入病程记录页内。

（3）阶段小结。住院时间长，病情有重大转折或超过 1 个月者可做阶段小结。内容包括：入院日期、小结日期、患者姓名、性别、年龄、主诉、入院情况、入院诊断、诊治经过、目前诊断、目前情况、诊疗计划等。转科记录、交（接）班记录可代替阶段小结。

（4）出院记录（小结）。医师对患者此次住院期间诊疗情况的总结，应在患者出院前完成。内容包括：

1）姓名、性别、年龄、入院诊断、入院日期、出院诊断、出院日期、住院天数。

2）各种特殊检查号码（如住院号、X 线片号、CT 号、病理号、心电图号等)。

3) 简述入院理由,病史及体征,主要检查结果,住院期间病情变化及诊疗经过。

4) 出院时情况:包括症状、体征、重要的检查及治疗结果(痊愈、好转、无效、恶化、合并症、后遗症)。

5) 出院时医嘱、注意事项和要求。

6) 患者出院时,应在其门诊病历上书写"出院记录"。内容包括:①入院日期、出院日期、住院天数、住院号和各种检查登记号。②住院经过,包括诊疗经过、主要检查结果。③出院诊断。④出院时情况及医嘱。

(5) 抢救记录。应在抢救结束后 6 小时内据实补记。包括危重病名称、主要病情、抢救起始时间、抢救措施、参加抢救的医务人员姓名及职称(职务)。

(6) 死亡记录。应在死亡后 24 小时内完成。死亡记录内容及格式与出院记录大致相似,内容包括病历摘要、住院情况、诊疗经过、病情转危原因及过程、抢救经过、死亡时间、死亡原因及最后诊断。有尸体病理解剖的,需将病理解剖报告放入病历中。

(7) 死亡讨论记录。应在死亡后 1 周内完成,由主治医师以上人员审核签名。由副主任医师以上职称的医师主持,对死亡病例进行讨论和分析。内容包括:讨论日期、主持人和参加人员的姓名与职称、讨论意见。重点讨论患者的诊断、治疗、死亡原因及抢救措施是否及时准确,有无差错、不足和可吸取的经验教训等。

4. 病历书写中的常见错误

(1) 内容不完整。内容过于简单,对患者症状的演变描述不清;对病情没有分析,只做了简单的医嘱更改记录;对上级医师意见记录不清;重要的检查在病程记录中没有做交代,如血培养、腰椎穿刺等；患者病情变化、告病危，未记录是否与患者家属达成共识。

（2）书写不规范。诊断名称、手术名称要规范。如甲状腺腺瘤不能写成"甲瘤"。

（3）资料不真实。如现病史与首次病程记录所记录的症状、时间等相互矛盾。扁桃体已切除的患者写双侧扁桃体无肿大。

（4）记录不及时。按《医疗事故处理条例》相关规定，因抢救急危患者，未能及时书写病历的，应当在抢救结束后 6 小时内据实补记。

（5）其他。如字迹潦草、错别字，词不达意等。

（四）医嘱（doctor's order）

1. 一般要求

（1）医嘱应由有处方权的医师开写，无处方权的医师开写的医嘱需由上级医师审查后签名才有效。

（2）书写医嘱时，开头应顶格写，如一行不够，下一行错后一个字。

（3）每组液体以垂直线分组相连，停用其中一种药物时，应全部停用该组药物后重开。用法应另起一行，从医嘱栏的 1/2 后开始写。

（4）签名。

（5）书写。时间：am、pm；次数：qd、bid、tid、qid；用法：iv. drip.、im、ih、iv 等，口服药物不须注明。

2. 长期医嘱的书写要求

（1）书写顺序为：护理常规、护理级别、饮食种类、护理内容（体位、吸氧、记出入量、留置导尿、胃管引流、测血压等）、治疗操作。

（2）医嘱更改较多（如中间停用多项造成 2 页时）或变动

较大时可以重整，在医嘱的最后一项下面用红钢笔画一横线，横线上即自动停止执行。横线下需注明"以上医嘱已重整"。当页空格足够重整医嘱时，按重整医嘱重新开写，如不够用，另开一页重整医嘱。

（3）长期医嘱不得涂改和作废。开错时即停该医嘱，护士也同时停该医嘱。

（4）外科手术后患者，需重开长期医嘱。

3. 临时医嘱要求

（1）临时医嘱只供一次治疗使用，包括立即执行（ST）、临时备用或需要时使用（prn）。某项医嘱开错，或因故取消时，可用红笔在该项医嘱栏第二个字开始处重叠书写"取消"并在其后用红笔签名及签注时间。护士对此医嘱不须处理。

（2）临时医嘱的执行时间要具体。

（3）手术患者术前一天在临时医嘱上开写术前医嘱。

（五）检查单（checklist）

（1）填写项目齐全。

（2）粘贴整齐。

（3）标记清晰、规范，应包括日期及检查项目、结论。

四、病历范例

（心血管系统）

住 院 病 历

姓名：李小玲。　　　　　性别：女。

年龄：28 岁。　　　　　婚姻：已婚。

民族：汉族。　　　　　籍贯：广东新会。

职业：无业。　　　　　　住址：××市××路××号。

入院日期：××××××。　　记录日期：××××××。

病史陈述者：患者本人。　　可靠程度：可靠。

主诉：心悸、气促5个月，下肢水肿20天。

现病史：患者于5个月前无明显诱因出现常速步行半小时或上三层楼后心悸气促，休息后症状逐渐消失，尚能从事家务劳动。近20天来，稍微活动即感心悸气促，并出现双侧踝部水肿，水肿午后较重，晨起减轻。无夜间阵发性呼吸困难，偶有轻度咳嗽，咳少量白痰，无粉红色泡沫痰，无咯血，无咽痛及发热，出现水肿后尿量减少，每天尿量400～500 mL。3天前首次到我院门诊就诊，拟"心脏病"收入院。病后食欲较前稍差，感腹胀，睡眠欠佳，体重无明显变化，大便每日1次，质软成形，量如常。现步行可上二楼。

既往史：3岁时曾患"麻疹"，近5年来经常有咽痛，每年4～5次，每次持续2～3天，常伴低热。否认"结核病、肝炎"史，无药物食物过敏史，无手术、外伤史。

系统回顾：

呼吸系统：除上述咳嗽、咳痰外，无反复咽痛、慢性咳嗽、咯血、胸痛。

循环系统：除现病史表现外，无心前区痛、高血压、晕厥史。

消化系统：除腹胀外，无返酸、嗳气、吞咽困难、恶心、呕吐、腹痛、便秘、腹泻、呕血、便血、黄疸史。

泌尿生殖系统：无腰痛、尿频、尿急、尿痛、排尿困难、血尿、尿量异常、颜面水肿、外生殖器溃疡史。

造血系统：无皮肤苍白、乏力、头昏、眼花、牙龈出血、鼻衄、皮下出血、淋巴结、肝脾大、骨痛史。

代谢及内分泌系统：无食欲异常、畏寒、多汗、多饮、多尿、双手震颤、性格改变、显著肥胖、明显消瘦、毛发增多、毛发脱落、色素沉着、性功能改变史。

肌肉骨关节系统：4 年前每于天气转变时有游走性膝、踝、腕、肘及肩关节红肿热痛，反复发作约 5 个月，服阿司匹林治愈，以后无复发，无关节变形、肌肉痛、肌肉萎缩。

神经系统：无头昏、头痛、眩晕、晕厥、记忆力减退、视力障碍、失眠、意识障碍、颤动、抽搐、瘫痪、感觉异常史。

精神状态：无幻觉、妄想、定向力障碍、情绪异常史。

个人史：出生并生活在广州。未到过疟疾、肺吸虫、血吸虫病等流行区。否认烟酒嗜好，家庭经济尚好，居住环境较潮湿。否认有性病和冶游史。

婚姻史：18 岁结婚，夫妻关系和睦，配偶体健。

生育史：妊 2，足月顺产 1 子 1 女，健康。

月经史：$13\dfrac{4\sim5}{27\sim29}$ 2017 年 10 月 25 日，经量正常，无痛经，经期规则。

家族史：家族成员体健，否认家族遗传病史。

体 格 检 查

体温 37 ℃，脉搏 92 次/分，呼吸 25 次/分，血压 120/75 mmHg。

一般状况：发育正常，营养欠佳，慢性病容，精神疲乏，步入病房，半坐卧位，神清合作。

皮肤黏膜：轻度发绀，无黄染，无皮下出血，毛发分布正常，皮肤湿度温度正常，弹性无减退，踝关节附近明显色素沉着，无肝掌、蜘蛛痣。

淋巴结：耳前、耳后、乳突区、枕骨下区、颈后三角、颈前三角、锁骨上窝、腋窝、滑车上、腹股沟、腘窝等浅表淋巴结未触及肿大。

头部：头形如常，无压痛、包块、瘢痕，头发黑而有光泽，分布正常。

眼：眼睑无水肿、下垂、无倒睫，无结膜充血、水肿、出血，巩膜无黄染，眼球无凸出、凹陷、震颤、运动障碍，角膜透明，双侧瞳孔等圆等大，$\varphi = 3$ mm，对光反射正常。

耳：耳郭无畸形，耳前无瘘管，外耳道无分泌物，乳突区无压痛，听力粗测无异常。

鼻：外形正常，无鼻翼扇动、鼻塞、异常分泌物，鼻窦区无压痛。

口：稍有臭味，唇轻度发绀，无溃疡、疱疹；口腔黏膜无溃疡；舌正常；牙龈无肿胀、溢脓、出血、色素沉着、铅线，牙列齐；扁桃体 I° 肿大，轻度充血，表面无分泌物；咽红，无分泌物及肿物；声音正常。

颈部：两侧对称，无抵抗，颈动脉搏动正常，颈静脉充盈，肝颈静脉回流征（＋），气管居中，甲状腺不大。

胸部：胸廓对称，胸部无局部隆起或凹陷，肋间隙无增宽或变窄，胸壁静脉无曲张，无蜘蛛痣及异常色素沉着，胸式呼吸为主。乳房大小正常，对称，无包块、压痛，无乳头分泌物。

肺：

视诊：呼吸运动对称，无增强或减弱，急促，有节律。

触诊：语颤对称，无增强或减弱，无胸膜摩擦感、皮下捻发感。

叩诊：双肺叩诊清音，双肺下界对称，双侧锁骨中线、腋中线、肩胛下角线分别位于第 6、8、10 肋间，双下肺移动度为 6 cm。

听诊：呼吸音正常，无干湿啰音，语音传导正常，无胸膜摩擦音。

心：

视诊：心尖冲动位于左侧第Ⅵ肋间锁骨中线外 1.0 cm，搏动范围约 3 cm，较弥散，心前区稍隆起，未见其他部位搏动。

触诊：心尖冲动位置及范围同上，无抬举性心尖冲动，心脏冲动不规则，在心尖部可触及舒张期震颤，无心包摩擦感。

叩诊：心界向左下扩大，卧位时心脏相对浊音界如下所示。

右/cm	肋间	左/cm
2.5	Ⅱ	3
3	Ⅲ	5.5
4	Ⅳ	6.6
	Ⅴ	7.5
	Ⅵ	10

左锁骨中线距前正中线 9 cm。

听诊：心率 110 次/分，心律绝对不规整，S_1 增强，P_2 亢进并分裂，无 S_3、S_4，无额外心音，心尖部可闻及 3/6 级隆隆样舒张晚期杂音，呈渐增型，无传导，同时可闻及 3/6 级粗糙的吹风样收缩期杂音，呈渐减型，向左腋下传导，其他瓣膜听诊区无杂音，无心包摩擦音。

周围血管征：有短绌脉，无水冲脉、毛细血管搏动征、枪击音及其他动脉异常搏动。

腹部：

腹围 73 cm。

视诊：腹部平坦，无隆起，腹式呼吸不明显，腹壁静脉无曲张，无异常色素沉着、瘢痕，未见胃壁肠型和蠕动波，脐正常，无凸出、分泌物和疝。

触诊：腹软，全腹无包块，无压痛反跳痛，肝在右锁骨中线肋缘下4 cm，质软，有压痛，边缘锐，表面平滑，脾未触及，胆囊未触及，Murphy征阴性，双肾未触及，肋脊点肋腰点无压痛，双侧上中输尿管点无压痛，无液波震颤，无振水音。

叩诊：肝浊音界存在，肝上界位于右锁骨中线第5肋间，肝肾区无叩痛，移动性浊音阴性。

听诊：肠鸣音正常，5次/分，无亢进、减弱，无血管杂音。

外生殖器：阴毛分布均匀，外阴发育正常，无瘢痕及溃疡。

肛门直肠：未检。

脊柱四肢：脊柱无畸形，棘突无压痛、叩痛，活动正常。四肢关节无红肿畸形、强直、活动受限；肌肉无萎缩、压痛，下肢静脉无曲张，膝关节以下凹陷性水肿，无杵状指趾。

神经系统：皮肤划纹征阴性，腹壁反射、肱二头肌、肱三头肌反射、膝腱反射、跟腱反射正常。Hoffmann征、Babinski征、Oppenheim征、Gordon征、Kernig征、Brudzinski征均未引出。

实验室及特殊检查

X线胸片检查：①心脏改变符合二尖瓣型心改变（二尖瓣狭窄及关闭不全）；②肺部阴性。

摘　要

患者李××，女，28岁。因心悸、气促5个月，下肢水肿20天于2006年11月12日入院。5个月前常速步行半小时或上三层楼后感心悸气促，休息后可缓解，能从事家务劳动。近20天来，稍微活动即心悸气促，双下肢踝部水肿，午后重，晨起减轻。无夜间阵发性呼吸困难，偶有轻度咳嗽，咳少量白痰，无粉红色泡沫痰，尿量减少，每天尿量400～500 mL，腹胀，体重无明显变化。近5年常有咽痛，每年4～5次，每次持续2～3天，常伴低热，4年前有游走性大关节红肿热痛史。

体检：T 37 ℃，P 92 次/分，R 20 次/分，BP 120/75 mmHg。营养欠佳，慢性病容，精神疲乏，半坐卧位。皮肤轻度发绀，无黄染。头颅五官无畸形，口唇发绀，扁桃体 I°肿大，轻度充血，表面无分泌物；咽红，无分泌物及肿物。颈无抵抗，颈静脉充盈，肝颈静脉回流征（＋），气管居中，甲状腺不大。胸廓无畸形，双肺呼吸音清，未闻干湿性啰音。心前区稍隆起，心尖冲动位于左侧第Ⅵ肋间锁骨中线外 1.0 cm，搏动范围约 3 cm，较弥散，无抬举性心尖冲动，心脏冲动不规则，在心尖部可触及舒张期震颤，叩诊心界向左右扩大，听诊心率 110 次/分，心律绝对不规整，S_1 增强，P_2 亢进并分裂，无 S_3、S_4，无额外心音，心尖部闻及 3/6 级隆隆样舒张晚期杂音，呈渐增型，无传导，同时闻及 3/6 级粗糙的吹风样收缩期杂音，呈渐减型，向左腋下传导，其他瓣膜区听诊无杂音。腹平软，无压痛，未扪及包块，肝在右锁骨中线肋缘下 4 cm，质软，有压痛，边缘锐，表面平滑，脾肾未触及，肝肾区无叩痛，移动性浊音阴性，膝关节以下凹陷性水肿。

辅助检查：

X 线胸片检查：①心脏改变符合二尖瓣型心改变（二尖瓣狭窄及关闭不全）；②肺部阴性。

初步诊断：

1. 风湿性心脏病（活动期？）：

二尖瓣狭窄并关闭不全；

心脏扩大；

心房纤颤；

心功能Ⅲ级。

2. 慢性扁桃体炎。

诊断依据：

1. 青年女性患者，长期咽痛伴低热，提示反复链球菌感染导致慢性扁桃体炎。

2. 出现劳力性呼吸困难、咳嗽、咳痰、尿少等左心衰肺淤血症状5个月，近20天来出现腹胀纳差等右心衰消化道症状。

3. 体征：半坐卧位、呼吸加快的心衰体征。颈静脉怒张、肝颈静脉回流征阳性、肝脏肿大、双下肢水肿的右心衰体循环淤血征象。心脏体征：心界扩大、舒张期震颤、快速型心房颤动、S_1增强、心尖区隆隆样舒张晚期杂音的二尖瓣狭窄体征，及心尖冲动弥散、P_2亢进并分裂的肺动脉高压和右心室扩大的体征；心界向左下扩大，心尖区粗糙的吹风样收缩期杂音为合并二尖瓣关闭不全。

4. X线胸片诊断二尖瓣型心改变：二尖瓣狭窄及关闭不全。

鉴别诊断：

1. 先天性心脏病。

支持点：劳力性呼吸困难、继而腹胀纳差等左心衰继而右心衰即全心衰的症状；体循环淤血、心脏扩大、心脏杂音体征。

不支持点：非幼年起病，杂音的部位不同：常见先心病房间隔缺损的收缩期杂音最响在肺动脉瓣区，室间隔缺损的收缩期杂音最响在胸骨左缘第3、4肋间；该女患者X线胸片肺野为肺淤血而非主动性充血。

结论：基本可排除。行超声心动图进一步确诊。

2. 扩张性心肌病。

支持点：劳力性呼吸困难等全心衰的症状和体征，心脏明显扩大，心尖区吹风样收缩期杂音等二尖瓣关闭不全体征。

不支持点：舒张期震颤、S_1增强、心尖区隆隆样舒张晚期杂音的二尖瓣狭窄体征。X线胸片诊断二尖瓣型心改变。

结论：未能完全排除。行超声心动图进一步确诊。

诊疗计划：

1. 监测血压、心率、呼吸等生命体征。

2. 完善相关检查：生化检查了解肝肾功能；血常规、血沉、ASO、DNA 酶 B 等风湿系列组合了解感染及风湿活动情况；凝血四项了解 INR 等凝血指标，胸片、心电图、超声心动图等进一步确诊及了解心瓣膜情况、二尖瓣口面积、肺动脉高压、左心房内血栓形成、心功能状况。

3. 控制感染、抗风湿治疗：青霉素类抗生素静脉使用 1～2 周后，苄星青霉素 120 万单位肌内注射，每月 1 次，起码用至 45 岁，甚至终生。

4. 心力衰竭的治疗：休息、限钠盐摄入，每天不超过 2～3 g 氯化钠，适当限水，纠正电解质紊乱、感染、贫血等诱因，口服及静脉注射小剂量利尿剂、补钾补镁。待水钠潴留好转后，酌情予小剂量 β 受体阻滞剂。

5. 心房颤动的治疗：在瓣膜病变未手术治疗之前，不考虑转复窦律。治疗主要是控制心室率、预防血栓和栓塞。可予地高辛、β 受体阻滞剂口服。口服华法林预防血栓栓塞：起始剂量 2.5～3 mg，监测 INR 调整剂量，维持 INR 1.8～2.5。

6. 请外科会诊，待风湿活动控制后手术治疗：二尖瓣人工瓣膜置换术。

医师签名：×××

五、内科病历书写评分标准

内科病历评分标准见表 1 - 1 - 1。

表 1 - 1 - 1　内科病历评分表（总分 100 分）

内容	细则要求说明	满分	实际得分	教师评语
一般项目	项目齐全：姓名、性别、年龄、民族、籍贯、职业、婚姻、住址等（缺一项扣0.5分，直到扣满4分）	4		
主诉	确切、简明扼要（症状、部位、时间、伴随症状等）	6		
现病史	诱因、时间、主要阳性症状、主要阴性症状、发病经过、诊治经过、一般情况等	20		
四史	明确、无遗漏（既往史、个人史、婚姻生育史、家族史）	4		
体格检查	系统体检	6		
	外科（专科）情况	10		
	检查顺序	4		
辅助检查	重点突出，不是简单罗列	6		
病历摘要	简明扼要，不是简单重复	8		
诊断	科学、完整、主次分明、无遗漏	10		
诊断依据	依据充分、全面、正确	5		
鉴别诊断	有必要鉴别和分析	5		
诊疗计划	全面、正确，无错误，无遗漏	5		

续表 1 – 1 – 1

内容	细则要求说明	满分	实际得分	教师评语
签名	签名规范、可辨认	2		
书写	格式规范、文字工整、语言通顺、术语规范、无涂改	5		
合计		100		

注：优秀 90～100 分，良好 80～89 分，中等 70～79 分，及格 60～69 分，不及格 <60 分。

主考教师签名：
年 月 日

（陈燕铭 穆攀伟 彭朝权 马丽萍 周汉建 彭穗伟 梁玲）

第二章 外　　科

一、外科住院病历书写的基本要求

（1）病历是对患者进行诊断和治疗的依据，也是医疗、教学、科研工作的基本资料，其内容必须准确、详细，具有较好的条理性、逻辑性及科学性。

（2）病历书写应按卫生行政主管部门规定的统一格式和要求，文字工整、语言通顺、术语规范，不得涂改，每张病历均须有患者姓名及住院号，页码要填写，病历完成后记录人要签名。

（3）入院患者的住院病历，要求医生在 24 小时内完成，而首次病程记录要在 8 小时内完成。如为急诊患者，送入手术室前必须有较详细的首次病程记录，术后马上完成病历书写。

（4）外科住院病历书写格式和内容与内科住院病历书写要求相同。

二、外科住院病历书写的要求及重点

外科病历应包括五部分，即病史、体格检查、外科情况、辅助检查及入院诊断。

（一）病史

（1）一般项目。应详细填写，包括姓名、性别、年龄、婚姻、籍贯、民族、职业、地址、入院日期、记录日期、病史提供者和可靠程度（幼儿及神志不清者应特别注明此项）。地址应是患者现住地，不应以单位地址代替家庭地址。

（2）主诉。即患者入院的主要症状、解剖部位、伴随症状和发生时间，一般要求小于20字。急性发病在3天内以小时计算，一般不用诊断和体征代替症状，内容要简明扼要。如"转移性右下腹痛伴发热20小时""发现右侧腹股沟区可复性肿物5年"等。对于无症状或体征的患者，实验室或影像学检查异常也可直接描述，如"体检超声发现肝占位1周"。

（3）现病史。从发病至入院的整个病情。包括发病情况（发病时间、起病缓急、前驱症状、可能的诱因），主要症状及其发展变化（部位、性质、持续时间、程度、加重和缓解因素、演变发展情况），各伴随症状（发生次序及相互联系），对本病诊断有鉴别诊断意义的重要阳性和阴性症状或体征，发病以来就诊经历（检查、治疗及疗效），患者一般情况（睡眠、饮食、大小便、体重等）。

注意：①现病史中提及的诊断和使用药物等情况应加双引号。②避免写"流水账"，应根据患者诉述整理，突出描述清楚发病情况。③对于反复发病的患者，应详细描述其中一次最典型的，并记录发病的频次及间隔时间。

（4）既往史。按系统询问患者自幼以来患过何种病，特别注意有无出血性疾病史，高血压病、心脏病、糖尿病等慢性病史，结核病、肝炎等传染病史，有无药物过敏、外伤史、手术史及输血史等。可能与本病有关的疾病应详细询问和记录。

（5）个人史。包括出生地、所到地、现住地。有无烟酒嗜好，生活及工作环境有无特殊情况（注意职业性疾病）。有无性病、冶游史。

（6）婚姻史及生育史。是否结婚，配偶和生育子女身体健康情况。女性患者应描述月经史。

（7）家族史。指直系亲属的健康状况。家族中有无类似疾病，有无遗传病、精神病及传染病病史。对于一些有遗传可能的疾病，如肿瘤、血液病、先天性畸形等更应注意。

（二）体格检查

虽然有些外科疾病的最后诊断要通过特殊检查方法来证实，但外科医师也必须有从病史和体检做出正确初步诊断的训练。所有患者均应做全面、系统的体格检查，一般体检要全面而有序，避免遗漏。准确记录所有的阳性体征和与本病有关的阴性体征，其余做简要记录。

（1）一般情况。包括发育、营养及精神状态。患者的体温、脉搏、呼吸、血压和体重。

（2）皮肤黏膜。色泽（黄染、发绀、苍白）、皮温、皮疹、出血斑、色素沉着斑、瘢痕、溃疡、窦道、水肿或失水、皮肤弹性和皮下脂肪。

（3）淋巴结。着重检查颈、锁骨上、腋窝、腹股沟等部位。有增大者，则需记录其数量、大小、硬度、光滑度、活动度及有无触痛等。

（4）头颅五官。有无畸形、肿物、毛发情况。眼球有无突出，有无眼睑浮肿或眼眶凹陷，结膜有无充血、苍白、滤泡及乳头，巩膜有无黄染，瞳孔是否等圆对称、对光反射如何，眼球活动有无受限或斜视。耳鼻外形，有无异常分泌物及其功能，有无外耳道流脓。有无龋齿、义齿、松动齿等。伸舌是否居中，舌质及舌苔情况，是否有干裂。扁桃体有无增大或化脓，发声有无声嘶等。

（5）颈部。外观及活动度，有无血管怒张及异常搏动，有无肿物及其特征，气管是否居中或偏斜，甲状腺有增大时注意有无震颤及杂音，有无颈硬。

（6）胸部。胸廓有无畸形、是否对称，呼吸情况，肋间有无增宽或变窄。用视、触、叩、听诊详细检查心肺情况，作重点记录。心界应以表格记录之。乳腺是否对称、有无肿物，肿物的部位、大小、表面情况、边界、软硬度、与周围组织关系、活动度、乳头有无凹陷及分泌物、乳房皮肤情况等。乳房检查需注意检查手法，避免错误及遗漏。

（7）腹部。

视诊：腹部是否平坦，腹式呼吸是否正常，有无局部隆起、胃肠型及胃肠蠕动波，有无腹外疝及腹壁静脉怒张。

触诊：腹壁反射是否正常、减弱或消失，有无触及肿物及肿物的部位、大小、形状、硬度、表面情况、活动度、有无触痛及搏动，与腹壁及呼吸运动的关系。腹肌紧张时，肿块有无变化。腹肌紧张度、有无压痛及反跳痛，肝脾是否肿大、肿大程度，Murphy 征是否阳性，肾脏能否扪及、有无肾区及输尿管点触压痛、膀胱是否膨胀，腹外疝能否回纳。

叩诊：肝浊音界的上界部位，有无缩小或消失。有无移动性浊音或局限性浊音区。肝肾区有无叩痛。

听诊：肠鸣音是否正常，有无振水声及血管杂音。肠鸣音应注意每分钟几次，如有亢进注意声调和有无气过水音。

（8）外生殖器。男性患者应检查阴茎、阴囊、睾丸、附睾及精索是否正常。如无特殊指征不用检查女性患者的外生殖器（但应注明未查）；女性患者应按妇科规定检查，阴道检查只限于已婚妇女，检查时应在上级医生指导下或有女护士在旁协助下进行。

（9）肛门及直肠。常用体位有左侧卧位、肘膝位、结石位、仰卧位、蹲位。

视诊：用手分开患者臀部，观察肛周有无脓血、黏液、外痔、直肠脱垂、肛裂、肛瘘等。

触诊：右手戴手套，示指涂润滑剂（如凡士林），将示指放在肛门外口轻轻按摩，待肛门括约肌适应松弛后再缓慢插入，触诊时应注意了解直肠有无狭窄、肿物、前列腺肥大、直肠内容物及其性质、直肠内压痛部位、肛门括约肌功能及指套有无脓血沾污等，若发现肿物应注意记录肿物质地、大小、距肛门距离、表面是否光滑、能否推动、有无触痛、出血等。

（10）脊柱及四肢。脊柱有无畸形、压痛，活动度是否正常。四肢有无畸形，肌肉发育及各关节活动情况。有无杵状指（趾），有无下肢静脉曲张、异常动脉搏动及溃疡、瘘管等。

（11）神经系统。一般患者只做一般感觉、运动和膝腱反射、跟腱反射及常见的病理反射检查。

（三）外科情况（surgical examinatino）

除上述的系统检查和描述外，将与诊断本病有关的外科局部检查所见，单独放在"外科情况"内详细描述，必要时可配合用简图示之。外科情况不应写入一般体格检查项目之内，但须在有关项目内注明"详见外科情况"。如有可能可增加具体一点的各专科情况检查和描述，以增强可操作性和专业性。

（四）辅助检查（accessory examination）

必要的有关实验室检验、影像学检查及其他特殊检查结果可写于此项目之下，记录内容应包括检查地点、项目、时间及结果。

（五）入院诊断（admitting diagnosis）

入院诊断写于病历之末，如有跨科性的多种疾病，应将外科主要疾病放在诊断首位，并依次写出其他诊断，力求诊断的完整性，病历完成后主管医师签名以示负责。

三、外科术前小结、术后记录及出院小结

（一）外科术前小结（**preoperative summary**）

术前小结的记录内容包括：患者姓名、性别和年龄等一般情况；入院时的主要症状和体征，主要辅助检查及术前诊断；有无手术禁忌证、其他重要脏器疾病；如果病情比较复杂，尚应加上其他科医生的会诊意见等内容；科室会诊意见及主刀医生意见；术前准备；将在什么麻醉下行何手术；术前与患者或家属有无告知病情、手术麻醉风险及可能出现的并发症，有无签名同意手术及输血；手术医生和麻醉医生术前有无诊视过患者，意见如何。最后主管医生签名确认。

［范例］

患者陈××，男，58岁，因"反复上腹疼痛半年"于××××年××月××日入院。胃镜检查发现胃窦小弯侧一3 cm×2 cm的肿物，中央有溃疡，边缘隆起且不规则，呈灰白色，取活检提示"胃低分化腺癌"。腹部CT示"胃窦部小弯侧肿物，胃周有肿大的淋巴结，考虑为胃癌"。术前诊断为胃窦癌合并糖尿病，经过内分泌科医生会诊及控制血糖，目前，血糖在正常范围内，术前检查已完善，无明显手术禁忌证，经全科术前病例讨论确认有手术适应证，拟明早在气管内全麻下行胃窦癌根治术（毕Ⅱ式远端胃次全切除术）。已将病情及手术麻醉风险、术中术后可能出现的并发症及输血可能发生的并发症等告知患者及家属，他们表示理解和知情，同意手术和输血，并签字为证。手术主刀医生梁××教授和麻醉医生术前已诊视过患者，同意明天手术。

医生签名：×××

（二）外科术后首次病程记录（postoperative note）

术后首次病程记录的内容包括：患者姓名、性别和年龄等一般情况；因何病在什么麻醉下做何手术；术中的探查情况；手术过程是否顺利；若术中诊断与术前不同，应写出新的诊断；记录出血量、输血量和输液量，有无放置引流管；切除标本有无送病理检查；术后患者是否安返病房或转科，以及术后处理措施。最后记录医生签名确认。

［范例］（本例含转科记录）

患者张××，女，75岁。因直肠上段癌于今早在气管内全麻下行直肠上段癌根治性切除术（Dixon手术）及阑尾切除术。术中探查腹腔无腹水，无种植性转移结节及远处转移，原发肿瘤位于腹膜反折上方的直肠上段，大小为3 cm×2 cm，已侵犯浆膜面，尚活动，肿瘤导致狭窄已引起近端结肠扩张、积粪。阑尾细长，内有粪石，阑尾与周围有少许粘连，考虑有慢性阑尾炎，术中告知患者家属并征求其意见，签字同意同时行阑尾切除术。手术过程顺利，生命体征平稳，术中出血量100 mL，无输血量，输液量2 000 mL，左侧盆腔放置双腔引流管经左下腹引出。切除阑尾及肿瘤标本解剖后分别送病理检查。考虑患者高龄、术前合并有冠心病及手术创伤大，术后带气管插管安全转入外科重症监护病房。注意术后生命体征、腹部引流情况，尤其是冠心病变化，并予抗炎、护心、补液等对症处理。

医生签名：×××

（三）外科出院小结（discharge abstract）

［范例］

入院时间：××××年××月××日。

出院时间：××××年××月××日。

住院天数：7 天。

入院诊断：急性阑尾炎。

出院诊断：急性化脓性阑尾炎。

住院经过：患者何××，女，28 岁。因"转移性右下腹痛 10 小时，加重伴发热 3 小时"于××××年××月××日急诊入院，入院时体查右下腹肌紧张，麦氏点有明显压痛及反跳痛。血白细胞计数 $15.3 \times 10^9 \, L^{-1}$，中性粒细胞比例 0.89；尿常规正常；胸腹透视未见异常。拟诊"急性阑尾炎"于当天急诊在硬膜外麻醉下行阑尾切除术，手术过程顺利，术后予积极抗炎、补液等对症处理，恢复良好，无并发症，伤口Ⅲ/甲愈合，术后病理示"急性蜂窝织炎性阑尾炎"。现病情稳定，无腹痛、发热，无呕吐，已进食半流饮食，有大便，伤口已拆线，愈合良好，经上级医生同意，予以出院。

出院医嘱：①1 周后门诊复查，不适时随诊。

②建议休息 30 天，注意饮食，避免过劳。

③带药出院 Tab Vit·C 0.1×9$^{\#}$ Sig：0.1 tid

医生签名：×××

四、外科完整病历范例

完 整 病 历

姓名：李××。　　　　　性别：男性。

年龄：30 岁。　　　　　婚姻：已婚。

民族：汉族。　　　　　出生地：广东陆丰市。

职业：农民。　　　　　现住址：××市××路××号。

入院日期：××××年　　记录日期：××××年

　　　　××月××日。　　　　　××月××日。

病史叙述者：患者本人。　可靠程度：可靠。

主诉：反复右上腹部胀痛 2 周。

现病史：患者于 2 周前起无明显诱因出现右上腹疼痛，呈持续胀痛，以夜间疼痛为甚，无向他处放射，疼痛与进食无关。无伴畏寒发热，无尿黄，无身目黄染，无恶心呕吐，无解黏液脓血烂便，无尿频、尿急、尿痛。到当地医院行 CT 检查提示"右肝癌"，甲胎蛋白 2 800 μg/L，未予特殊治疗。今天上午，到我院门诊行彩超检查，提示"右肝巨块型肝癌"，拟"原发性肝癌"收入我科进一步诊治。起病以来，精神胃纳一般，大小便正常，近期体重无明显下降。

既往史：平素身体健康状况一般，5 年前有"肝炎"病史（具体不详），否认有"高血压、糖尿病、冠心病"病史。否认"结核、伤寒、疟疾"等传染病史，无外伤及手术史，无输血史，无食物、药物过敏史。预防接种史不详。

系统回顾：

头颅五官：无视力障碍，无耳聋、耳鸣、眩晕，无咽喉痛、声音嘶哑等。

呼吸系统：无慢性咳嗽、咳痰、呼吸困难，无低热、咯血、盗汗等。

循环系统：无心悸、气促、咯血、发绀，无心前区痛、晕厥、下肢水肿、血压增高等。

消化系统：无慢性腹胀，无嗳气、反酸，无呕血、便血、黄疸、慢性腹泻、便秘等。

泌尿生殖系统：无肉眼血尿、尿频、尿急、尿痛，无腰痛、排尿不畅、尿量异常，无眼睑浮肿、双下肢浮肿等。

造血系统：无头晕、乏力，无皮肤黏膜瘀点、紫癜、血肿，无鼻衄、牙龈出血、骨痛，无淋巴结肿大等。

内分泌及代谢系统：无畏寒、怕热、多汗，无食欲异常、烦渴、多饮、多尿，无头痛、视力障碍、肌肉震颤、性格改变，无多毛及第二性征改变等。

肌肉或骨骼关节系统：无关节肿痛、运动障碍，无肢体麻木、痉挛、肌肉萎缩等。

神经系统：无头痛、失眠、嗜睡、意识障碍，无晕厥、痉挛、肌萎缩、瘫痪，无感觉异常等。

精神状态：无幻觉、妄想、定向力障碍、情绪异常等。

个人史：出生于原籍，初中毕业后务农。否认疫区、疫水接触史，否认特殊化学品及放射性物质接触史。无吸烟、饮酒等不良嗜好，否认有不洁性生活及冶游史。

婚姻史及生育史：24 岁结婚，配偶健在，夫妻关系和睦，育有一子一女，均体健。

家族史：父母健在，否认家族中有类似疾病史，否认家族性精神病、肿瘤病、传染病、遗传性疾病病史。

体 格 检 查

体温 37.0 ℃，脉搏 60 次/分，呼吸 20 次/分，血压 130/70 mmHg，体重 60 kg。

一般状况：发育正常，营养中等，自主体位，神志清晰，查体合作。

皮肤黏膜：全身皮肤黏膜无黄染，皮肤较干燥，弹性可，双下肢无水肿，无蜘蛛痣，无肝掌，皮肤无潮红、发绀、皮疹、皮下出血，毛发分布正常。

淋巴结：耳前、耳后、乳突区、枕骨下区、颈后三角、颈前三角、锁骨上窝、腋窝、滑车上、腹股沟、腘窝等浅表淋巴结无肿大、压痛。

头部及其器官：

头颅：头形如常，无压痛、包块、瘢痕，头发黑白相间、有光泽，分布正常。

眼：眉毛无脱落，眼眶无凹陷，眼睑无水肿、闭合障碍，眼球无凸出、凹陷、震颤、运动障碍。结膜苍白，无出血。巩膜无黄染。角膜透明，角膜反射存在。双侧瞳孔等圆等大，直径 3 mm，直接、间接对光反射存在。

耳：耳郭无畸形，无结节，无耳前瘘管。外耳道无异常分泌物。粗试听力无异常，乳突区无压痛。

鼻：无畸形，无鼻翼扇动，无鼻阻塞，无分泌物。鼻中隔无穿孔或偏曲，无鼻甲肥大。鼻窦区无压痛。

口：无口臭，唇淡红色，无发绀、疱疹。牙列齐，牙龈淡红，无肿胀、溢脓、出血、色素沉着、铅线。口腔黏膜无出血点、糜烂。舌苔薄白，伸舌居中，无震颤。双侧扁桃体无肿大，无充血、分泌物、假膜。咽无充血、红肿及分泌物，咽反射存在。无声音嘶哑。

颈部：颈外观对称，无抵抗。颈动脉无异常搏动，颈静脉无怒张，肝静脉回流征阴性。气管居中，甲状腺无肿大。

胸部：胸廓对称、无畸形，胸部无局部隆起或凹陷、无异常搏动、无压痛，胸壁静脉无曲张。

肺：

视诊：呼吸运动对称，无增强或减弱，有节律。肋间隙无增宽或变窄。

触诊：呼吸动度对称。双侧触觉语颤对称，无增强或减弱，无胸膜摩擦感，无皮下捻发感。

叩诊：双肺叩诊音清音，双肺下界锁骨中线、腋下线、肩胛下角线分别位于第6、8、10肋间，双肺下界移动度为5 cm。

听诊：双肺呼吸音清，无增强或减弱，未闻及异常呼吸音，未闻及干湿啰音，无胸膜摩擦音，语音传导正常。

心：

视诊：心尖冲动于第5肋间锁骨中线内1 cm，搏动范围约2 cm，心前区无异常隆起和搏动。

触诊：心尖冲动位置同上，无抬举性心尖冲动，无心前区震颤，无心包摩擦感。

叩诊：心脏无扩大，卧位相对浊音界如下。

右/cm	肋间	左/cm
1.5	II	3
3	III	6
3.5	IV	8
4.5	V	

左锁骨中线距前正中线9 cm。

听诊：心率60次/分，律整，S1、S2正常，无增强、减弱、分裂，未闻及额外心音，各瓣膜听诊区未闻及杂音，未闻及心包摩擦音。

周围血管征：无水冲脉、毛细血管搏动征、枪击音及动脉异常搏动。

腹部及肛门直肠：详见外科情况。

外生殖器：阴毛分布正常，外生殖器发育正常。

脊柱与四肢：

脊柱：无畸形，弯度正常，活动度正常，无压痛和叩痛。

四肢：无畸形，无静脉曲张、肌肉萎缩和骨折，运动正常，无红肿、压痛和畸形，关节活动不受限。

神经反射：皮肤划纹征阴性。腹壁反射、肱二头肌、膝跳和跟腱反射正常。Babinski 征（－），Oppenheim 征（－），Gordon 征（－），Chaddock 征（－），Hoffmann 征（－），Kerning 征（－），Brudzinski 征（－）。

外科情况：

腹部：

视诊：右上腹稍膨隆，余腹部对称，腹式呼吸存在，腹壁静脉无怒张，无皮疹、瘢痕、胃或肠蠕动波。

触诊：腹部柔软，全腹无压痛及反跳痛。右肋缘下 4 cm 触及肝脏肿块，范围约 4 cm×6 cm，随呼吸上下活动，上界不清，质硬，表面呈结节样，有触痛。Murphy 征阴性，脾脏肋下未触及，麦氏点无压痛及反跳痛，无振水音及液波震颤，膀胱不胀。

叩诊：无移动性浊音，腹部周围叩诊鼓音，肝浊音界存在。肝上界在右侧锁骨中线第 5 肋间，下界位于右肋下 4 cm，肝区有轻叩击痛，双侧肾区无叩痛。

听诊：肠鸣音正常，3～4 次/分。未闻及气过水音，未闻及血管杂音。

肛门和直肠：无肛裂、脱肛、瘘管、痔疮。直肠指检括约肌紧张度正常，未触及肿物，直肠外的盆底未触及结节。手套无血迹。

实验室检查及辅助检查

广东省陆丰市观澜医院甲胎蛋白（××××年××月××日）：2 800 μg/L；CT检查（2017年8月8日）：右肝占位病变，考虑肝癌。

中山大学附属第一医院彩色B超（××××年××月××日）：右肝肝癌并门静脉右支癌栓形成。

病 历 摘 要

患者李××，男，30岁。因"反复右上腹胀痛2周"于××××年××月××日入院。患者2周前无明显诱因出现右上腹疼痛，呈持续胀痛，以夜间疼痛为甚，疼痛与进食无关，无伴畏寒发热，无身目黄染，无恶心呕吐。到当地医院行CT检查提示"右肝癌"，甲胎蛋白2 800 μg/L，未予特殊治疗。今到我院门诊再行肝脏彩超检查，提示"右肝巨块型肝癌"，拟"原发性肝癌"收入我科进一步诊治。起病以来，精神胃纳一般，大小便正常，近期体重无明显下降。5年前有"肝炎"病史，无外伤及手术史，无输血史，无药物过敏史。个人史、婚育史及家族史无特殊。

体格检查：体温37.0 ℃，脉搏60次/分，呼吸20次/分，血压130/70 mmHg，体重60 kg。神清合作，皮肤巩膜无黄染，皮肤较干燥，眼眶无凹陷，浅表淋巴结未及肿大，颈无抵抗，气管居中，甲状腺未扪及肿大，胸廓对称，心率60次/分，律整，各瓣膜听诊区无杂音，双肺未闻及干湿啰音，腹部、肛门和直肠见外科情况，脊柱四肢无畸形，膝腱反射正常，未引出病理神经反射。

外科情况：右上腹稍膨隆，腹壁静脉无怒张，未见胃肠型及蠕动波，腹部柔软，全腹无压痛及反跳痛。右肋缘下4 cm触及肝脏肿块，范围约 4 cm×6 cm，随呼吸上下活动，上界不清，质硬，表面呈结节样，有触痛。Murphy 征阴性，脾脏肋下未触及，无移动性浊音，肝区有轻叩击痛，双侧肾区无叩痛。肠鸣音正常，未闻及气过水音，未闻及血管杂音。直肠指检无特殊发现。

实验室检查及辅助检查：外院检查甲胎蛋白：2 800 μg/L；CT 检查：右肝占位病变，考虑肝癌。本院彩超：右肝肝癌并门静脉右支癌栓形成。

入院诊断：原发性肝癌

诊断依据：

1. 男性，30 岁，既往有肝炎病史。

2. 反复出现右上腹胀痛不适 2 周。

3. 体检发现右上腹稍膨隆，右肋缘下 4 cm 可触及肝脏肿块，范围 4 cm×6 cm，质硬，表面呈结节样，有触叩痛。

4. 外院检查甲胎蛋白 2 800 μg/L，CT 检查提示右肝占位病变，考虑肝癌。本院彩超提示右肝肝癌并门静脉右支癌栓形成。

鉴别诊断：

1. 转移性肝癌

支持点：右上腹胀痛，体检发现右肝质硬肿块，影像学检查提示肝脏占位病变。

不支持点：有肝炎病史，甲胎蛋白明显升高，无其他部位原发性肿瘤病史，无晚期肿瘤恶性消耗表现。

结论：基本可排除，可行乙肝两对半测定、PET－CT 扫描等检查进一步排除。

2. 肝海绵状血管瘤

支持点：右上腹胀痛，体检及影像学检查提示右肝占位病变。

不支持点：有肝炎病史，甲胎蛋白明显升高，体检发现右肝肿块质地硬，肝脏彩超和 CT 检查均提示右肝占位病变为肝脏恶性肿瘤表现。

结论：基本排除。

诊疗计划：

1. 完善入院及术前检查。包括血常规及血型、尿常规、生化、肝功能、乙肝两对半、肝炎系列、血 AFP、胸片、心电图等检查，必要时行 PET – CT 检查了解有无远处转移。

2. 行 OGTT 或 ICG 检查评估肝储备功能，通过计算机测定左半肝体积了解患者能否耐受右半肝切除手术。

3. 限期手术：拟行解剖性右半肝切除术。

医生签名：×××

五、外科病历书写评分标准

外科病历书写评分标准见表 1 – 2 – 1。

表 1 – 2 – 1　外科病历书写评分标准

内容	细则要求说明	满分	实际得分	教师评语
一般项目	项目齐全：姓名、性别、年龄、民族、籍贯、职业、婚姻、住址等（缺一项扣0.5分，直到扣满4分）	4		
主诉	确切、简明扼要（症状、部位、时间、伴随症状等）	6		
现病史	诱因、时间、主要阳性症状、主要阴性症状、发病经过、诊治经过、一般情况等	20		
四史	明确、无遗漏（既往史、个人史、婚姻生育史、家族史）	4		

续表 1 - 2 - 1

内容	细则要求说明	满分	实际得分	教师评语
体格检查	系统体检	6		
	外科（专科）情况	10		
	检查顺序	4		
辅助检查	重点突出，不是简单罗列	6		
病历摘要	简明扼要，不是简单重复	8		
诊断	科学、完整、主次分明，无遗漏	10		
诊断依据	依据充分、全面、正确	5		
鉴别诊断	有必要鉴别和分析	5		
诊疗计划	全面、正确，无错误，无遗漏	5		
签名	签名规范、可辨认	2		
书写	格式规范、文字工整、语言通顺、术语规范、无涂改	5		
合计		100		

注：优秀 90～100 分，良好 80～89 分，中等 70～79 分，及格 60～69 分，不及格 <60 分。

主考教师签名：
　年　月　日

（赖佳明　李春海　邓美海　黄文生　阿力亚　杨素清）

第三章 妇 产 科

一、妇科常见临床表现的鉴别要点

（一）阴道出血（vaginal bleeding）

阴道出血为最常见的主诉之一。妇女生殖道任何部位，包括输卵管、宫体、宫颈、阴道、处女膜、阴道前庭和外阴均可发生异常阴道出血。

1. 原因

引起异常阴道出血的原因很多，可归纳为六类。

（1）卵巢内分泌功能失调。最多见，出血来自子宫。有无排卵型和排卵型功能失调性子宫出血两类月经失调。

（2）与妊娠有关的子宫出血。常见的有流产、异位妊娠、胎盘早剥、妊娠滋养细胞疾病、产后胎盘部分残留、前置胎盘、子宫复旧不全、剖宫产瘢痕憩室等。

（3）生殖器炎症。如外阴溃疡、阴道炎、宫颈炎、宫颈息肉、子宫内膜炎及子宫内膜息肉等。

（4）生殖器肿瘤。子宫肌瘤是引起阴道出血的唯一良性肿瘤，其他几乎均为恶性肿瘤，包括外阴癌、阴道癌、宫颈癌、子宫内膜癌、子宫肉瘤、输卵管癌、卵巢癌以及绒毛膜癌等所引起。

（5）损伤、异物和药物。生殖道创伤如外阴、阴道骑跨伤、性交所致处女膜或阴道损伤均可发生出血。放置宫内节育器常并发子宫出血，异物进入女童阴道引起出血。使用雌激素或孕激素不当可引起不规则子宫出血。

（6）与全身疾病有关的阴道出血。如血小板减少性紫癜、再生障碍性贫血、白血病、肝功能损害等，均可导致异常子宫出血。

2. 表现形式

（1）月经量增多。月经量多或经期延长但周期基本正常，为子宫肌瘤的典型症状，其他如子宫腺肌病、排卵型月经失调、子宫内膜息肉，剖宫产瘢痕憩室、全身疾病引起的凝血功能异常、放置宫内节育器均可有经量增多。

（2）周期不规则的阴道出血。多为无排卵型功能失调性子宫出血，但应注意排除早期子宫内膜癌。

（3）无任何周期可辨的长期持续或不规则阴道出血。一般多为生殖道恶性肿瘤所致，首先应考虑宫颈癌、子宫内膜癌、阴道癌、绒癌等可能。

（4）停经后阴道出血。若发生于育龄妇女，应首先考虑与妊娠有关的疾病，如流产、异位妊娠、葡萄胎等；发生于围绝经期妇女者多为无排卵型功能失调性子宫出血，但应首先排除生殖道恶性肿瘤。

（5）阴道出血伴白带增多。一般应考虑晚期宫颈癌、子宫内膜癌或子宫黏膜下肌瘤伴感染，并应注意排除输卵管癌的可能。

（6）性交后出血。性交后立即有鲜血出现，应考虑宫颈癌、宫颈息肉或子宫黏膜下肌瘤的可能，并应注意是否为损伤性出血。

（7）月经间期出血。若发生在下次月经来潮前 14～15 天，历时 3～4 天，且血量少，常为排卵期出血，注意排除子宫内膜息肉。

（8）经前或经后点滴出血。月经来潮前数日或来潮后数日持续出现极少量阴道暗红色分泌物，常为放置宫内节育器的副反应。此外，排卵型功能失调性子宫出血、子宫内膜息肉、剖宫产瘢痕憩室、子宫内膜异位症也可能出现类似情况。

（9）绝经多年后阴道出血。若出血量极少，历时 2～3 天即净，多为绝经后子宫内膜脱落引起的出血或老年性阴道炎；若流血量较多、流血持续不净或反复阴道出血，均应考虑子宫内膜癌的可能。

（10）间歇性阴道排出血水。应警惕有输卵管癌的可能。

除以上各种不同形式的阴道出血外，年龄对诊断亦有重要的参考价值。新生女婴生后数日有少量阴道出血，是由于来自母体的雌激素水平生后骤然下降，子宫内膜脱落所致。幼女出现阴道出血，应考虑有性早熟或生殖道恶性肿瘤的可能，青春期少女出血多为无排卵型功能失调性子宫出血。育龄妇女出现阴道出血，应考虑为妊娠有关的疾病。围绝经期出血以无排卵型功能失调性子宫出血最多，但应首先排除生殖道恶性肿瘤。

3. 育龄期非妊娠妇女 AUB 病因新分类 PALM－COEIN 系统

绝大多数阴道出血来自宫体，针对来自子宫的阴道流血，国际妇产科联盟（FIGO）2011 年发表了育龄期非妊娠妇女 AUB 病因新分类 PALM－COEIN 系统。异常子宫出血（abnormal uterine bleeding，AUB）是指与正常月经的周期频率、规律性、经期长度、经期出血量任何一项不符的、源自子宫腔的异常出血。"PALM" 指存在结构性改变、可采用影像学技术和（或）组织病理学方法明确诊断的 AUB，具体为：子宫内膜息肉（polyp）所致 AUB（简称 AUB-P）、子宫腺肌病（adenomyosis）所致 AUB（简称 AUB-A）、子宫平滑肌瘤（leiomyoma）所致 AUB（简称 AUB-L）、子宫内膜恶变和不典型增生（malignancy and hyperplasia）所致 AUB（简称 AUB-M）。AUB-L 的肌瘤包括黏膜下

（SM）和其他部位（O）。"COEIN"指无子宫结构性改变的AUB，包括全身凝血相关疾病（coagulopathy）所致AUB（简称AUB-C）、排卵障碍（ovulatory dysfunction）相关的AUB（简称AUB-O）、子宫内膜局部异常（endometrial）所致AUB（简称AUB-E）、医源性（iatrogenic）AUB（简称AUB-I）、未分类（not yet classified）的AUB（简称AUB-N）。

AUB的病因诊断表达为：①单病因，例如：异常子宫出血 - 子宫肌瘤（黏膜下）。②多病因，例如：异常子宫出血 - 子宫肌瘤，排卵障碍。引进FIGO的PALM - COEIN病因新分类系统，有助于指导临床治疗及研究。

（二）异常白带（abnormal leukorrhea）

白带是由阴道黏膜渗出物、宫颈管及子宫内膜腺体分泌物等混合而成，其形成与雌激素的作用有关。正常白带呈白色稀糊状或蛋清样，高度黏稠无腥臭味，量少，属女性正常生理表现，称生理性白带。但若生殖道出现炎症，特别是阴道炎和宫颈炎或发生癌变时，白带量显著增多，且性状亦有改变，称病理性白带。临床上常见的病理性白带有以下几种。

（1）无色透明白带。呈蛋清样，性状与排卵期宫颈腺体分泌的黏液相似，但量显著增多，一般应考虑慢性宫颈炎、卵巢功能失调、阴道腺病或宫颈高分化腺癌等疾病的可能。

（2）白色或灰黄色泡沫状稀薄白带。为滴虫阴道炎的特征，可伴有外阴瘙痒。

（3）凝乳块状白带。为念珠菌阴道炎的特征，常伴有严重外阴瘙痒或灼痛。

（4）灰色均质鱼腥味白带。常见于细菌性阴道病。

（5）脓样白带。色黄或黄绿，黏稠，多有臭味，滴虫或淋菌等细菌所致的急性阴道炎、宫颈炎、宫颈管炎均可引起。宫腔积脓、宫颈癌、阴道癌或阴道内异物残留亦可导致脓样白带。

（6）血性白带。白带中混有血液，血量多少不一，应考虑宫颈癌、子宫内膜癌、宫颈息肉、重度宫颈糜烂或子宫黏膜下肌瘤等。放置宫内节育器亦可引起血性白带。

（7）水样白带。持续流出淘米水样白带，且具奇臭者一般为晚期宫颈癌、阴道癌或黏膜下肌瘤伴感染。间断性排出黄色或红色水样白带，应考虑输卵管癌的可能。

（三）下腹痛（lower abdominal pain）

下腹痛为妇女常见的症状，常因泌尿系统、生殖系统、消化系统疾病所引起。生殖系统相关的疼痛应根据疼痛的性质和特点进行鉴别。

（1）起病缓急。起病缓慢而逐渐加剧者，多为内生殖器炎症或恶性肿瘤所引起，急骤发病者，应考虑卵巢囊肿蒂扭转或囊肿破裂；反复隐痛后突然出现撕裂样剧痛者，应考虑输卵管妊娠破裂或流产的可能。

（2）下腹痛部位。下腹正中出现疼痛多为子宫病变引起的疼痛，较少见，一侧下腹痛应考虑为该侧子宫附件病变，如卵巢囊肿蒂扭转、输卵管卵巢炎症，右侧下腹痛还应考虑急性阑尾炎等；双侧下腹痛常见于子宫附件炎性病变；卵巢囊肿破裂、输卵管妊娠破裂或盆腔腹膜炎时，可引起整个下腹痛甚至全腹疼痛。

（3）下腹痛性质。持续性钝痛多为炎症或腹腔内积液所致；顽固性疼痛难以忍受应考虑晚期癌肿可能；子宫或输卵管等空腔器官收缩表现为阵发性绞痛；输卵管或卵巢肿瘤破裂可引起撕裂性锐痛；宫腔内有积血或积脓不能排出常导致下腹坠痛。

（4）下腹痛时间。在月经周期中间出现一侧下腹隐痛，应考虑为排卵性疼痛；经期出现腹痛者，或为原发性痛经，或有子宫内膜异位症的可能；周期性下腹痛但无月经来潮者，为经血排出受阻所致，见于先天性生殖道畸形或术后宫腔、宫颈管粘连等。

（5）腹痛放射部位。放射至肩部应考虑为腹腔内出血；放射至腰骶部多为宫颈、子宫病变所致；放射至腹股沟及大腿内侧，一般为该侧子宫附件病变所引起。

（6）腹痛伴随症状。同时有停经史，多为妊娠合并症；伴恶心、呕吐考虑有卵巢囊肿蒂扭转的可能；有畏寒、发热常为盆腔炎症；有休克症状应考虑有腹腔内出血；出现肛门坠胀一般为直肠子宫陷凹有积液所致；伴有恶病质为晚期癌肿的表现。

（四）外阴瘙痒（pruritus vulvae）

外阴瘙痒是妇科患者常见症状，多由外阴各种不同病变引起，外阴正常者也可发生。当瘙痒严重时，患者坐卧不安，甚至影响生活与工作。

1. 原因

（1）局部原因。外阴阴道假丝酵母菌病和滴虫阴道炎是引起外阴瘙痒最常见的原因。细菌性阴道病、萎缩性阴道炎、阴虱、疥疮、蛲虫病、寻常疣、疱疹湿疹、外阴鳞状上皮增生，药物过敏或护肤品刺激及不良卫生习惯等也常是引起下阴瘙痒的原因。

（2）全身原因。如糖尿病、黄疸、维生素 A 或 B 族维生素缺乏、重度贫血、白血病、妊娠期肝内胆汁淤积症等。

除局部原因和全身原因外，还有不明原因的外阴瘙痒。

2. 临床表现

（1）外阴瘙痒部位。外阴瘙痒多位于阴蒂、小阴唇、大阴唇、会阴甚至肛周等皮损区。长期瘙痒，搔抓可出现抓痕血痂或继发毛囊炎。

（2）外阴瘙痒症状与特点。外阴瘙痒常为阵发性发作，也可为持续性，通常夜间加重。瘙痒程度因不同疾病和不同个体而有明显差异。外阴阴道假丝酵母菌病、滴虫阴道炎以外阴瘙痒、白带增多为主要症状。外阴上皮非瘤样病变以外阴奇痒为主要症状并伴有外阴皮肤色素脱失。蛲虫病引起的外阴瘙痒以夜间为甚。糖尿病患者尿糖对外阴皮肤刺激，特别是并发外阴阴道假丝酵母菌病时外阴瘙痒特别严重。无原因的外阴瘙痒一般仅发生在生育年龄或绝经后妇女，外阴瘙痒症状严重，甚至难以忍受，但局部皮肤和黏膜外观正常，或仅有抓痕和血痂。黄疸、维生素 A 或 B 族维生素缺乏、重度贫血、白血病等慢性疾病患者出现外阴瘙痒时，常为全身瘙痒的一部分。妊娠期肝内胆汁淤积症也可出现包括外阴在内的全身皮肤瘙痒。

（五）下腹部肿块（lower abdominal mass）

下腹部肿块可能是患者本人或家属无意发现，或因其他症状（如下腹痛、阴道流血等）做妇科检查时被发现。根据肿块质地不同，可分为：①囊性。一般为良性病变，如充盈的膀胱、卵巢囊肿、输卵管积水等。②实性。除妊娠子宫、子宫肌瘤、卵巢纤维瘤、附件炎块等实性块物为良性外，其他实性肿块应首先考虑为恶性肿瘤。

根据发病器官或部位的不同，下腹部肿块可来自生殖系统、消化系统、泌尿系统、运动系统（腹壁、盆壁肌肉及骨骼）、淋巴系统、血液系统以及炎症局部形成肿块等，源自生殖道的肿块最为常见。

1. 子宫增大

位于下腹正中且与宫颈相连的肿块，常为增大的子宫。子宫增大有以下几种可能。

（1）妊娠子宫。育龄妇女有停经史，且在下腹部扪及包块，应首先考虑为妊娠子宫。停经后出现不规则阴道出血且子宫迅速增大者，可能为葡萄胎。妊娠早期子宫峡部变软时，宫体似与宫颈分离，此时应警惕将宫颈误认为宫体，或将妊娠子宫误诊为卵巢肿瘤。

（2）子宫肌瘤。子宫均匀增大，或表面有单个或多个球形隆起。子宫肌瘤的典型症状为月经过多。带蒂的浆膜下肌瘤仅蒂与宫体相连，且一般无症状，故检查时有可能将其误诊为卵巢实质性肿瘤。

（3）子宫腺肌病及子宫腺肌瘤。子宫均匀增大或/并局部增大、质硬，一般不超过妊娠 12 周子宫大小。患者多伴有明显痛经。

（4）子宫畸形。双子宫或残角子宫可扪及子宫另一侧有与其对称或不对称的包块，两者相连，硬度亦相同。

（5）子宫阴道积血或子宫积脓。子宫及阴道积血多系处女膜闭锁或阴道横隔/斜隔引起的经血外流受阻所致。患者至青春期无月经来潮，但有周期性腹痛及下腹部肿块扪及。子宫亦可因宫腔积脓或积液而增大，可见于子宫内膜癌、老年性子宫内膜炎并子宫积脓或在宫颈癌放射治疗后多年出现。

（6）子宫恶性肿瘤。围绝经期或绝经后患者子宫增大，伴有不规则阴道出血，应考虑子宫内膜癌的可能。子宫增长迅速，伴有腹痛及不规则阴道出血者可能为子宫肉瘤。以往有生育或流产史，特别是有葡萄胎史者，若子宫增大，甚至外形不规则，且伴有子宫出血时，应考虑子宫绒毛膜癌的可能。

2. 附件肿块

在正常情况下，附件包括的输卵管和卵巢均难以扪及。当附件出现肿块时，多属病理现象。常见的附件肿块有以下几种可能。

（1）输卵管妊娠。肿块位于子宫旁，大小、形状不一，有明显触痛。患者多有短期停经后阴道持续少量流血及腹痛史。

（2）附件炎性肿块。肿块多为双侧性，位于子宫两旁，与子宫有粘连，压痛明显。急性炎症时患者有发热、腹痛。慢性盆腔炎患者有不育及下腹部隐痛史，可能出现反复急性盆腔炎发作。

（3）卵巢非赘生性囊肿。多为单侧可活动的囊性包块，直径一般不超过6 cm。黄体囊肿可在妊娠早期扪及，葡萄胎患者常并发一侧或双侧卵巢黄素囊肿。

（4）卵巢子宫内膜异位囊肿。多为与子宫有粘连、活动受限且有压痛的囊性肿块。

（5）卵巢赘生性囊肿。不论肿块大小，凡其表面光滑、囊性且可活动者多为良性肿瘤，但不能排除恶性病变。凡肿块为实性，表面不规则，活动受限，特别是盆腔内扪及其他结节或伴有胃肠道症状者多为卵巢恶性肿瘤。

3. 肠道肿块

（1）粪块嵌顿。块物位于左下腹，多呈圆锥状，直径4～6 cm，质偏实，略能推动。灌肠排便后块物消失。

（2）阑尾脓肿或阑尾肿瘤。肿块位于右下腹，边界不清，距子宫较远且固定，有明显压痛伴发热、白细胞增高和血沉加快。初发病时先有脐周疼痛，以后疼痛逐渐转移并局限于右下腹。

（3）腹部手术或感染后继发的肠管、大网膜粘连。肿块边界不清，叩诊时部分区域呈鼓音。患者以往有手术史或盆腔感染史。

（4）肠系膜肿块。部位较高，肿块表面光滑，向左右移动度大，向上下移动受限制，易误诊为卵巢肿瘤。

（5）结肠及直肠肿瘤。肿块位于一侧下腹部，呈条块状，略能推动，有轻压痛。患者多有下腹隐痛、便秘、腹泻或便秘腹泻交替以及粪便中带血史，晚期出现贫血、消瘦。

4. 泌尿系肿块

（1）充盈膀胱。肿块位于下腹正中、耻骨联合上方，呈囊性，表面光滑，不活动。导尿后囊块消失。

（2）盆腔肾。先天异位肾可位于髂窝部或盆腔内，形状类似正常肾，但略小。一般无自觉症状。静脉尿路造影可确诊。

5. 腹壁或腹腔肿块

（1）腹壁血肿或脓肿。位于腹壁内，与子宫不相连。患者有腹部手术或外伤史。为了区别是否为腹壁肿块，可让患者抬起头部使腹肌紧张，若为腹壁肿块则肿块更明显。

（2）腹膜后肿瘤或脓肿。肿块位于直肠和阴道后方，与后腹壁固定，不活动，多为实性，以肉瘤最常见；亦可为囊性，如良性畸胎瘤、脓肿等。静脉尿路造影可见输尿管移位。

（3）腹水。大量腹水易与巨大卵巢囊肿混淆。平卧时腹部两侧浊音，脐周鼓音为腹水特征。但腹水可合并卵巢肿瘤，腹部冲击触诊法可发现潜在的肿块。

（4）包裹性结核性腹膜炎。肿块为囊性，表面光滑，界限不清，位置固定不活动。囊肿可随患者病情加剧或好转而增大或缩小。

（5）直肠子宫陷凹脓肿。肿块呈囊性，向后穹隆突出，压痛明显，伴发热及急性盆腔腹膜炎体征。后穹隆穿刺抽出脓液可确诊。

（六）鉴别诊断示范

见完整病历鉴别诊断部分。

二、妇科病史采集及妇科专科检查

（一）病史采集方法

详尽有效地进行病史采集，其重要性再怎么强调也不过分。

询问病史需要进行良好训练，掌握良好的沟通能力、正确的临床思维，方能具有目的性、系统性，不遗漏关键性病史内容。

医生应当认真听取患者对自身症状及其严重性的描述。由于妇科医生面对的是女性患者，其所患的是性及生殖系统疾病，要考虑患者陈述病情的真实性，遇到不愿说出"隐私"实情者，更需耐心启发，应注意避免评判患者，尤其是谈到性行为及性取向等问题时。

采集病史时应与患者建立良好的交流，交流的基础建立在以下几个重要技巧上：同情，倾听，专业知识和友善。这些技巧可通过不断实践得到掌握及完善。

对危重患者在初步了解病情后，应立即抢救，以免贻误治疗。外院转诊者，应索阅病情介绍作为重要参考资料。对不能亲自口述的危重患者，可询问最了解其病情的家属或亲友。对有些未婚患者需行直肠－腹部诊和相应的化验检查，明确病情后再补充询问与性生活有关的问题。

（二）病史内容

（1）一般项目。包括患者姓名、性别、年龄、籍贯、职业、民族、住址、入院日期、病史记录日期、病史陈述者、可靠程度。若非患者陈述，应注明陈述者与患者的关系。

（2）主诉。是指促使患者就诊的主要症状（或体征）及持续时间。要求通过主诉初步估计疾病的大致范围。力求简明扼要，通常不超过 20 字。妇科临床常见症状有外阴瘙痒、阴道流血、白带增多、闭经、下腹痛、下腹包块以及不孕等。若患者有停经、阴道流血及腹痛三种主要症状，则还应按其发生时间的顺序将主诉书写为：停经××日，阴道流血××日，腹痛×日。若患者无任何自觉症状，仅系妇科普查时发现子宫肌瘤，主诉应写为：普查发现"子宫肌瘤"×日。

（3）现病史。是指患者本次疾病的发生、演变、诊疗等方面的详细情况，为病史的主要组成部分，应按时间顺序书写。主要症状特点及其发展变化情况，伴随症状、发病后诊疗情况及结果、睡眠、饮食、大小二便等一般情况的变化，以及与鉴别诊断有关的阳性或阴性资料等。与本次疾病虽无紧密关系，但仍需治疗的其他疾病情况，可在现病史后另起一段记录。

（4）既往史。是指患者过去的健康和疾病情况。内容包括以往一般健康状况、疾病史、传染病史、预防接种史、手术及外伤史、输血史、药物过敏史。为防止遗漏，可按全身各系统依次询问。

（5）月经史。初潮年龄、月经周期及经期持续时间、经量多少、经期伴随症状。如 13 岁初潮，每 28～30 天来月经，每次持续 5 天，可简写为 $13\dfrac{5}{28\sim30}$。每次经量多少（可问每日更换卫生巾次数），有无血块，经前有无不适（如乳房胀痛、水肿、精神抑郁或易激动等），有无痛经及疼痛部位、性质、程度、痛经起始和持续时间。常规询问末次月经日期（LMP）及其经量和持续时间。若其流血情况不同于以往正常月经时，还应再问明前次月经日期（PMP）。绝经后患者应询问绝经年龄，绝经后有无阴道流血、白带增多或其他不适。

（6）婚育史。婚次及每次结婚年龄，是否近亲结婚（直系血亲及三代旁系血亲），男方健康状况，有无冶游史、性病史以及双方同居情况等。足月产、早产及流产次数以及现存子女数。如足月产 1 次，无早产，流产 2 次，现存子女 1 人，可简写为 1-0-2-1，或仅用孕$_3$产$_1$（G_3P_1）表示。分娩方式，有无难产史，新生儿出生情况，产后有无大量出血或感染史。自然流产或人工流产情况。末次分娩或流产日期。采用何种计划生育措施及其效果。

（7）个人史。生活和居住情况，出生地和曾居留地区，有无烟、酒等嗜好，一些特殊的职业如化工油漆、重金属、放射性物质的接触等等。

（8）家族史。父母、兄弟、姊妹及子女健康情况。家族成员中有无遗传性疾病（如血友病、白化病等）、可能与遗传有关的疾病（如糖尿病、高血压、癌肿等）以及传染病（如结核等）。

（三）体格检查

体格检查应在采集病史后进行，或与病史采集过程穿插进行以节省时间及让患者易于放松。检查范围包括全身检查、腹部检查和盆腔检查。除急诊外，应按下列先后顺序进行。盆腔检查为妇科所特有，又称妇科专科检查。

1. 全身检查

（1）生命体征。常规测量体温、脉搏、呼吸、血压。

（2）一般项目。患者神志、精神状态、面容、体态、全身发育、毛发分布情况、皮肤、淋巴结（特别是左锁骨上和腹股沟淋巴结）。必要时（如怀疑内分泌疾病）测量体重、身高、腹围。

（3）全身各主要器官。头部器官、颈、乳房（注意其发育以及有无包块或分泌物）、心、肺、脊柱及四肢、直肠。

2. 腹部检查

为妇科体格检查的重要组成部分，应在盆腔检查前进行。

视诊：观察腹部形态，平坦、隆起部位及形状或是否呈蛙腹状，腹壁有无瘢痕、静脉曲张、妊娠纹、腹壁疝、腹直肌分离等。

触诊：触摸了解腹壁厚度，肝、脾、肾有无增大及压痛，腹部是否有腹肌紧张、有无压痛及压痛部位、反跳痛等，能否扪及包块。有包块时应描述包块部位、大小（以 cm 为单位表示）、形状、质地、活动度、表面是否光滑或有高低不平隆起以及有无压痛等。

叩诊：叩诊主要判断鼓音和浊音分布范围，有无移动性浊音。

听诊：若合并妊娠，应检查宫底高度、胎位、有无胎心及胎动等。

3. 妇科专科检查（pelvic examination）

（1）基本要求。

1）检查者态度要严肃认真，操作轻柔。

2）检查前应嘱患者排尿，必要时须导尿。妇科检查一般取膀胱截石位，少数尿瘘患者需取胸膝卧位。

3）月经期不做妇科检查，必要时须消毒外阴，戴无菌手套操作。

4）未婚者一般只作肛腹诊，如确有检查必要时，应征得家属或本人同意后方可做阴道检查。

5）注意消毒隔离，尤其是检查用器械，防止医源性交叉感染。

6）男医生检查患者时，需有其他医护人员在场。

（2）检查方法。

1）外诊。观察外阴部的发育，阴毛分布与量、阴道口和尿道口情况，有无水肿、炎症、溃疡、皮肤色泽变化、萎缩、畸形、静脉曲张、会阴陈旧裂伤、肿瘤、子宫脱垂或膀胱直肠膨出等。

2）内诊。

（a）窥阴器检查。将窥阴器两叶并拢，侧向沿阴道后侧壁缓慢放入阴道内，然后向上向后推进，同时将窥阴器转平并张开两叶，暴露宫颈与阴道壁。观察宫颈大小、颜色、外口形状、有无糜烂、腺体囊肿、息肉、肿瘤或接触性出血，并注意阴道黏膜颜色、皱襞多少，有无炎症、畸形、肿瘤以及分泌物的量、性质、颜色、有无臭味等。

（b）双合诊检查（阴道腹部联合检查）。

（i）检查阴道。检查者一手戴无菌手套，以示指和中指沾无菌石蜡油少许后放入阴道内，触摸阴道的弹性、通畅度，有无触痛、畸形、肿物、后穹窿结节及饱满感。

（ii）触扪宫颈。大小、软硬度、活动度、有无痒痛、肿物或接触性出血等。

（iii）检查子宫及附件。用阴道内手指将子宫颈推向后上方，使子宫体向前移位，同时另一手的四指放耻骨联合上方向盆腔内按压，将子宫夹在两手之间，来回移动，可查清子宫的位置、大小、形状、软硬度、活动度及有无压痛（图1－3－1和图1－3－2）。然后将阴道内二指移向侧穹窿，在下腹部的手也移向盆腔的一侧，在内外两手之间检查宫旁组织、卵巢、输卵管，正常输卵管难以扪清，卵巢有时可触及，压之有酸胀感。注意附件有无增厚、压痛或肿块，如有肿块，应进一步查清肿物的大小、形状、软硬度、活动度、有无压痛以及与子宫的关系。

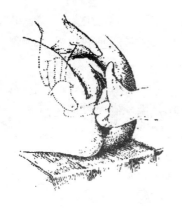

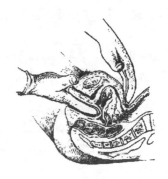

图 1 - 3 - 1　双合诊检查　　　　图 1 - 3 - 2　检查子宫及附件

（c）三合诊检查（阴道、直肠及腹部联合检查）。

以一手示指伸入阴道，中指伸入直肠，另一手置于下腹部协同触诊（图 1 - 3 - 3 和图 1 - 3 - 4），可查清后倾后屈子宫的大小、子宫后壁情况、主韧带、子宫骶韧带、子宫直肠窝、阴道直肠隔、盆腔内侧壁及直肠等情况，注意有无增厚、压痛及肿瘤。对子宫颈癌患者必须做三合诊检查，从确定临床分期，选择治疗方法。

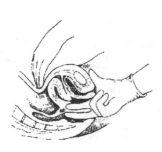

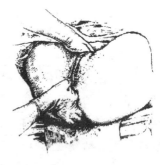

图 1 - 3 - 3　三合诊（示指和中指）　图 1 - 3 - 4　三合诊（拇指和示指）

（d）肛腹诊（肛门、腹部联合检查）。

以一手示指伸入直肠，另一手放在下腹部进行检查，适用于未婚妇女。

（3）妇科专科检查注意事项。

1）实习医生应在上级医生指导下进行，要关心体贴被检患者。

2）每检查一患者，应更换置于臀部下面的垫单或纸单，注意穿戴手套方法，强调无菌操作，防止患者交叉感染并做好自我防护。

3）应避免于经期做盆腔检查。但若为异常出血则必须检查。检查前应先消毒外阴，并使用无菌手套及器械，以防发生感染。

4）检查前务必问清楚患者是否有性交史，对否认性交史患者禁做双合诊及窥阴器检查，应限于用示指放入直肠内行直肠－腹部诊。若确有检查必要时，应先征得患者及家属同意并签字后，方可以示指缓慢放入阴道扪诊。

5）男医师检查患者时，需有其他医护人员在场，以减轻患者紧张心理和避免发生不必要的误会。

6）若患者腹肌紧张，可边检查边与患者交谈，让其张口呼吸而使腹肌放松。

7）当检查者无法查明盆腔内解剖关系时，若继续强行扪诊，不但患者难以耐受，且往往徒劳无益。此时应停止检查。待下次检查时，多能获得满意结果。

8）对疑有盆腔内病变的腹壁肥厚、高度紧张不合作或未婚患者，若盆腔检查不满意时，征得患者及家属同意后，可在肌内注射哌替啶后，甚至必要时在骶管麻醉下进行彻底的盆腔检查，以期做出较正确的诊断。

9）检查完成应告知患者检查结果，应在患者穿好衣服后讨论病情。

（4）记录。

通过盆腔检查，应将检查结果按解剖部位先后顺序记录。

1）外阴：发育情况及婚产式（未婚、已婚未产或产式）。有异常发现时应详加描述。

2）阴道：是否通畅，黏膜情况，分泌物量、色、性状以及有无臭味。

3）宫颈：大小、硬度，有无糜烂、裂痕、息肉、腺囊肿，有无接触性出血、举痛等。

4）宫体：位置、大小、表面是否平整、硬度、活动度，有无压痛等。

5）附件：有无块物、增厚或压痛。若扪及块物，记录其位置、大小、硬度，表面光滑与否，活动度，有无压痛以及与子宫及盆壁关系。左右两侧情况分别记录。

（四）妇科常见特殊检查

1. 白带检查

用窥阴器窥开阴道，用湿棉签取阴道分泌物作悬液涂片，立即在显微镜下检查滴虫、霉菌与淋球菌。或将分泌物涂于玻片上/置入试管内送检，革兰氏染色后镜检，查阴道致病菌及阴道清洁度。阴道清洁度分四度：Ⅰ度阴道杆菌多，无杂菌及脓细胞。Ⅱ度阴道杆菌多，有少量杂菌及脓细胞。Ⅲ度阴道杆菌少，杂菌及脓细胞多。Ⅵ度无阴道杆菌，均为杂菌及脓细胞。

2. 人类乳头瘤状病毒（HPV）检测

用专用锥形刷子伸入宫颈管，于鳞柱交界区旋转360°以上，获取宫颈分泌物，折断刷杆，标本连刷头置入专用保存液瓶内送检。HPV检测方法有基因分型法和HC2法，前者可以检测报告各类型HPV，后者只能检测报告HPV＋／－。

3. 宫颈液基细胞检测（LCT）

用专用的塑料刷伸入宫颈外口鳞柱交界区部位，旋转360°以上，将收集的细胞连同刷子头置入专用的保存液中送检。病理医生将液体离心后，经自然沉淀法将标本中的黏液、血液和炎性细胞分离，收集余下的上皮细胞制成直径为13 mm超薄层细胞于载玻片上，由计算机阅片，对细胞进行分析，判断宫颈细胞是否正常。

4. 宫颈刮片

用刮板沿宫颈糜烂面及宫颈管口内刮一周（图1-3-5），轻涂于玻片上，须薄而均匀，放入固定液中，经巴氏染色，查癌细胞，是发现早期宫颈癌的重要方法，适用于门诊常规检查或防癌普查。

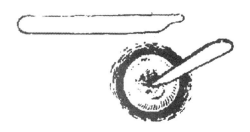

图1-3-5 用修削后压舌板作宫颈刮片

5. 活体组织检查

（1）宫颈活检。暴露宫颈，拭净宫颈表面分泌物，局部消毒后，用活检钳在肉眼可疑癌变区，尽可能在鳞柱状上皮交界处取材，一般宜作多点活检，即在3、6、9、12点处取材。为了提高诊断阳性率，可在碘试验不着色区域或阴道镜检异常区多点活检。疑有宫颈管癌时，应同时作宫颈管搔刮术，刮出物固定后送病检，是确诊宫颈癌前病变或浸润癌的重要诊断方法。

（2）诊断性刮宫及分段刮宫。以 1 : 1 000 新洁尔灭液消毒外阴，碘酒和酒精消毒阴道与宫颈，用子宫探针测定宫腔的深度，然后用小刮匙沿宫腔四壁、宫底及两侧角有秩序地刮除全部内膜，刮出物均送病检。为鉴别子宫内膜癌及宫颈癌或子宫内膜癌累及子宫颈管，必须行分段诊刮，先刮宫颈管，再刮宫腔，刮出物分别装瓶标明送病检。

6. 卵巢功能检查

（1）基础体温（图 1 - 3 - 6）。早晨醒后用口温测体温，记录并绘成基础体温曲线图，以了解卵巢功能，有无排卵、排卵日期及卵巢黄体功能。一般连续测量 3 个月以上。正常情况下，月经前半周期（即卵泡期），基础体温较低，约 36.5 ℃，在排卵期更低，排卵后在孕激素的影响下，体温升高至 36.5～37 ℃，直至月经来潮时又下降，这种体温曲线的变化称"双相型体温"，表示有排卵，正常黄体期不少于 12 天，体温上升幅度不低于 0.3～0.5 ℃。如月经周期后半期体温不上升者称"单相型体温"，表示无排卵。如果体温上升后持续 3 周以上不下降并有闭经，可能为妊娠。

（2）子宫内膜检查。于经前 1～3 天或行经初 12 小时内取内膜，送病检。如病检结果为分泌期子宫内膜说明有排卵，增殖期宫子内膜则无排卵。

7. 探测宫腔

术前准备同前，将子宫探针徐徐进入宫腔至宫底，以了解宫腔深度、宫腔内壁光滑与否，以及鉴别卵巢肿块与子宫肌瘤。

8. 阴道后穹隆穿刺术

可协助了解子宫直肠陷凹积液性质，如血液或脓液，以诊断宫外孕、盆腔脓肿等。患者取截石位，用窥阴器暴露宫颈及阴道穹窿部并消毒。用宫颈钳夹住宫颈后唇向上提，暴露后穹隆。用 18 号腰麻针接 10 mL 注射器刺入后穹隆中点 2～3 cm 深，有落

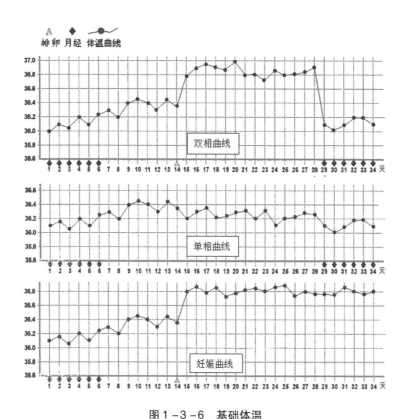

图 1 - 3 - 6　基础体温

空感即可抽吸，如抽出血液，5～6 分钟不凝，为内出血。如为血水或脓液，可能为炎性或肿瘤渗出液，应送镜检、病检及细菌培养。

9. 超声检查

近十年来，随着 B 超实时超声在妇产科领域的应用，其范围几乎遍及所有疾病，且在不断扩大。通过检查可了解子宫大小、形态、内部回声诊断子宫病变，了解胎心、胎动，能迅速有效地进行早孕、葡萄胎、死胎等的诊断和鉴别诊断。测量胎头双顶径、股骨长等指标，了解胎儿宫内生长发育情况，反映胎盘功能、位置、有关结构异常，诊断胎儿畸形等。对盆腔肿块的诊断，B超具有不可取缔的作用，除能反映肿块大小、形态、囊实性及其与周围脏器位置关系，进行诊断和鉴别诊断外，一定程度上还可进行病理诊断。探测宫内节育器了解其位置，排除异常，B超也有良好的效果；还可用于卵泡发育的监测、指引穿刺取卵。同时，B超还可进行宫腔手术监视指引，在定位吸胚、取绒毛、人工流产、清宫术、节育器异位的取器术及羊膜腔、胎儿脐带穿刺等手术中，具有十分重要的应用价值。

10. 宫腔镜检查

用5%葡萄糖液或32%中分子左旋糖酐液作膨宫液，再放入子宫镜，观察宫腔与颈管内病变，必要时取活检，以利诊断与治疗。

11. 阴道镜检查

阴道镜可将子宫颈阴道部黏膜放大10～40倍，可观察到肉眼看不到的子宫颈表皮层较微小的病变，发现子宫颈部与癌有关的异型上皮、异型血管及早期癌变的部位，以便准确地选择可疑部位作活检，以提高阳性检出率，是诊断早期宫颈癌的有效辅助诊断方法。子宫镜可观察宫腔与宫颈管内病变，必要时取活检，以利诊断与治疗。

12. 腹腔镜检查

腹腔镜检查主要用于妇科临床不能确诊的病例，如内生殖器发育异常、肿瘤、炎症、宫外孕、子宫内膜异位症、不孕症及原因不明的腹痛等，利用腹腔镜经腹壁插入腹腔内，直接观察盆、腹腔内病变，也可取活检或腹腔液作病检，还可行粘连分离、输卵管绝育及吸取成熟卵子等。

13. 常用激素测定

包括绒毛膜促性腺激素 β 亚单位（β－hCG）、雌二醇（E_2）、孕二醇（P_2）、胎盘泌乳素（PRL）、促卵泡激素（FSH）、促黄体生成素（LH）测定。采用放射免疫法检测。β－hCG 测定对早孕与滋养细胞肿瘤的诊断与随访有很高价值。PRL、E_2、P_2、FSH、LH 测定可了解卵巢功能，对不孕症、闭经、功能性子宫出血及多囊卵巢综合征等病可协助诊断。

三、产科病史采集及产科专科检查

详细询问病史，进行全面的全身检查，与妇科病史采集类似，进行产科专科检查及必要的辅助检查。

（一）病史

（1）一般项目。包括患者姓名、性别、年龄、籍贯、职业、民族、住址、入院日期、病史记录日期、病史陈述者、可靠程度。若非患者陈述，应注明陈述者与患者的关系。

注意：必须确认孕妇年龄，<18 岁或≥35 岁为妊娠的高危因素，≥35 岁者为高龄孕妇。年龄过小容易发生难产；年龄过大，特别是高龄初孕妇，容易并发妊娠期高血压疾病、产力异常、产道异常和遗传病儿、先天缺陷儿。职业方面，从事接触有毒物质或放射线等工作的孕妇，增加了母儿不良结局的风险。建议计划妊娠前或妊娠后调换工作岗位。

（2）主诉。停经时间，出现临产征兆时间或发生异常表现时间。

（3）现病史。问清末次月经日期（last menstrual period，LMP），推算预产期（expected date of confinement，EDC）。推算方法是按末次月经第 1 天算起，月份减 3 或加 9，日数加 7。若

孕妇仅记住农历末次月经第一日，应由医师为其换算成公历，再推算预产期。必须指出，有条件者应根据早期超声的报告核对预产期（11～14 周超声推算预产期较理想），尤其对于记不清末次月经日期或于哺乳期无月经来潮而受孕者，更加需要用超声报告来推算预产期。了解妊娠早期有无早孕反应、病毒感染及用药史，胎动开始时间，有无阴道流血、头痛、心悸、气短、下肢浮肿等症状，以及与鉴别诊断有关的阳性或阴性的有意义的表现等。

（4）既往史。着重了解有无高血压、心脏病、结核病、糖尿病、血液病、肝肾疾病、骨软化症等，注意其发病时间及治疗情况，并了解有无手术史，尤其腹部手术可能引起盆腔粘连而影响可能的剖宫产手术。

（5）月经史。询问初潮年龄，了解月经周期有助于预产期推算的准确性，月经周期延长者的预产期需相应推迟，根据超声进一步核实。

（6）婚育史。若为经产妇，应了解有无难产史、死胎死产史、分娩方式以及有无产后出血史，既往妊娠期有无合并症或并发症；并问明末次分娩或流产的日期及处理情况，还应了解新生儿情况、丈夫健康状况，着重询问有无遗传性疾病等。

（7）个人史。生活和居住情况，出生地和曾居留地区，有无烟、酒等嗜好，一些特殊的职业如化工油漆、重金属、放射性物质的接触等等。

（8）家族史。询问家族有无结核病、高血压、糖尿病、双胎妊娠及其他与遗传有关的疾病。若有遗传病家族史，应及时进行遗传咨询及筛查，以决定本次妊娠的去留。

（二）产科检查（obstetric examination）

产科体格检查同样应在采集病史后进行，或与病史采集过程穿插进行以节省时间及让患者易于放松。检查范围包括全身检查、腹部检查和盆腔骨盆检查。

1. 全身检查

（1）生命体征。常规测量体温、脉搏、呼吸、血压、身高、体重。尤其需注意测量血压，孕妇正常时不应超过 140/90 mmHg。妊娠晚期体重每周增加不应超过 500 g。

（2）一般项目。患者神志、精神状态、面容、营养，注意步态，身材矮小（＜140 cm）者常伴有骨盆狭窄，测量体重和身高、皮肤、淋巴结（特别是左锁骨上和腹股沟淋巴结）。

（3）全身各主要器官。头部器官、颈、乳房、心、肺、脊柱及四肢。注意检查心脏有无病变，常规应做心电图检查（看报告）；检查乳房发育情况、乳头大小及有无凹陷；检查脊柱及下肢有无畸形；注意有无下肢静脉曲张或水肿，孕妇仅膝以下或踝部水肿经休息后消退，不属于异常，体重增加过快者可能有水肿或隐性水肿。如肿胀不对称并出现腿部不适，需警惕下肢深静脉血栓形成。

2. 产科专科检查

产科专科检查包括腹部检查、骨盆测量、阴道检查及绘制妊娠图。

（1）腹部检查。孕妇排尿后仰卧于检查床上，头部稍垫高，露出腹部，双腿略屈曲稍分开外展，使腹肌放松。检查者站在孕妇右侧进行检查。

视诊：注意腹形及大小，腹部有无妊娠纹、手术瘢痕及水肿等。腹部过大、宫底过高者，应想到双胎妊娠、巨大胎儿、羊水过多的可能；腹部过小、宫底过低者，应想到胎儿生长受限（fetal growth restriction，FGR）、孕周推算错误等；腹部两侧向外膨出、宫底位置较低者，肩先露的可能性大；腹部向前突出（尖腹，多见于初产妇）或腹部向下悬垂（悬垂腹，多见于经产妇），应考虑可能伴有骨盆狭窄。

触诊：注意腹壁肌的紧张度，有无腹直肌分离，并注意羊水多少及子宫肌敏感程度。用手测宫底高度，用软尺测子宫长度及腹围值。采用四步触诊法（four maneuvers of Leopold）检查子宫大小、胎产式、胎先露、胎方位以及胎先露部是否衔接（图1－3－7）。在做前三步手法时，检查者面向孕妇，做第四步手法时，检查者则应面向孕妇足端。用软尺测量宫高（耻联上缘至子宫底的距离）及腹围（经肚脐绕腹部一周的长度）。绘制妊娠图，宫高异常者，需做进一步的检查如重新核对预产期、超声等。

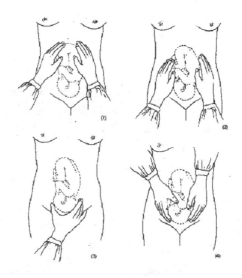

图1－3－7 胎位检查的四步触诊法

第一步手法：检查者两手置子宫底部，了解子宫外形并测得宫底高度，估计胎儿大小与妊娠周数是否相符。然后以两手指腹相对轻推，判断宫底部的胎儿部分，胎头硬而圆且有浮球感，胎臀软而宽且形状不规则。

第二步手法：检查者左右手分别置于腹部左右侧，一手固定，另一只手轻轻深按检查，触及平坦饱满者为胎背，可变形的高低不平部分是胎儿肢体，有时可感到胎儿肢体活动。

第三步手法：检查者右手拇指与其余四指分开，置于耻骨联合上方握住胎先露部，进一步查清是胎头或胎臀，左右推动以确定是否衔接。若胎先露部仍浮动，表示尚未入盆。若已衔接，则胎先露部不能推动。

第四步手法：检查者左右手分别置于胎先露部的两侧，向骨盆入口方向向下深按，再次核对胎先露部的诊断是否正确，并确定胎先露部入盆的程度。

经四步触诊法，绝大多数能判定胎头、胎臀及胎儿四肢的位置。若胎先露部是胎头抑或胎臀难以确定时，可行阴检、B 型超声检查协助诊断。

听诊：胎心在靠近胎背上方的孕妇腹壁上听得最清楚。枕先露时，胎心在脐右（左）下方；臀先露时，胎心在脐右（左）上方；肩先露时，胎心在靠近脐部下方听得最清楚（图 1-3-8）。应注意听有无与胎心率一致的吹风样脐带杂音。当腹壁紧、子宫较敏感、确定胎背位置有困难时，可借助胎心及胎先露部综合分析后判定胎位。

（2）骨盆测量。骨盆大小及其形状对分娩有直接影响，是决定胎儿能否经阴道分娩的

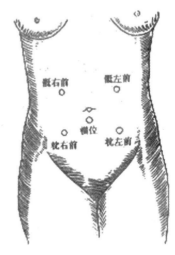

图 1-3-8 不同胎方位的胎心音最清楚处

重要因素之一，故骨盆测量是产科检查必不可少的项目。临床测量骨盆的方法有骨盆外测量和骨盆内测量两种。

1）骨盆外测量（external pelvimetry）。外测量各径线可间接判断骨盆的大小及形态。已有充分的证据表明骨盆外测量并不能预测产时头盆不称。但是作为产科检查的基本技能仍需了解每个径线的测量方法及其意义。

（a）髂棘间径（interspinal diameter，IS）。孕妇取伸腿仰卧位，测量两髂前上棘外缘的距离（图 1 - 3 - 9），正常值为 23 ～ 26 cm。

（b）髂嵴间径（intercristal diameter，IC）。孕妇取伸腿仰卧位，测量两髂嵴外缘最宽的距离（图 1 - 3 - 10），正常值为 25 ～ 28 cm。

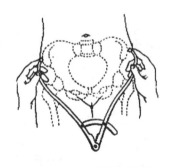

图 1 - 3 - 9　测量髂棘间径

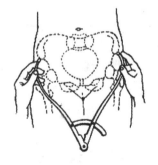

图 1 - 3 - 10　测量髂嵴间径

根据以上两径线间可接推测骨盆入口横径长度。

（c）骶耻外径（external conjugate，EC）。孕妇取左侧卧位，右腿伸直，左腿屈曲，测量第 5 腰椎棘突下至耻骨联合上缘中点的距离（图 1 - 3 - 11），正常值为 18 ～ 20 cm。第 5 腰椎棘突下相当于米氏菱形窝（Michaelis rhomboid）的上角。根据此径线可间接推测骨盆入口前后径长度，是骨盆外测量中最重要径线。骶耻外径值与骨质厚薄相关，测得的骶耻外径值减去 1/2 尺桡周径（围绕右侧尺骨茎突及桡骨茎突测得的前臂下端的周径）值，即相当于骨盆入口前后径值。

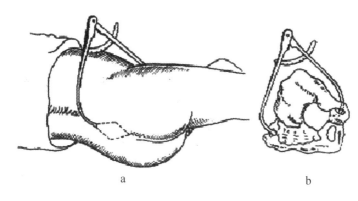

a

b

图 1 - 3 - 11   测量骶耻外径

（d）坐骨结节间径（intertuberal diameter，IT）或称出口横径（transverse outlet，TO）。孕妇取仰卧位，两腿弯曲，双手紧抱双膝，使髋关节和膝关节全屈。用柯氏骨盆出口测量器测量两坐骨结节内侧缘的距离（图 1 - 3 - 12），正常值为 8.5 ～ 9.5 cm。也可用检查者的拳头测量，若其间能容纳成人手拳，则大于8.5 cm，属正常。根据此径线可直接测出骨盆出口横径和长度。

（e）出口后矢状径（posterior sagittal diameter of outlet）。为坐骨结节间径中点至骶骨尖端的长度。检查者戴指套的右手示指伸入孕妇肛门向骶骨方向，拇指置于孕妇体外骶尾部，两指共同找到骶骨尖端，把尺放于坐骨结节径线上。将汤姆斯出口测量器一端放于坐骨结节间径的中点，另一端放于骶骨尖端处，测量器标出的数字即为出口后矢状径值（图 1 - 3 - 13），正常值为 8 ～9 cm。若出口后矢状径值不小，可以弥补坐骨结节间径值稍小。出口后矢状径值与坐骨结节间径值之和大于 15 cm 时，表明骨盆出口无明显狭窄。

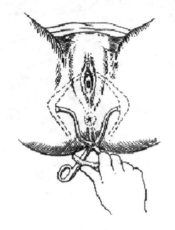

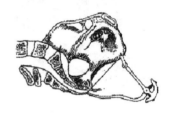

图 1 – 3 – 12　测量坐骨结节间径　　　图 1 – 3 – 13　测量骨盆出口

　（f）耻骨弓角度（angle of pubic arch）。用左右拇指指尖斜着对拢，放置在耻骨联合下缘，左右拇指平放在耻骨降支上，测量两拇指间角度，为耻骨弓角度（图 1 – 3 – 14），正常值为 90°，小于 80° 为异常。此角度反映骨盆出口横径的宽度。

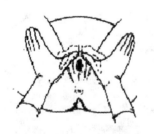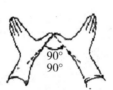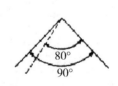

图 1 – 3 – 14　测量耻骨弓角度

　2）骨盆内测量（internal pelvimetry）。

　（a）对角径（diagonal conjugate，DC）。耻骨联合下缘至骶

岬前缘中点的距离。正常值为 12. 5 ～ 13 cm，此值减去 1. 5 ～
2. 0 cm 为骨盆入口前后径长度，又称真结合径（conjugate vera）。
检查者将一手的示指和中指伸入阴道，用中指尖触到骶岬上缘中
点，示指上缘紧贴耻骨联合下缘，另一手示指固定标记此接触
点，抽出阴道内的手指，测量中指尖到此接触点距离即为对角径
（图 1 - 3 - 15）。

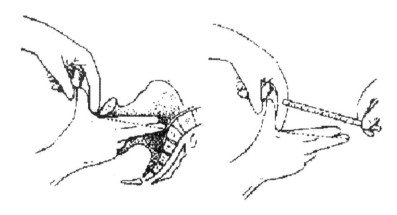

图 1 - 3 - 15　测量对角径

　　（b）坐骨棘间径（interspinous diameter）。测量两坐骨棘间
的距离，正常值约为 10 cm。测量方法是一手示指和中指放入阴
道内，分别触及两侧坐骨棘，估计其间的距离（图 1 - 3 - 16）。

　　（c）坐骨切迹宽度（incisura ischiadica）。代表中骨盆后矢
状径，其宽度为坐骨棘与骶骨下部间的距离，即骶棘韧带宽度。
将阴道内的示指置于韧带上移动，若能容纳 3 横指（5. 5 ～
6 cm）为正常，否则属中骨盆狭窄（图 1 - 3 - 17）。

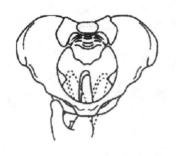

图 1－3－16　测量坐骨棘间径　　　　图 1－3－17　测量坐骨切迹宽度

（3）阴道检查。目前已代替传统的肛查。应在严密消毒后进行。通过阴道检查能清楚判断宫口扩张大小、胎先露高低和胎位、内骨盆情况以及羊水形状（破膜后）。

步骤：产妇取膀胱截石位，排空小便；消毒；铺孔巾；阴道检查（示指和中指）。

内容：检查骶骨前面弯度，尾骨活动度，骶岬能否触及。触摸两侧坐骨棘是否突出，坐骨切迹宽度，耻骨弓角度；确定先露部及其下降程度，以坐骨棘水平为标志，先露部最低点达此水平时为"0"，达棘下 1 cm 时为"＋1"，在棘上 1 cm 时为"－1"，依此类推；探查宫颈口的朝向、软硬，宫颈管消退程度，宫口扩张程度（其直径以 cm 计算），当宫口近开全时，仅能摸到一个窄边，当宫口开全时，直径约为 10 cm，则摸不到宫口边缘；了解是否已破膜，未破膜者，在胎头前方可触到有弹性的羊膜囊，已破膜者，则能直接触到胎头，并多数能看到羊水流出及了解羊水性状；扪清颅缝及囟门的位置，确定胎位。若能触及有血管搏动的索状物，考虑为脐带先露或脐带脱垂，需及时处理。临产初期（潜伏期）每 4～6 小时做一次阴道检查，活跃期每 2～4 小时作一次阴道检查，经产妇或宫缩频者的间隔应缩短，但次数不宜过多。

阴道检查记录格式如下：

指征：了解骨盆及宫颈情况。

过程：孕妇取膀胱截石位，常规消毒铺巾，检查见：阴道通畅，宫颈位置，质地，宫颈消退程度，宫口开张程度，胎膜是否破裂，羊水性质（如已破膜），先露部（头或臀），下降程度，胎方位；骶岬未及，骶骨弯度正常，尾骨不翘，双侧坐骨棘不突，坐骨切迹容二指，耻骨弓角度大于或小于90°；流出羊水量。

印象：内骨盆无异常，宫颈 Bishop 评分，产程进展。

处理：继续阴道试产（或：向产妇及家属交代病情，征求分娩意见等）。

（4）绘制妊娠图（pregnogram）。将检查结果，包括血压、体重、子宫长度、B 型超声测得的胎头双顶径值、尿蛋白、胎位、胎心率、浮肿等项，填于产检档案中。将每次产前检查时所得的各项数值，分别记录于妊娠图上，绘制成曲线，观察其动态变化，可以及早发现孕妇和胎儿的异常情况。

3. 产科常用特殊检查

（1）胎儿畸形筛查技术。

1）血清学筛查：早期唐氏综合征筛查（11～14 周），检测母体血清妊娠相关蛋白 A，游离 β - HCG 浓度，结合胎儿颈后透明层厚度（NT）通过软件系统计算胎儿常见非整倍体风险；中期唐氏综合征筛查（15～21 周），检测母体甲胎蛋白，游离 β - HCG 浓度和游离雌三醇浓度通过软件系统计算胎儿常见非整倍体及胎儿神经管缺陷风险。此外，在高发地区进行地中海贫血筛查，TORCH 感染筛查等。

2）影像学筛查。超声筛查在胎儿畸形筛查中具有不可替代的重要意义，可重复，对胎儿辐射小。11～14 周彩超筛查，检查胎儿颈后透明层是否增厚、鼻骨是否异常等，可以早期发现胎儿异常，并结合血清学筛查进行常见非整倍体风险预测；18～

26 周四维彩超，是胎儿畸形超声筛查中最重要的一次检查，此时羊水充足，胎儿大小适中，对胎儿各系统器官畸形容易发现，有可疑情况或高危孕妇考虑胎儿心脏彩超检查；30 ～ 33 周及足月后各行一次普通彩超检查，此时彩超以胎儿生物学测量为主，并非胎儿畸形筛查理想时间，但也可发现一些迟发异常如胎儿脑室增宽、肾盂积水、胎儿生长受限等。

对于疑难病例可考虑核磁共振（MRI）检查，对胎儿无害，其优点在于可通过多平面重建及大范围扫描，使复杂畸形观察更清晰，更容易。

3）无创产前检查（NIPT）。检测母体血液中游离胎儿 DNA 以筛查胎儿非整倍体，是近年来发展迅速的新技术，较上述血清学筛查精准，假阳性低，筛查面较窄，目前在 21 三体、13 三体、18 三体以及性染色体非整倍体方面准确率较高，但价格较高。作为一种新技术，不同国家地区的适应证尚未有一致意见，按我国专家意见，目前在我国临床使用范围包括以下方面：①有介入性产前诊断禁忌证者（先兆流产、发热、有出血倾向、感染未愈等）。②血清学唐氏综合征筛查临界高危孕妇（风险率在1/270 ～ 1/1000）。③珍贵儿，知情后拒绝介入性产前诊断的孕妇。④对介入性产前诊断极度焦虑的孕妇。⑤就诊时处于较大孕周超出目前产前血清学筛查范围的孕妇。

4）介入性产前诊断。常见指征如下：①高龄孕妇。②产前筛查高风险，包括血清学筛查、无创产前检查；超声检查异常，包括胎儿解剖异常和羊水异常。③夫妇或家族有遗传性疾病，可能影响胎儿。④既往分娩过先天缺陷儿，此胎有可能受影响者。⑤孕早期接触致畸物质。

主要方法有绒毛活检（10 ～ 14 周），羊水穿刺（16 ～ 24 周），脐血穿刺（18 周后），进行染色体核型分析和基因芯片检测，如地中海贫血基因及各种病原体检测等。

（2）胎儿监测技术

1）胎动计数。胎动计数是通过孕妇自测评价胎儿宫内情况的简单有效方法之一。胎动随孕周增加逐渐加强，足月后空间减少胎动可稍减少。6 次/2 小时以上胎动一般正常，6 次/2 小时以下或胎动减少一半，需重视并进一步检查。

2）胎心监测。分为无应激试验（NST）和催产素激惹试验（OCT）。正常产检一般于 36 周以后的每次产检行 NST 检查，高危孕妇视情况提前检查。NST 根据基线、变异、加速和减速等来评估分为反应型、无反应型和可疑型 NST。NST 无反应时进一步行 OCT 检查。评估指标与方法见表 1 - 3 - 1。

表 1 - 3 - 1　电子胎心监护的评价指标

名称	定义
基线	在 10 分钟内胎心波动范围在 5 次/分内的平均胎心率，并除外胎心加速、减速和显著变异的部分。正常胎心基线范围是 110 ～ 160 次/分。基线必须是在任何 10 分钟内持续 2 分钟以上的图形，该图形可以是不连续的。 胎儿心动过速：胎心基线 >160 次/分，持续时间≥10 分钟。 胎儿心动过缓：胎心基线 <110 次/分，持续时间≥10 分钟
基线变异	指每分钟胎心率自波峰到波谷的振幅改变，是可直观定量的。 变异缺失：指振幅波动消失； 微小变异：指振幅波动≤5 次/分； 正常变异：指振幅波动 6 ～ 25 次/分； 显著变异：指振幅波动 >25 次/分； 短变异：指每一次胎心搏动至下一次胎心搏动瞬时的胎心率改变，即每一搏胎心率数值与下一搏胎心率数值之差，这种变异估测的是 2 次心脏收缩时间的间隔； 长变异：指 1 分钟内胎心率基线肉眼可见的上下摆动的波形，此波形由振幅和频率组成。振幅是波形上下摆动的高度，以次/分显示；频率指 1 分钟内肉眼可见的波动的频数，以 "周期/分" 表示，正常波形的频率为 3 ～ 5 周期/分

续表 1 - 3 - 1

名称	定义
加速	指基线胎心率突然显著增加，开始到波峰时间 < 30 秒。从胎心率开始加速至恢复到基线胎心率水平的时间为加速时间。 ≥32 周胎心加速标准：胎心加速≥15 次/分，持续时间 > 15 秒，但不超过 2 分钟； <32 周胎心加速标准：胎心加速≥10 次/分，持续时间 > 10 秒，但不超过 2 分钟。 延长加速：胎心加速持续 2～10 分钟。胎心加速≥10 分钟则考虑胎心率基线变化
早期减速	指伴随宫缩出现的减速，通常是对称性地、缓慢地下降到最低点再恢复至基线。开始到胎心率最低点的时间≥30 秒，减速的最低点常与宫缩的峰值同时出现；一般来说，减速的开始、最低值及恢复与宫缩的起始、峰值及结束同步
晚期减速	指伴随宫缩出现的减速，通常是对称性地、缓慢地下降到最低点再恢复至基线。开始到胎心率最低点的时间≥30 秒，减速的最低点通常延迟于宫缩峰值；一般来说，减速的开始、最低值及恢复分别落后于宫缩的起始、峰值及结束
变异减速	指突发的显著的胎心率急速下降。开始到最低点的时间 < 30 秒，胎心率下降≥15 次/分，持续时间≥15 秒，但 < 2 分钟。当变异减速伴随宫缩，减速的起始、深度和持续时间与宫缩之间无规律。典型的变异减速是先有一初始加速的肩峰，紧接一快速的减速，之后快速恢复到正常基线并伴有一继发性加速，常与部分或完全的脐带受压有关。非典型的变异减速往往有以下一个或几个特点：肩峰消失、肩峰过宽或过于突出、延迟恢复、减速期间没有变异、双减速波等；非典型的变异减速与脐带血 PH 低值有关
延长减速	指明显的低于基线的胎心率下降。减速≥15 次/分，从开始到恢复至基线持续时间≥2 分，但不超过 10 分钟，胎心减速≥10 分钟则考虑胎心率基线变化

续表 1－3－1

名称	定义
反复性减速	指 20 分钟观察时间内≥50％的宫缩伴发减速
间歇性减速	指 20 分钟观察时间内＜50％的宫缩伴发减速
正弦波形	明显可见的、平滑的、类似正弦波的图形，长变异 3～5 次/分，持续时间≥20 分钟
宫缩	正常宫缩：观察 30 分钟，10 分钟内有 5 次或者 5 次以下宫缩。宫缩过频：观察 30 分钟，10 分钟内有 5 次以上宫缩，当宫缩过频时应记录有无伴随胎心率变化

预测胎儿宫内储备能力：①无应激试验（none-stress test，NST），用于产前监护。②宫缩应激试验（contraction stress test，CST），包括自然临产后所做的 CST（用于产时监护）和缩宫素激惹试验（oxytocin challenge test，OCT），OCT 的原理为用缩宫素诱导宫缩并用电子胎心监护仪记录胎心率的变化。OCT 可用于产前监护及引产时胎盘功能的评价。

宫缩应激试验图形的判读主要基于是否出现晚期减速和变异减速：①阴性：没有晚减或明显的变异减速。②阳性：≥50％的宫缩伴随晚减（即使宫缩频率＜3 次/10 分钟）。③可疑（有下述任一种表现）：间断出现晚减或明显的变异减速、宫缩过频（＞5 次/10 分钟）或每次宫缩时间＞90 秒时伴胎心减速、宫缩＜3 次/10 分钟、出现无法解释的监护图形。

NST 的判读：参照 2007 年加拿大妇产科医师学会（society of obstetricians and gynecologists of Canada，SOGC）指南，见表 1－3－2。

表 1-3-2　NST 的结果判读及处理

参数	正常 NST（先前的"有反应型"）	不典型 NST（先前的"可疑型"）	异常 NST（先前的"无反应型"）
基线	110～160 次/分	100～110 次/分 >160 次/分 <30 分钟 基线上升	胎心过缓 <100 次/分 胎心过速 >160 次/分 >30 分钟 基线不确定
变异	6～25 次/分（中度变异） ≤5 次/分（变异缺失及微小变异） <40 分钟	40～80 分钟内 ≤5 次/分（变异缺失及微小变异）	≤5 次/分≥80 分钟 ≥25 次/分 >10 分钟 正弦波形
减速	无减速或偶发变异减速持续 <30 秒	变异减速持续 30～60 秒	变异减速持续时间 >60 秒 晚期减速
加速（足月胎儿）	40 分钟内两次或者两次以上加速 >15 次/分，持续 15 秒	40～80 分钟内两次以下加速 >15 次/分，持续 15 秒	大于 80 分钟两次以下加速 >15 次/分，持续 15 秒
小于孕32 周的胎儿	40 分钟内两次或者两次以上加速 >10 次/分，持续 10 秒	40～80 分钟内两次以下加速 >10 次/分，持续 10 秒	大于 80 分钟两次以下加速 >10 次/分，持续 10 秒
处理	观察或者进一步评估	需要进一步评估	采取行动： 全面评估胎儿状况 BPP 评分 及时终止妊娠

产时电子胎心监护的三级评价系统：参照 2009 年美国妇产

科医师学会（American college of obstetricians and gynecologists,
ACOG）指南及 2015 年中华医学会围产医学分会制定的《电子
胎心监护应用专家共识》，见表 1 - 3 - 3。

表 1 - 3 - 3　产时电子胎心监护三级评价系统

结果判读	胎监特征描述	临床意义
Ⅰ级胎监	同时满足以下条件： 基线：110 ~ 160 bpm 变异：中度变异（6 ~ 25 bpm） 加速：有或无 早期减速：有或无 晚期或变异减速：无	正常的胎心监护图形，提示在监护期内胎儿酸碱平衡状态良好。后续的观察可按照产科情况常规处理，不需要特殊干预
Ⅱ级胎监	除Ⅰ级或Ⅲ级以外的其他图形	可疑的胎心监护图形。既不能提示胎儿宫内有异常的酸碱平衡状况，也没有充分证据证明是Ⅰ类或Ⅲ类胎心监护图形。Ⅱ类胎心监护图形需要持续监护和再评估。评估时需充分考虑产程、孕周，必要时实施宫内复苏措施。如无胎心加速伴基线微小变异或变异缺失，应行宫内复苏；如宫内复苏后胎心监护图形仍无改善或发展为Ⅲ类监护图形，应立即分娩
Ⅲ级胎监	出现以下任何一项： 胎心基线变异缺失伴下列任何一种情况： 反复性晚期减速 反复性变异减速 胎儿心动过缓 正弦波形	异常的胎心监护图形，提示在监护期内胎儿出现异常的酸碱平衡状态，必须立即宫内复苏，同时终止妊娠

3）超声检查。生物学测量了解胎儿发育情况，羊水量和胎盘情况，通过检查胎儿血流特别是脐动脉血流、大脑中动脉血流和静脉导管血流以及生物物理评分可了解胎儿宫内情况。

（a）脐动脉血流。脐动脉血流收缩期最大血流速度（S）与舒张期末期血流速度（D）的比值（S/D）、脐动脉血流阻力指数（resistance index，RI）、搏动指数（pulsatility index，PI）值的高低能直接反映胎儿和胎盘血液循环阻力的大小。当血流参数大于各孕周的第 95 百分位数或平均值加 2 个标准差，应视为异常，提示胎盘及胎儿循环阻力增加，与胎儿缺氧、非匀称性胎儿生长受限、早产、死胎有明显相关性。出现舒张末期血流消失或逆向血流，则高度提示胎儿严重缺氧。

（b）胎儿大脑中动脉。正常妊娠胎儿大脑中动脉（middle cerebral artery，MCA）血流阻力随孕龄增长而呈下降趋势，当胎儿缺氧时，氧分压下降到一定水平，胎儿血液灌流出现重分配，外周血管收缩，脑、心脏等重要器官血管扩张，脑血流阻力降低，血流量增加，称为脑保护效应。当胎儿 MCA 血流 $S/D < 4$、$PI < 1.6$、$RI < 0.6$ 时提示胎儿缺氧。

（c）静脉导管。在预测胎儿不良结局方面，胎儿静脉系统要优于动脉系统，静脉导管血流异常时，提示预后不良。

（d）生物物理评分。通过超声实时观察胎儿在宫内的活动、呼吸运动和肌张力，联合羊水量的估计和电子胎心监护综合评价胎儿宫内健康状况，每项 $0 \sim 2$ 分，8 分以上正常，6 分可疑，4 分以下视为异常。对临床有一定参考意义。

4）羊膜镜检。胎儿缺氧时，肠蠕动加快，可排出胎粪导致羊水粪染，但成熟胎儿无缺氧情况下在宫内也可能排出胎粪，羊水粪染并不意味着胎儿窘迫。但如羊水无粪染，胎儿窘迫可能性更小；如果羊水粪染，即使无胎儿窘迫，胎粪对胎肺也可能造成化学、物理损伤，故羊水粪染与否有助于胎儿安危的判断，特别是检查发现羊水无粪染时提示胎儿宫内情况安全。可通过羊膜镜检了解羊水性状，必要时人工破膜。

5）胎儿生物物理相（biophysical profile，BPP）。是综合电子胎心监护及超声检查所示某些生理活动，以判断胎儿有无急、慢性缺氧的一种产前监护方法，可供临床参考。常用的是 Manning 评分法（表 1-3-4）。但由于 BPP 评分较费时，且受诸多主观因素的影响，故临床应用日趋减少。

表 1-3-4　Manning 评分法

指标	2 分（正常）	0 分（异常）
NST （20 分钟）	≥2 次胎动，FHR 加速，振幅≥15 bpm，持续时间≥15 秒	<2 次胎动，FHR 加速，振幅 <15 bpm，持续时间 <15 秒
FBM （30 分钟）	≥1 次，持续时间≥30 秒	无或持续时间 <30 秒
FM （30 分钟）	≥3 次躯干和肢体活动（连续出现计 1 次）	≤2 次躯干和肢体活动
FT	≥1 次躯干伸展后恢复到屈曲，手指摊开合拢	无活动，肢体完全伸展，伸展缓慢，部分恢复到屈曲
AFV	最大羊水池垂直直径 >2 cm	无或最大羊水池垂直直径≤2 cm

（3）产科超声对照表（表 1-3-5 和表 1-3-6）。

表 1-3-5　胎儿生物学测量 - 孕周对照

胎儿双顶径、股骨、肱骨、头围、腹围超声正常值（±2SD，cm）

孕周	双顶径	股骨	肱骨	头围	腹围
13	2.3（0.3）	1.1（0.2）	1.0（0.2）	8.9（2.4）	6.8（2.5）
14	2.7（0.3）	1.3（0.2）	1.2（0.2）	9.8（1.9）	8.1（2.5）

续表 1－3－5

孕周	双顶径	股骨	肱骨	头围	腹围
15	3.0 (0.1)	1.5 (0.2)	1.4 (0.2)	11.1 (1.9)	9.3 (2.5)
16	3.3 (0.2)	1.9 (0.3)	1.7 (0.2)	12.4 (1.9)	10.5 (2.5)
17	3.7 (0.3)	2.2 (0.3)	2.0 (0.4)	13.7 (1.9)	11.7 (2.5)
18	4.2 (0.5)	2.5 (0.3)	2.3 (0.3)	15.0 (1.9)	12.9 (2.5)
19	4.4 (0.4)	2.8 (0.3)	2.6 (0.3)	16.3 (1.9)	14.1 (2.5)
20	4.7 (0.4)	3.1 (0.3)	2.9 (0.3)	17.5 (1.9)	15.2 (2.5)
21	5.0 (0.5)	3.5 (0.4)	3.2 (0.4)	18.7 (1.9)	16.4 (2.5)
22	5.5 (0.5)	3.6 (0.3)	3.3 (0.3)	19.9 (1.9)	17.5 (2.5)
23	5.8 (0.5)	4.0 (0.4)	3.7 (0.3)	21.0 (1.9)	16.1 (2.5)
24	6.1 (0.5)	4.2 (0.3)	3.8 (0.4)	22.1 (1.9)	19.7 (2.5)
25	6.4 (0.5)	4.6 (0.3)	4.2 (0.4)	23.2 (1.9)	20.8 (2.5)
26	6.8 (0.5)	4.8 (0.4)	4.3 (0.3)	24.2 (1.9)	21.9 (2.5)
27	7.0 (0.3)	4.9 (0.3)	4.5 (0.2)	25.2 (1.9)	22.9 (2.5)
28	7.3 (0.5)	5.3 (0.5)	4.7 (0.4)	26.2 (1.9)	24.0 (2.5)
29	7.6 (0.5)	5.3 (0.5)	4.8 (0.4)	27.1 (1.9)	25.0 (2.5)
30	7.7 (0.6)	5.6 (0.3)	5.0 (0.5)	28.0 (1.9)	26.0 (2.5)
31	8.2 (0.7)	6.0 (0.6)	5.3 (0.4)	28.9 (1.9)	27.0 (2.5)
32	8.5 (0.6)	6.1 (0.6)	5.4 (0.4)	29.7 (1.9)	28.0 (2.5)
33	8.6 (0.4)	6.4 (0.5)	5.6 (0.5)	30.4 (1.9)	29.0 (2.5)
34	8.9 (0.5)	6.6 (0.6)	5.8 (0.5)	31.2 (1.9)	30.0 (2.5)
35	8.9 (0.7)	6.7 (0.6)	5.9 (0.6)	31.8 (1.9)	30.9 (2.5)
36	9.1 (0.7)	7.0 (0.7)	6.0 (0.6)	32.5 (1.9)	31.8 (2.5)
37	9.3 (0.9)	7.2 (0.4)	6.1 (0.4)	33.0 (1.9)	32.7 (2.5)
38	9.3 (0.6)	7.4 (0.6)	6.4 (0.3)	33.6 (1.9)	33.6 (2.5)
39	9.5 (0.6)	7.6 (0.8)	6.5 (0.6)	34.1 (1.9)	34.5 (2.5)
40	9.9 (0.8)	7.7 (0.4)	6.6 (0.4)	34.5 (1.9)	35.4 (2.5)

资料来源：严英榴. 产前超声诊断学 ［M］. 北京：人民卫生出版社，2012.

表1-3-6 头臀径-孕周对照

顶臀长/cm	妊娠期		顶臀长/cm	妊娠期	
	周	天		周	天
0.5	6	5	4.5	11	2
0.6	6	6	4.6	11	2
0.7	7	0	4.7	11	3
0.8	7	1	4.8	11	3
0.9	7	2	4.9	11	4
1.0	7	3	5.0	11	4
1.1	7	4	5.1	11	5
1.2	7	5	5.2	11	6
1.3	7	6	5.3	11	6
1.4	8	0	5.4	12	0
1.5	8	0	5.5	12	0
1.6	8	1	5.6	12	1
1.7	8	2	5.7	12	1
1.8	8	3	5.8	12	2
1.9	8	4	5.9	12	3
2.0	8	5	6.0	12	3
2.1	8	5	6.1	12	4
2.2	8	6	6.2	12	4
2.3	9	0	6.3	12	5
2.4	9	1	6.4	12	5
2.5	9	2	6.5	12	6
2.6	9	2	6.6	12	6
2.7	9	3	6.7	13	0

续表 1 - 3 - 6

顶臀长/cm	妊娠期		顶臀长/cm	妊娠期	
	周	天		周	天
2.8	9	4	6.8	13	0
2.9	9	5	6.9	13	1
3.0	9	5	7.0	13	1
3.1	9	6	7.1	13	2
3.2	10	0	7.2	13	2
3.3	10	1	7.3	13	2
3.4	10	1	7.4	13	3
3.5	10	2	7.5	13	3
3.6	10	3	7.6	13	4
3.7	10	3	7.7	13	4
3.8	10	4	7.8	13	5
3.9	10	5	7.9	13	5
4.0	10	5	8.0	13	6
4.1	10	6			
4.2	11	0			
4.3	11	0	Copyright©Dept. of O&G,		
4.4	11	1	The Chinese University of Hong Kong		

CRL – Gestational age conversion table （PWH/CUHK）

Gestation （weeks） $= 5.999255 + 1.492980 * CRL - 0.086379 * CRL^2 + 0.002724 * CRL^3$

SD $= 0.53407$ （CRL independent）

资料来源：严英榴. 产前超声诊断学 ［M］. 北京：人民卫生出版社，2012.

（4）产前检查的方案及内容，参照中华医学会妇产科分会产科学组推荐的《孕前和孕期保健指南》第 2 版（表 1 - 3 - 7）。

表 1-3-7　产前检查的方案及内容

内容	孕前保健（孕前 3 个月）	第 1 次检查（6~13^{+6} 周）	第 2 次检查（14~19^{+6} 周）
常规保健内容	(1) 评估孕前高危因素； (2) 全身体格检查； (3) 血压、体质量与体质量指数； (4) 妇科检查	(1) 建立孕期保健手册； (2) 确定孕周、推算预产期； (3) 评估孕期高危因素； (4) 血压、体质量与体质量指数； (5) 妇科检查； (6) 胎心率（妊娠 12 周左右）	(1) 分析首次产前检查的结果； (2) 血压、体质量； (3) 宫底高度、腹围； (4) 胎心率
必查项目	(1) 血常规； (2) 尿常规； (3) 血型（ABO 和 Rh）； (4) 空腹血糖； (5) 肝功； (6) 肾功； (7) 乙型肝炎表面抗原； (8) 梅毒螺旋体； (9) HIV 筛查； (10) 宫颈细胞学检查	(1) 血常规； (2) 尿常规； (3) 血型（ABO 和 Rh）； (4) 空腹血糖； (5) 肝功； (6) 肾功； (7) 乙型肝炎表面抗原； (8) 梅毒螺旋体； (9) HIV 筛查； (10) 早孕期超声检查（确定宫内妊娠和孕周）	无

续表 1－3－7

内容	孕前保健 （孕前 3 个月）	第 1 次检查 （6～13⁺⁶周）	第 2 次检查 （14～19⁺⁶周）
备查项目	（1）TORCH 筛查； （2）宫颈阴道分泌物检测淋球菌和沙眼衣原体； （3）甲状腺功能筛查； （4）地中海贫血筛查； （5）75 g OGTT（高危妇女）； （6）血脂检查； （7）妇科超声； （8）心电图； （9）胸部 X 线	（1）HCV 筛查； （2）抗 D 滴度（Rh 阴性者）； （3）75 g OGTT； （4）地中海贫血筛查； （5）甲状腺功能筛查； （6）血清铁蛋白（血红蛋白＜110 g/L 者）； （7）结核菌素（PPD）试验； （8）宫颈细胞学检查（孕前 12 月未检查者）； （9）宫颈分泌物检测淋球菌和沙眼衣原体； （10）细菌性阴道病的检测； （11）早孕期非整倍体母体血清学筛查（10～13⁺⁶周）； （12）妊娠 11～13⁺⁶周超声检查（测量胎儿 NT 厚度）； （13）妊娠 10～12 周绒毛活检； （14）心电图	（1）无创产前检测（NIPT）（12⁺⁰～22⁺⁶周）； （2）中孕期非整倍体母体血清学筛查（15～20⁺⁰周）； （3）羊膜腔穿刺检查胎儿染色体（16～22 周）

续表 1 - 3 - 7

内容		孕前保健 （孕前 3 个月）	第 1 次检查 （6 ～ 13⁺⁶周）	第 2 次检查 （14 ～ 19⁺⁶周）
健康教育及指导		(1) 合理营养、控制体重； (2) 有遗传病、慢性疾病和传染病而准备怀孕的妇女，应予以评估并指导； (3) 合理用药； (4) 避免接触有害物质和宠物； (5) 改变不良生活方式，避免高强度的工作、高噪音环境和家庭暴力； (6) 保持心理健康； (7) 合理选择运动方式； (8) 补充叶酸 0.4 ～ 0.8 mg/d 或经循证医学验证的含叶酸的复合维生素	(1) 流产的认识和预防； (2) 营养和生活方式的指导； (3) 避免接触有害物质和宠物； (4) 慎用药物； (5) 孕期疫苗的接种； (6) 改变不良生活方式，避免高强度的工作、高噪音环境和家庭暴力； (7) 保持心理健康； (8) 继续补充叶酸 0.4 ～ 0.8 mg/d 至 3 个月，有条件者可继续服用含叶酸的复合维生素	(1) 流产的认识和预防； (2) 妊娠生理知识； (3) 营养和生活方式的指导； (4) 中孕期胎儿非整倍体筛查的意义； (5) 开始常规补充元素铁 30 ～ 60 mg/d，如血红蛋白 < 110 g/L，血清铁蛋白 < 12 μg/L，补充元素铁 120 mg/d； (6) 开始常规补充钙剂 1.5 ～ 2.0 g/d

续表 1-3-7

内容	第 3 次检查 （20～23⁺⁶周）	第 4 次检查 （24～28⁺⁶周）	第 5 次检查 （29～32⁺⁶周）	第 6 次检查 （33～36⁺⁶周）	第 7-11 次检查 （37～41周）
常规保健内容	1. 血压、体质量 2. 宫底高度、腹围 3. 胎心率	1. 血压、体质量 2. 宫底高度、腹围 3. 胎心率	1. 血压、体质量 2. 宫底高度、腹围 3. 胎心率 4. 胎位	1. 血压、体质量 2. 宫底高度、腹围 3. 胎心率 4. 胎位	1. 血压、体质量 2. 宫底高度、腹围 3. 胎心率 4. 胎位
必查项目	1. 胎儿系统超声筛查（20～23⁺⁶周） 2. 血常规 3. 尿常规	1. 75 g OGTT 2. 尿常规	1. 产科超声检查 2. 血常规 3. 尿常规	尿常规	1. 产科超声检查（每周1次） 2. NST 检查（每周1次）
备查项目	阴道超声测量宫颈长度（早产高危者）	1. 抗 D 滴度复查（Rh 阴性者） 2. 宫颈阴道分泌物 fFN 检测（早产高危者）		1. GBS 筛查（35～37周） 2. 肝功、血清胆汁酸检测（32～34周，怀疑 ICP 孕妇） 3. NST 检查（高危孕妇 32～34 孕周开始监护） 4. 心电图复查（高危者）	宫颈检查（Bishop 评分）

四、妇科病历书写的要求及重点

妇科住院病历书写格式和内容与内科住院病历书写要求相同。本专科的重点如下：

（一）病史

（1）闭经。时间长短，以往月经情况，有无伴随症状，避孕药及其他激素应用情况。

（2）阴道流血。时间，与月经的关系和伴随症状。

（3）腹痛。发病情况、部位、性质、与月经的关系，伴随症状及以往有无类似发。

（4）腹部包块。部位、大小、生长速度、有无疼痛或压痛，有无对邻近脏器的压迫症状。

（5）有无白带异常。

（二）婚育史

患者的婚育史应详细了解，不孕症患者应询问性生活及丈夫精液检查情况。

（三）月经史

应详细了解患者的月经史。

（四）专科检查

包括双合诊、三合诊、肛诊。

（1）外阴。发育，已产或未产式，色素，阴毛、阴蒂、前庭大腺、会阴、尿道口，有无赘生物、畸形。

（2）阴道。发育，阴道壁张力，黏膜情况，有无畸形，分泌物，异物及出血（量、色、气味）。

（3）宫颈。大小，色泽，有无畸形，表面是否光滑，有无裂痕、赘生物、糜烂、外翻，宫口闭合情况，质地，有无举痛，有无接触性出血。

（4）宫体。大小，位置，形状，质地，有无压痛，活动度。

（5）附件。有无压痛、增厚；肿块的位置、形状、大小、质地、活动度、边界、压痛；子宫骶韧带有无增粗，有无结节，结节的大小、质地。

（五）诊断

（1）主要诊断。

（2）并发症。

（3）合并其他内、外科疾病。

五、产科病历书写的要求及重点

产科院病历书写格式和内容与内科住院病历书写要求相同。本专科的重点如下：

（1）现有妊娠的情况。孕次、产次，末次月经时间，特异征兆发生的时间如恶心、呕吐、头痛、头晕、便秘、白带、水肿、气促、腹部阵痛、阴道流血、胎动、抽搐等。首次产检的时间、内容与地点，孕期有无感冒、发热、服用特殊药物，病毒感染等。

（2）月经、婚姻、既往妊娠及生育史。

（3）既往史。有无心肺、肝肾疾病和高血压病史等。

（4）围产保健。高危因素及实验室与特殊检查记录。

（5）家族史。有无遗传性疾病。

（6）产科检查。宫高，腹围，胎方位，胎先露，胎心律，骨盆外测量等，必要时进行阴道检查。

（7）诊断。应包括：①孕×产×，宫内妊娠××周，单活胎或多活胎，胎方位，未临产/先兆临产/临产。②妊娠并发症。③妊娠合并其他内、外科疾病。④其他诊断。

（8）表格病历各项目逐一认真填写，无内容者划"/"号。产时应用产程图监护产程，描绘应正确、完整、及时。

六、妇科术前小结、术后首次病程记录、出院小结范例

（一）妇科术前小结范例

患者陈××，女，45岁，已婚。因"月经增多3年，加重半年"，拟"子宫肌瘤"于××××年××月××日入院。术前检查已完善，无明显手术禁忌证，×××教授（或×××主治医师）查房，检查患者，同意诊断为子宫肌瘤，认为该患者有手术适应证，建议明日行腹腔镜全子宫切除＋双侧输卵管切除术，已向患者及家属交代手术及麻醉风险和术中、术后可能出现的并发症或可能输血的并发症，患者及家属表示理解，要求手术，同意输血并签字为证。

（二）妇科术后首次病程记录范例

患者陈××，女，45岁，已婚。因"子宫肌瘤"于今日在持续腰硬外麻下行腹式全子宫切除术。术中见无腹水；子宫如孕2月余大小，活动，无粘连，表面四凸不平，质地较硬，为多发子宫肌瘤，最大者位于宫底部，约4 cm×4 cm×3 cm；双侧附件外观正常。行全子宫切除＋双侧附件切除术，术程顺利，术中出血约50 mL，输液1 200 mL，未输血，尿管引流通畅，尿液清，

量约 400 mL。术后剖视子宫标本：子宫如孕 2 月余大小，肌纹理清晰，内膜光滑，无增厚，子宫多发肌瘤，约 10 余个，大小直径为 0.5 cm×0.5 cm×0.5 cm 至 4 cm×4 cm×3 cm 不等，位于浆膜下、肌壁间，最大者位于宫底部，约 4 cm×4 cm×3 cm，质地较硬，边界清楚，切开肌瘤呈漩涡状，标本送病理检查。术后患者安返病房，予抗炎、补液等对症处理。术后诊断：多发性子宫肌瘤。实施手术：腹腔镜全子宫切除＋双侧输卵管切除术。

（三）妇科出院小结范例

入院时间：××××年××月××日。

出院时间：××××年××月××日。

入院诊断：子宫肌瘤。

出院诊断：多发性子宫肌瘤。

住院经过：患者陈××，女，45 岁，已婚。因"月经增多 3 年，加重半年"，拟"子宫肌瘤"于××××年××月××日入院。经完善相关的术前检查，无明显手术禁忌证，于××××年××月××日在气管麻下行腹腔镜全子宫切除＋双侧输卵管切除术，术中见子宫如孕 2 月余大小，活动，无粘连，表面凹凸不平，质地较硬，为多发子宫肌瘤，最大者位于宫底部，约 4 cm×4 cm×3 cm；双侧附件外观正常。术程顺利，术后予抗炎、补液等对症处理，恢复良好，腹部切口愈合好，现病情稳定，予以出院。术后病理：子宫多发性平滑肌瘤。

出院医嘱：1.1 个月后门诊复查，不适随诊。

2. 休假 60 天，免重体力劳动 3 个月。

3. 禁性生活 3 个月。

七、产科术前小结、术后首次病程记录、出院小结范例

(一) 产科术前小结范例

孕妇×××,25岁,已婚,因"停经37周,无痛性阴道流血1天"入院。

孕妇定期于我院产检,23周及32周彩超提示胎盘下缘达宫颈内口,预产前筛查未发现异常,平时无不适,无阴道流血。今天早上无明显诱因出现少许阴道流血,无腹痛,拟"前置胎盘"入院。G_1P_0,既往史、家族史无特殊。

入院查体:体温37℃,血压120/70 mmHg,呼吸16次/分,脉搏80次/分。心肺听诊无特殊。宫高33 cm,腹围96 cm,头先露,未入盆,胎位LOA,胎心140次/分。阴道窥诊宫颈光滑,少许暗红色出血,来自宫腔。

入院检查:血、尿常规,肝功能、生化、凝血功能无特殊,彩超提示胎儿足月大小,胎盘位于子宫后壁,下缘达宫颈内口。

术前诊断:G_1P_0宫内妊娠孕37周LOA单活胎;边缘性前置胎盘。

手术指征:边缘性前置胎盘伴出血。

手术禁忌证:未发现。

拟行手术:子宫下段剖宫产,必要时行宫腔球囊填塞术。

麻醉:腰硬联合麻醉。

手术难点:处理胎盘剥离面出血。

术者×××主治医师查看患者并决定手术。已向孕妇及家人交代情况并签署手术同意书。

（二）产科术后首次病程记录范例

产妇×××，因"G_1P_0 宫内妊娠孕 37 周 LOA 单活胎；边缘性前置胎盘"××时间在腰硬联合麻下行子宫下段剖宫产术。术中见羊水清，以 LOA 位顺利娩出胎儿，Apgar 评分 10 分。胎盘位于子宫后壁，下缘达子宫颈内口，胎盘胎膜完整娩出，子宫后壁下段收缩欠佳，出血明显，予缝扎数针后好转，肌注"欣母沛"1 支加强宫缩。检查双附件未见异常。清点器械无误关腹。

术程顺利，术中出血约 300 mL，补液 800 mL，尿量 100 mL，尿色清。生命体征平稳，安返病房。

术后诊断：G_1P_1 宫内妊娠孕 37 周 LOA 剖宫产；边缘性前置胎盘；一足月成熟活婴。

术后处理：预防感染；加强宫缩；观察出血情况，心电监护。

（三）产科出院小结范例

入院时间：××××年××月××日。

出院时间：××××年××月××日。

入院诊断：G_1P_0 宫内妊娠孕 37 周 LOA 单活胎；边缘性前置胎盘。

出院诊断：G_1P_1 宫内妊娠孕 37 周 LOA 剖宫产；边缘性前置胎盘；一足月成熟活婴。

住院经过：产妇××，25 岁，已婚。因"停经 37 周，无痛性阴道流血 1 天"，拟"前置胎盘"于××××年××月××日入院。经完善相关的术前检查，无明显手术禁忌证，于××××年××月××日在腰硬联合麻下行子宫下段剖宫产术，术中检查胎盘下缘达子宫颈内口。术程顺利，出血不多，术后予抗炎、补液、加强宫缩等对症处理，恢复良好，腹部切口愈合好，现病情稳定，母婴情况良好，予以出院。

　　出院医嘱：1. 产后 42 天门诊复诊。

　　　　　　　2. 注意腹痛、阴道流血和腹部切口情况，有异常情况复诊。

　　　　　　　3. 注意产褥期营养和卫生，禁盆浴 2 个月，禁性生活 3 个月。

　　　　　　　4. 避孕 2 年。

八、妇产科病历范例

（一）妇科住院病历范例

住 院 病 历

姓名：黄××。　　　　　　性别：女。

年龄：43 岁。　　　　　　婚姻：已婚。

民族：汉族。　　　　　　籍贯：广州。

职业：公务员。　　　　　　住址：×市×路×号。

入院日期：××××年　　　记录日期：××××年
　　　　　××月××日。　　　　　　　××月××日。

病史提供：患者。　　　　　可靠程度：基本可靠。

主诉：痛经并逐渐加重 4 年。

现病史：患者于 4 年前开始出现月经期下腹痛及腰骶痛，起初较轻，可忍受。近 1 年来痛经加重，影响工作及生活，腰骶部及肛门处疼痛最剧，近半年来经期均需服止痛药或打止痛针才能勉强上班，疼痛时间渐长，有原来经期第 1～2 天痛发展为经期全程。月经量增多，经期延长，由原来 5～6 天延长为 8～9 天，月经周期与前无明显差别。曾于外院就诊，拟"盆腔炎"进行盆灌及理疗，效果欠佳。2 周前来我院就诊，妇检发现"子宫增大如孕 2$^+$ 月，质硬"，入院进一步诊治。患者食欲、大小便正常，体重无明显变化。

月经史：13 岁 5～6 天/30 天，LMP×××年××月××日，月经周期基本规则，量中等，近 1 年来经量增多，有血块，经期延长，痛经明显。详见现病史。

婚育史：23 岁结婚，生育 2 孩子，均剖宫产，而后曾人工流产 3 次。配偶体健，女方在性生活时无明显疼痛不适。

既往史：既往体健，否认肝炎、结核等传染病史，否认"盆腔炎"史。无高血压、肾病、糖尿病等病史。无外伤史，无药物过敏史。

个人史：广州出生长大，大专毕业，家庭经济条件好，居住环境良好，无烟酒等不良嗜好，无放射性物质接触史。预防接种史不详。

家族史：母亲及两个姐妹无类似病征，家族中无高血压、糖尿病、遗传病史及肿瘤病史。

体格检查：体温 37 ℃，脉搏 82 次/分，呼吸 22 次/分，血压 110/70 mmHg。发育正常，营养中等，神清，查体合作。全身皮肤黏膜无黄染、苍白，无出血点。锁骨上、腋窝、腹股沟浅表淋巴结未及肿大。头颅五官无畸形，双瞳孔等圆等大，对光反射存在。颈软，气管居中，甲状腺不大。胸廓对称，双肺呼吸音清，未及干湿啰音。心界不大，心率 82 次/分，律整，各瓣膜区未闻及杂音。腹平坦，腹壁软，全腹无压痛、反跳痛，肝脾肋下未及，腹部未及包块，移动浊音（-），肠鸣音活跃，双肾无叩痛，脊柱四肢无畸形。肛查指套无染血，膝反射存在，Babinski 征（-）。

妇科检查：外阴发育正常，阴毛呈女性分布；阴道畅，黏膜

皱襞正常；宫颈大小正常，中度糜烂，无抬举痛；子宫后位，如
9 cm×8 cm×7 cm，均匀增大表面无明显结节感，质偏硬，活动
欠佳，压痛（＋）；双侧附件区未及异常。

辅助检查：血常规：WBC 8.4×10^9 L^{-1}，中性粒细胞78%，
淋巴细胞22%，RBC 3.5×10^{12} L^{-1}，Hb 110 g/L，PLT 180×10^{12} L^{-1}。尿常规：正常范畴。B超：子宫大小 8.0 cm×7.0 cm×
6.7 cm，前后径增宽，肌层回声不均，后壁回声增强。

初步诊断：1. 子宫腺肌症。

2. 慢性宫颈炎。

医生签名：×××

（二）产科住院病历范例

住 院 病 历

姓名：李××。　　　　　性别：女。

年龄：36 岁。　　　　　婚姻：已婚。

民族：汉。　　　　　　籍贯：广东省佛山市南海区。

职业：教师。　　　　　住址：×市×路×号。

入院日期：××××年　　记录日期：××××年

　　　　××月××日。　　　　　　××月××日。

病史陈述者：患者本人。　可靠程度：基本可靠。

主诉：停经36周，下肢浮肿4周，头晕2天。

现病史：末次月经××××年××月××日，预产期××××
年××月××日。平素月经规则，停经××天自测尿 HCG 阳性。
孕早期无明显早孕反应，停经4个多月开始觉胎动至今，停经13
周开始在本院产科门诊定期产检，相关检验检查项目未发现异

常。4 周前出现下肢浮肿，并逐渐明显，2 周前产检医生谓"血压偏高"，尿蛋白阴性，嘱注意休息，未予药物治疗。近 2 天自觉头晕，无眼花、头痛、恶心、呕吐，今天下午门诊产诊血压 150/100 mmHg，尿蛋白（+），无头晕、头痛、视力模糊等其他不适，为进一步处理入院。患者孕期无阴道流血、腹痛等，大小便如常。孕期增重×× kg。

月经史：$13\dfrac{5\sim7}{27\sim32}$，量中，无血块，无痛经，LMP×××年××月××日。

婚育史：34 岁结婚，丈夫现年 37 岁，体健。$G_2P_0A_1$，婚后 3 个月曾自然流产 1 次。

既往史：平素体健，否认高血压、心脏病、肺结核、肝炎及肾病史。

个人史：原籍生长，否认有血吸虫疫水接触史，居住环境良好，无毒物、放射性或重金属物接触史，夫妇双方均不嗜烟酒。

家族史：母亲及姐妹均无异常分娩史，家族无遗传病史。

体检：体温 36.5 ℃，呼吸 20 次/分，脉搏 84 次/分，血压 150/100 mmHg。发育正常，营养中等，神清合作，自动体位。面色稍苍白，皮肤黏膜无出血点，锁骨上、腋窝、腹股沟等处浅表淋巴结无肿大，头颅五官无畸形，睑结膜稍苍白，双侧瞳孔等圆等大，对光反射存在，颈软，甲状腺不大，气管居中，胸廓对称无畸形，双乳对称等大，未及包块或结节，乳头突起，无异常分泌物，双肺呼吸音清，未闻及啰音，心界无扩大，心率 84 次/分，律齐，未闻病理性杂音。腹软无压痛，肝脾肋下未触及，肾区无叩击痛，肠鸣音活跃，脊柱四肢无畸形，双下肢浮肿（＋＋），膝反射存在，Babinski 征（－）。

产科检查：腹呈纵椭圆形，腹围 96 cm，宫高 32 cm，胎方位 LOA，头先露，未入盆，跨耻征（－），胎心音 140 次/分，无宫缩。未行窥检和阴检。骨盆外测量：24 cm、27 cm、18.5 cm、8 cm。

辅助检查：血常规 HB 10^5 g/L，RBC 3.5×10^{12} L^{-1}，WBC 7.8×10^9 L^{-1}，Pt 180×10^9 L^{-1}；血型"O" Rh（＋）；尿常规：蛋白（＋），管型（－），尿糖（－）；肝肾功能正常。

初步诊断：

1. 孕 2 产 0 宫内妊娠 36 周，单活胎，LOA，未临产。
2. 子痫前期（轻度）。
3. 高龄初产。

医生签名：×××

（三）妇产科完整病历范例

完 整 病 历

姓名：钟××。　　　性别：女。

年龄：27 岁。　　　婚姻：已婚。

民族：汉族。　　　籍贯：广东高州。

职业：公司职员。　　　住址：××市××××号。

入院日期：××××年××月××日×pm。

记录日期：××××年××月××日×pm。

病史提供者：患者本人。　可靠程度：基本可靠。

主诉：停经 45 天，右下腹隐痛 1 天。

现病史：患者平素月经规则，$14\dfrac{5\sim6}{28\sim30}$，LMP 2017.5.6～5.11。2017 年 6 月 8 日自测尿 HCG（＋），6 月 9 日到当地医院验尿 HCG（＋），B 超未见明显异常，无明显早孕反应。1 天前

开始无明显诱因出现右下腹痛，呈阵发性隐痛，无加剧，无放射、牵涉痛，无伴阴道流血，无恶心、呕吐，至当地妇幼保健院复查，B超示右附件区非均质性肿块（宫外孕可能），血HCG示5 002 miu/mL（0～5 miu/mL）。今为求进一步诊治来我院就诊，门诊B超（2017.6.20）示宫腔内未见胚囊，右侧附件混合性肿块（23 mm×15 mm），实性为主，考虑宫外孕可能性大，遂收入院。患者起病以来，无发热、畏寒，无头晕、眼花，无恶心、呕吐，无腹胀、腹泻，无阴道不规则流血、流液，无阴道组织物排出，无尿频、尿急、尿痛，无肛门坠胀感，精神、胃纳、睡眠可，大小二便无异常，体重无明显变化。

既往史：既往体健，否认"高血压、糖尿病、肾病"史，无"肝炎、结核、伤寒"等病史，无手术、外伤，否认输血史，未发现食物、药物过敏史。

系统回顾：

头颈五官：无视力障碍、耳聋、耳鸣、眩晕、鼻出血、牙痛、牙龈出血及声音嘶哑史。

呼吸系统：无反复咽痛、慢性咳嗽、咳痰、咯血、哮喘、呼吸困难、胸痛、长期低热、盗汗、消瘦史。

循环系统：无心悸、活动后气促、咯血、下肢水肿、腹水、心前区痛、头晕、头痛、血压增高、晕厥史。

消化系统：除现病史外，无嗳气、反酸、恶心、呕吐、吞咽困难、腹胀、腹泻、黄疸、呕血、黑便史。

泌尿系统：无尿频、尿急、尿痛、腰痛、血尿、尿量异常、排尿困难、血压增高、颜面水肿史。

代谢与内分泌系统：无怕热、多汗、乏力、头痛、视力障碍、烦渴、多尿、水肿、显著肥胖、明显消瘦史，无毛发增多或脱落、色素沉着、性功能改变史。

造血系统：无皮肤苍白、头晕、眼花、耳鸣、记忆力减退、心悸、舌痛、皮肤黏膜出血、黄疸、淋巴结肝脾肿大、骨骼痛史。

肌肉骨关节系统：无关节疼痛、红肿、变形、肢体活动障碍、肌无力、肌肉痛、肌肉萎缩史。

神经系统：无头痛、晕厥、记忆力障碍、语言障碍、失眠、意识障碍、皮肤感觉异常、瘫痪、抽搐史。

精神状态：无幻觉、妄想、定向力障碍、情绪异常史。

月经史：既往月经规则，$14\dfrac{5\sim6}{28\sim30}$，PMP 2017.4.7，LMP 2017.5.6～5.11，月经量中，无血块，无痛经，白带正常，无异味。

婚育史：已婚，避孕套避孕，$G_1P_0A_0$，丈夫体健，职业为公务员，夫妻关系和睦。

个人史：原籍出生，当地长大，无职业性毒物及化学物质接触史，近期未到过"疟疾、血吸虫、肝吸虫"等流行区，无疫水接触史，无烟酒嗜好，否认性病、冶游史。

家族史：父母健在，否认家族成员有类似病史，否认家族中有"高血压、糖尿病、肿瘤、血液病、免疫性疾病"等遗传病史。

体格检查：

一般状况：体温 36.8 ℃，脉搏 78 次/分，呼吸 17 次/分，血压 115/65 mmHg，发育正常，营养中等，体形正常，自动体位，神志清晰，查体合作。

皮肤黏膜：全身皮肤黏膜无黄染、苍白，无皮下出血、瘀斑、皮疹，无色素沉着，毛发分布正常，皮肤温度、湿度正常，弹性良好，未见肝掌、蜘蛛痣。

淋巴结：双侧耳前、耳后、乳突区、枕骨下区、颈后三角、颈前三角、锁骨上窝、腋窝、滑车上、腹股沟、腘窝等浅表淋巴结无肿大、压痛。

头部：头形正常，头部无畸形、压痛、包块、瘢痕，头发黑而有光泽，分布正常。

眼：眼睑无水肿、下垂，无倒睫，结膜无苍白、充血、水肿、出血，巩膜无黄染，眼球无凸出、凹陷、震颤、运动障碍，角膜透明，双侧瞳孔等大正圆，直径约 3 mm，对光反射灵敏。

耳：耳郭无畸形，耳前无瘘管，外耳道无分泌物，乳突区无压痛，听力粗试正常。

鼻：外形如常，无鼻翼扇动、鼻塞、异常分泌物，鼻窦区无压痛。

口：口腔无异味，唇无发绀，无溃疡、疱疹，口腔黏膜无溃疡，舌苔薄白，牙龈无肿胀、溢脓、色素沉着、铅线，牙列齐，扁桃体无肿大，无充血、脓点，咽无充血，声音无嘶哑。

颈部：颈软，无抵抗，两侧对称，颈动脉搏动正常，颈静脉无充盈，肝颈静脉回流征阴性，气管居中，甲状腺未扪及肿大。

胸部：胸廓对称，胸部无局部隆起或凹陷，肋间隙无增宽或变窄，胸壁静脉无曲张，无蜘蛛痣及异常色素沉着，胸式呼吸为主，乳房大小正常、对称，未触及包块、压痛，乳头突起，无分泌物。

肺：

视诊：呼吸运动对称，无增强或减弱，平稳而有节律。

触诊：双侧触觉语颤对称，无增强或减弱，无胸膜摩擦感，无皮下捻发感。

叩诊：双肺叩诊清音，双肺下界对称，双侧锁骨中线、腋中线、肩胛下角线分别位于第 6、8、10 肋间，双肺下界移动度约为 6 cm。

听诊：双肺呼吸音清，未闻及干湿啰音，语音传导正常，未闻及胸膜摩擦音、皮下捻发音。

心：

视诊：心前区无隆起，心尖冲动位于左侧第 5 肋间锁骨中线内约 1.0 cm，搏动范围直径约 1.5 cm。

触诊：心尖冲动位置及范围同上，无抬举性心尖冲动，无心前区震颤，无心包摩擦感。

叩诊：心界不大，心脏相对浊音界如下。

左/cm	肋间	右/cm
2	Ⅱ	2
3	Ⅲ	4
3.5	Ⅳ	5.5
	Ⅴ	8.5

左锁骨中线距前正中线约 9 cm。

听诊：心率 78 次/分，S1、S2 无增强、减弱、分裂，无额外心音，未闻及 S_3、S_4，各瓣膜听诊区未闻及杂音，无心包摩擦音。

桡动脉：搏动有力，节律整齐，无奇脉或脉搏短绌、水冲脉，血管壁弹性正常，脉率 78 次/分。

周围血管征：无水冲脉、毛细血管搏动征，无大血管枪击音、短促脉、奇脉、交替脉、Duroziez 二重杂音。

腹部：

视诊：腹部平坦，无隆起，腹式呼吸不明显，腹壁静脉无曲张，无异常色素沉着、瘢痕，未见胃肠型及蠕动波，脐无凹陷、凸出，无红肿、分泌物和疝。

触诊：腹软，全腹无包块，右下腹部轻压痛，无反跳痛，肝脾肋下未及，Murphy 征阴性，胆囊、双肾未触及，肋脊点、肋腰点无压痛、反跳痛，无液波震颤、振水音。

叩诊：肝浊音界存在，无缩小，肝上界位于右锁骨中线第 5

肋间，肝肾区无叩痛，无移动性浊音。

听诊：肠鸣音正常，5 次/分，无亢进、减弱，无血管杂音。

肛门与直肠：无肛裂、脱肛、瘘管及痔疮，直肠指检括约肌紧张度正常，未发现肿物，无狭窄、压痛，指套退出无血染。

外生殖器：详见专科情况（妇科检查）。

脊柱四肢：脊柱无畸形，棘突无压痛、叩痛，活动正常。四肢无畸形，关节无红肿畸形、强直，无活动受限。肌肉无萎缩、压痛，下肢静脉无曲张，无杵状指趾。

神经系统：皮肤划纹征阴性，腹壁反射、肱二头肌、肱三头肌反射、膝腱反射、跟腱反射正常。双侧 Hoffmann 征、Babinski 征、Oppenheim 征、Chaddock 征、Gordon 征、Kerning 征、Brudzinski 征均未引出。

妇科检查：

外阴：发育正常，色素无异常，未见赘生物隆起，无皮肤破溃、疱疹，阴毛分布正常。

阴道：通畅，黏膜光滑，皱襞正常，见少许白色分泌物，无异味，未见血性分泌物、组织物。

宫颈：光滑，无举痛、触痛，宫口未开，未见血性分泌物、未见组织物。

子宫：前位，正常大小，光滑，活动可，无压痛。

附件：右侧附件增厚，未及明显包块，轻压痛，左附件未扪及明显包块，无压痛。

实验室及特殊检查：

外院血 HCG（2017.6.19）示：5002 miu/mL（0～5 miu/mL）。

我院 B 超（2017.6.20）示：宫腔内未见胚囊，右侧附件混合性肿块（23 mm×15 mm），实性为主，考虑宫外孕可能性大。

摘　要

　　患者钟××，女，27岁，公司职员，因"停经55天，右下腹隐痛1天"于2017年6月20日入院。患者平素月经规则，周期28～30天，LMP 2017.5.6～5.11。2017年6月8日自测尿HCG（+），6月9日到当地医院验尿HCG（+），B超未见明显异常，无明显早孕反应。1天前开始无明显诱因出现右下腹痛，呈阵发性隐痛，无伴阴道流血，至当地妇幼保健院复查B超示右附件区非均质性肿块（宫外孕可能），血HCG示5002 miu/mL（0～5 miu/mL）。今为求进一步诊治来我院就诊，门诊B超（2017.6.20）示宫腔内未见胚囊，右侧附件混合性肿块（23 mm×15 mm），实性为主，考虑宫外孕可能性大，遂收入院。

　　体格检查：体温36.8 ℃，脉搏78次/分，呼吸17次/分，血压115/65 mmHg，自动体位，神志合作。全身皮肤黏膜无黄染、苍白，无皮下出血、瘀斑、皮疹。全身浅表淋巴结无肿大、压痛。头颅五官无畸形，结膜无充血，巩膜无黄染，双侧瞳孔等大正圆，对光反射好。颈软，无抵抗，气管居中，甲状腺无肿大。胸廓对称无畸形，双肺呼吸运动对称，平稳而有节律，触觉语颤对称，叩诊清音，双肺呼吸音清，未闻及干湿啰音。心前区无隆起，无抬举性心尖冲动，心界不大，心率84次/分，律齐，各瓣膜听诊区未闻及杂音。腹部平坦，腹肌软，肝脾肋下未及，右下腹部轻压痛，无反跳痛，移动性浊音（－），肠鸣音正常。肛门直肠检查无异常，外生殖器详见专科情况。脊柱四肢无畸形。生理反射存在，病理征未引出。

　　专科情况：外阴发育正常，阴毛分布正常。阴道通畅，见少许白色分泌物，未见血性分泌物、组织物。宫颈光滑，无举痛、触痛，宫口未开，未见血性分泌物、未见组织物。子宫前位，正常大小，活动可，无压痛，右侧附件增生，未及明显包块，未及

137

压痛，左附件未发现异常。

实验室及特殊检查：

外院血 HCG（2017.6.19）示：5002 miu/mL（0～5 miu/mL）。

我院 B 超（2017.6.20）示：右侧附件混合性肿块（23 mm×15 mm），实性为主，考虑宫外孕可能性大。

初步诊断：

停经后腹痛查因。

异位妊娠（输卵管妊娠）。

诊断依据：

1. 已婚育龄妇女，年龄 27 岁。

2. 停经 45 天，右下腹隐痛 1 天。

3. 妇检：右侧附件增厚，轻压痛。

4. 外院血 HCG（2017.6.19）示：5 002 miu/mL（0～5 miu/mL）。

5. 我院 B 超（2017.6.20）示：右侧附件混合性肿块（23 mm×15 mm），实性为主，考虑宫外孕可能性大。

鉴别诊断：

1. 急性阑尾炎。

支持点：青年女性，右下腹隐痛 1 天，右下腹压痛，无反跳痛。

不支持点：

（1）无转移性腹痛，无发热。

（2）停经 45 天，血 HCG 升高。

（3）我院 B 超（2017.6.20）示：右侧附件混合性肿块（23 mm×15 mm），实性为主，考虑宫外孕可能性大。

结论：基本排除。

2. 先兆流产。

支持点：停经 45 天，血 HCG 升高。

不支持点：

（1）右下腹痛。

（2）妇检示子宫正常大小，右附件区增厚，轻压痛。

（3）我院 B 超（2017.6.20）示：宫腔内未见胚囊，右侧附件混合性肿块（23 mm × 15 mm），实性为主，考虑宫外孕可能性大。

结论：基本排除。

3. 黄体破裂。

支持点：右下腹痛，妇检示子宫正常大小，右附件区增厚，轻压痛。

不支持点：

（1）停经45天，血 HCG 升高。

（2）我院 B 超（2017.6.20）示：宫腔内未见胚囊，右侧附件混合性肿块（23 mm × 15 mm），实性为主，考虑宫外孕可能性大。

结论：基本排除。

4. 急性输卵管炎。

支持点：下腹痛。

不支持点：

（1）停经45天，血 HCG 升高。

（2）右下腹痛，无发热。

（3）妇检示右附件区增厚，轻压痛，左附件区无异常，无宫颈举痛。

（4）我院 B 超（2017.6.20）示：宫腔内未见胚囊，右侧附件混合性肿块（23 mm × 15 mm），实性为主，考虑宫外孕可能性大。

结论：基本排除。

5. 卵巢囊肿蒂扭转。

支持点：右下腹痛，妇检示子宫正常大小，右附件区增厚，轻压痛。

不支持点：

（1）停经45天，血HCG升高。

（2）我院B超（2017.6.20）示：宫腔内未见胚囊，右侧附件混合性肿块（23 mm×15 mm），实性为主，考虑宫外孕可能性大。

结论：基本排除。

诊疗计划：

1. 完善相关检查：尿常规、血常规、凝血功能检查、血HCG、血生化、肝功能、ECG、胸片等检查。

2. 注意腹痛、阴道流血情况，监测生命体征。

3. 向患者及家属交代目前病情，若有腹痛加剧、休克等内出血征象随时急诊剖腹探查手术可能，有输血可能。

4. 待检查结果出后制订下一步诊疗计划，若血HCG继续升高，可考虑手术治疗（腹腔镜或开腹手术）；若血HCG下降，也可在严密监测下行药物保守治疗。但本例血HCG较高（5 002 miu/mL），建议以手术治疗为妥。

医生签名：×××

九、妇产科病历书写评分标准

妇产科病历书写评分标准见表 1 - 3 - 8。

表 1 - 3 - 8 妇产科住院病历书写评分标准

内容	细则要求说明	满 分	实际得分	教师评语
一般项目	项目齐全（姓名、性别、年龄、民族、籍贯、职业、婚姻、住址），缺 1 项扣 0.5 分	3		
主诉	确切、简明（部位，时间，主要症状等）	10		
现病史	诱因、时间、主要阳性症状、对鉴别诊断有意义的主要阴性症状、发病经过、诊治经过等	20		
月经史	详细，与疾病相关的月经改变，月经量改变的描述是否正确	5		
既往史婚育史个人史家族史	重点突出、明确，与疾病相关的或有影响的病史是否采集正确、完善	10		
体格检查	全身体检是否全面、符合要求，描述是否正确	10		
	妇科检查表述是否正确、完善	15		
诊断	科学、完整、主次分明	15		
签名	签名规范、可辨认	2		

续表 1 - 3 - 8

内容	细则要求说明	满　分	实际得分	教师评语
书写	文字工整、语言通顺、术语规范、无涂改	10		
合计		100		

注：优秀 90～100 分，良好 80～89 分，中等 70～79 分，及格 60～69 分，不及格 <60 分。

主考教师签名：

年　月　日

（王子莲　陈勃　侯红瑛　周水生　许成芳　刘穗玲　陈海天　林琳）

第四章　儿　　科

一、小儿体格检查要点

（一）小儿体检注意事项

（1）态度和蔼，先用语言或玩具哄逗年幼小儿，与家人沟通，以取得信任和合作。

（2）注意保护患儿。天冷时，用热水袋暖手和听诊器，检查部位不宜暴露过久，不检查的部位应盖好被子。手法要轻柔，动作要快。

（3）检查顺序和体位应视患儿年龄大小、病情轻重和配合情况灵活进行。原则上是将容易受哭闹影响的项目趁小儿安静时最先检查，如数呼吸、脉搏、听心肺、触肝脾等。易引起患儿不舒服或反感的项目放在最后检查，如口腔、咽部、眼部等。配合的儿童可按成人顺序进行体检。对于少数极不合作的患儿，可以分段进行体检，如待患儿入睡后做腹部的触诊和心肺的听诊；必要时可设法加以约束，以求及时获取重要体格检查结果，避免延误诊治。

（4）对急症病例或危重抢救患儿，应先重点检查生命体征和与疾病有关的部位，以便及时抢救，全面系统体检可放在病情稍稳定后进行。

（二）各部位体格检查注意点

1. 血压

不同年龄小儿所用血压计的袖带宽度不一样，应为上臂长度的 1/2～2/3。

2. 腹壁皮下脂肪厚度（皮褶厚度）

锁骨中线平脐处，皮褶方向与躯干长轴平行，用左手拇指及示指距离 3 cm 将该处皮肤及皮下脂肪捏起，用量具测或用尺子量。

3. 头颈部

3 岁以上要求：头围、形状是否对称及有无畸形，颅骨有无缺损，有无特殊面容（病容）或畸形，头发分布、颜色及光泽。3 岁以下除上述项目外，还要求检查颅骨有无软化，囟门（大小、闭合、凹陷、紧张度）及颅缝闭合状况。

（1）头围测量。将软尺 0 点固定于头部右侧眉弓上缘，软尺贴头皮绕枕骨粗隆最高点及另一侧眉弓上缘回至 0 点，读数至小数点后一位数（头发过多或有辫子者应拨开）。注意软尺要紧贴皮肤，左右对称。

（2）颈静脉充盈。小儿仰卧床上，背部垫高成 45°，颈静脉在胸骨柄上窝水平上应隐塌不见，如颈静脉饱满，超过此水平，示静脉压增高。

4. 胸部

（1）胸廓。注意有无鸡胸、漏斗胸、赫氏沟、肋串珠、肋缘外翻等佝偻病表现。

（2）肺听诊。

1）要求前后、上下、左右均要听。

2）啼哭时于深吸气时听诊湿啰音，或想办法哄小儿不哭时听。

3）年长儿和能配合呼吸者应令其深呼吸时听。

4）描述结果应说明粗、中、细湿啰音，并写明部位及量的多少。

（3）小儿心脏叩诊特点。心界叩诊时用力要轻才易分清浊音界线，3 岁以内婴幼儿一般只叩心脏左右界；叩左界时从心尖冲动点左侧起向右叩，听到浊音改变即为左界，记录为第几肋间左乳线外或内几厘米；叩右界时先叩出肝浊音界，然后在其上一肋间自右向左叩，有浊音改变时即为右界，以右胸骨线（胸骨右缘）外几厘米记录。

5. 腹部

（1）新生儿应注意脐部有无分泌物、脐周有无红肿、有无脐疝及大小。

（2）检查有无压痛时主要观察小儿的表情反应，不能完全依靠小儿的回答。

6. 脊柱与四肢

注意有无畸形、躯干与四肢的比例和佝偻病的体征（O 型腿或 X 型腿、手镯、脚镯样改变），注意脊柱和四肢有无脊柱侧弯、多指（趾）畸形等。

7. 肛门及外生殖器

注意肛门及外生殖器有无畸形（肛门闭锁、尿道下裂、假两性畸形）。男孩有无腹股沟疝、隐睾、鞘膜积液、包皮过长、包茎等；女孩有无外阴潮红、异常分泌物和臭味等。

8. 神经反射

检查腹壁反射、提睾反射、双膝反射、锥体束征、脑膜刺激征，注意婴儿和幼儿期神经反射特点。新生儿要注意吸吮反射、觅食反射、握持反射、拥抱反射。

二、儿科病历书写要点

（一）本专科病历书写的要点

1．一般记录

年龄一项患儿愈小愈应询问确切，新生儿要求记录到天数或小时，婴儿要求记录到月数，较大儿童记录到几岁几个月。

2．过去史

6 岁以上小儿要求系统回顾。

3．个人史

3 岁以内小儿应从以下四方面重点描述。

（1）出生史。胎次、产次、胎龄，生产方式及地点（正规、非正规医院、家中），出生时体重，出生时情况，必要时询问母亲孕期营养、健康情况，药物、毒物接触（新生儿和婴儿、疑有先天性异常，尤其神经系统发育异常的患儿应重点询问和记录，年长儿可以从略）。

（2）喂养史。喂养方式（母乳、人工、混合喂养），乳品的种类，调配方法，喂哺次数及量，断奶时间，添加辅食的时间、种类和数量。年长儿应了解有无挑食、偏食及吃零食的习惯。喂养史在乳幼儿及患有营养不良和消化系统疾病的小儿且应重点描述，年长儿可以从略。

（3）生长发育史。体格发育（何时能抬头、独坐、独站、独步，乳牙萌出时间，身高体重增长情况），智力发育（何时能笑、能认人、能发单字及短句，如已入学，询问其学习成绩及一般活动情况）。乳幼儿及生长发育不良者应详细询问记录，年长儿可以从略。

（4）预防接种史。包括卡介苗、乙肝疫苗、脊髓灰质炎疫苗、百白破疫苗、麻疹疫苗、流脑疫苗、乙脑疫苗等预防接种，记录接种时年龄、反应及最后一次的接种时间。

三、新生儿病历书写的要求及重点

1. 现病史

（1）详细询问胎次、产次、胎龄（周），生产方式（顺产、吸引产、钳产、剖宫产），如为早产应询问原因；出生地点，如不在医院出生应询问接生情况，接生用具（消毒情况），总产程（小时），第二产程（小时），胎膜早破时间，羊水的量和性质（清、混浊，有无特殊臭味）；出生时情况（有无窒息及程度：青紫、苍白、哭声、抢救用药），出生时体重；开始喂养方式（母乳、人工、混合喂养），人工喂养的理由、乳品种类（配方奶粉、鲜奶），调配方法和分量（毫升数、一日几次）；胎粪排出时间；脐带情况（脱落时间、有无异常）及胎盘情况；新生儿黄疸出现及消退时间。

（2）预防接种情况，包括乙肝疫苗、卡介苗。

（3）母亲孕期疾病史及用药情况，分娩过程及有无并发症。

（4）不必写过去史和个人史。

2. 体格检查注意

（1）体重、身长、头围、胸围，评价其发育情况，外观有无畸形。

（2）囟门大小、紧张度、有无隆起或凹陷，头颅有无产瘤或血肿，有无颅骨重叠、骨缝裂开或融合，锁骨是否连续。

（3）脐带情况，是否脱落、干燥，有无分泌物，脐轮有无红肿。

（4）神经反射（吸吮、觅食、握持、拥抱），肌张力评估。

（5）生殖器有无畸形或性模糊。

（6）早产儿或小样儿要进行胎龄评估：毛发、耳郭、乳腺结节、足底纹理、指（趾）甲情况、前（后）囟大小、皮肤起皱，男婴睾丸有无下降，女婴大阴唇发育状况和阴道分泌物情况。

四、儿科病历范例

完 整 病 历

姓名：林××。　　　　　性别：女。

年龄：2 岁 9 个月。　　　民族：汉族。

籍贯：广东佛山。　　　　　家长姓名：林××（父）。

住址/邮政编码：××市××路××号/××××××。

电话：××××××××××。

入院日期：××××年××月××日××时××分。

记录日期：××××年××月××日××时××分。

病史供者：患儿父母。　　　可靠程度：可靠。

主诉：发热伴咳嗽 4 天，气促、发绀 2 小时。

现病史：患儿于 4 天前因受凉后出现发热，体温波动在 38.5～39 ℃，日夜无大差别，无伴寒战，伴有咳嗽，初为单声咳，后转为连续数声咳，无咳后鸡鸣声，有少量白色黏液痰咳出，在当地卫生院曾用"利巴韦林、头孢氨苄、止咳药及退热药"等治疗 2 天，但咳嗽未缓解，持续发热。今晨 5 时发热 39 ℃，咳嗽加剧，呈连续性呛咳，伴气促，面色青灰，烦躁不安，即来我院急诊，经予吸氧后收入院。起病以来无抽搐、多汗，精神疲倦，食欲下降，无呕吐，否认异物吸入史，大便正常，小便微黄，量较平时稍减。病前无密切接触发热及感冒患者。

既往史：每年有 3～4 次"感冒"。否认"肝炎、结核、麻疹、水痘、百日咳"等病史。无外伤、手术史及药物、食物过敏史。已接种卡介苗、乙肝疫苗、脊髓灰质炎疫苗、百白破疫苗、麻疹疫苗、流脑疫苗、乙脑疫苗，无不良反应。

个人史：一孕一胎，足月顺产，在医院出生，出生体重 3 kg，生后一般情况好。母乳喂养，4 个月后添加米糊、蛋黄及浓缩鱼肝油。3 个月会抬头，6 个月会坐，1 岁能独走，叫"爸爸""妈妈"。现会背诵短儿歌。生活规律，无不良习惯。

家族史：父母均体健，非近亲结婚。否认"肝炎、结核"等传染病史，否认"地中海贫血、蚕豆病"等遗传病史，家族中亦无"哮喘病"患者。

体 格 检 查

体温 39 ℃，脉搏 195 次/分，呼吸 80 次/分，血压 90/60 mmHg，体重 13 kg，身长 90 cm。

一般外表：发育正常，营养中等，神志清晰，急性重病容，呼吸急促，面色苍灰，口唇发绀，烦躁不安。

皮肤及皮下组织：全身皮肤、黏膜无苍白、黄染，无皮疹，瘀点。无水肿。皮肤弹性好，腹部皮下脂肪厚度 1 cm。

淋巴结：双侧颈、颌下可扪及 3 个 0.5 cm×0.5 cm 大淋巴结，质软，无融合、粘连，可活动，表面无红热、溃疡，无压痛，其余部位颌下、双侧耳前、耳后、乳突区、锁骨上窝、腋窝、腹股沟处浅表淋巴结未触及。

头部：

头颅：头围 48 cm，大小形态正常，对称，无畸形，颅骨无缺损，前囟已闭。毛发分布正常，色黑。

眼：双眼睑无水肿，巩膜无黄染，结膜无苍白、充血，角膜透明，无混浊，双侧瞳孔等大正圆，直径约 2.5 mm，直接及间接对光反射灵敏。

耳：双耳外形正常，外耳道无分泌物，提拉耳郭无疼痛表现，耳垂下无肿胀，乳突无压痛。

鼻：外形正常，轻度鼻翼扇动，鼻腔无分泌物，无鼻衄，上颌窦、额窦无压痛。

口腔：唇绀，无疱疹、溃疡，口角无糜烂，乳牙20个，排列整齐，无龋齿、缺齿，牙龈无红肿、出血。舌质红，舌苔薄白。咽充血，双侧扁桃体Ⅱ°肿大，充血，无分泌物或假膜，悬雍垂居中，咽后壁淋巴滤泡无增生。口腔黏膜无疱疹及溃疡，无声音嘶哑。

颈部：对称，颈无强直，颈静脉无充盈及搏动。气管居中，甲状腺不大。

胸部：

胸廓：胸围50 cm，两侧对称，无鸡胸、漏斗胸及肋骨串珠，肋缘无外翻。胸壁静脉无显露。呼吸急促，明显三凹征。

肺：

视诊：胸式呼吸为主，呼吸80次/分，可见三凹征。呼吸运动两侧对称。

触诊：语颤两侧对称，无胸膜摩擦感。

叩诊：双肺叩诊音稍浊，两侧对称。

听诊：双肺呼吸音粗，可闻大量较固定的中小水泡音（或细湿啰音），无胸膜摩擦音。

心：

视诊：心前区无膨隆，心尖冲动位于第4肋间左乳线上，范围约2 cm×2 cm，心尖冲动中等强度。

触诊：心尖冲动位置同上，无抬举感及震颤，无心包摩擦感。

叩诊：心浊音界不大，左界位于L_4乳线外1 cm，右界位于右胸骨线外1 cm。

听诊：心率 195 次/分，心律齐，心音低钝，可闻奔马律，$P_2 > A_2$，各瓣膜听诊区未闻及杂音，未闻及心包摩擦音。

腹部：腹围 49 cm。

视诊：腹式呼吸存在，腹稍胀，两侧对称，无局部膨隆或凹陷，腹壁静脉无怒张，无胃肠蠕动波或肠型，脐窝圆形，无脐疝。

触诊：腹软，无压痛及反跳痛，肝于乳线上右肋下 4 cm 及剑突下 3 cm 处可触及，质软，边缘钝，表面光滑，无压痛，肝颈征阴性。脾未触及，未触及包块。

叩诊：鼓音，肝浊音界存在，肝相对浊音界位于右乳线第 5 肋间，绝对浊音界位于右乳线第 6 肋间，肝肾区无叩击痛，移动性浊音阴性。

脊柱和四肢：脊柱、四肢关节无畸形，无"X"型腿及"O"型腿，四肢末端稍凉，指（趾）端微绀，双下肢无水肿。

肛门及外生殖器：女性外阴，外阴无潮红，无异常分泌物。

神经系统：烦躁不安，四肢肌张力正常，腹壁反射存在，双膝反射存在，颈无强直，Kernig 征（－），Brudzinski 征（－），双侧 Babinski 征（－），Oppenheim 征（－），Gordon 征（－）。

实验室检查

本院急诊室检查：

2007.10.30 血常规：WBC $15.8 \times 10^9 \cdot L^{-1}$，中性粒细胞 65%，淋巴细胞 32%，Hb 122 g/L。

2007.10.30 胸片：支气管肺炎。

摘　　要

林××，女，2 岁 9 个月，因"发热伴咳嗽 4 天，气促、发绀 2 小时"于 2007 年 10 月 30 日 7 am 急诊入院。患儿于 4 天前起发热，体温波动在 38.5～39 ℃，伴咳嗽，有白痰，在外院治疗未见好转。今晨5时高热，咳嗽加剧，伴气促、发绀、烦躁不安，即来我院急诊入院。既往身体健康，无传染病密切接触史，家族史无特殊。体查：体温39 ℃，脉搏195 次/分，呼吸80 次/分，血压90/60 mmHg。发育营养良好，神清，急性重病容，面色苍灰，唇绀，烦躁。浅表淋巴结无明显肿大。双眼睑无水肿，轻度鼻扇，咽充血，双侧扁桃体Ⅱ°肿大，充血。颈软，颈静脉无怒张。呼吸急促，明显三四征，双肺叩诊音稍浊，双肺呼吸音粗，可闻大量固定中、小水泡音。心界不大，心率195 次/分，心音低钝，可闻奔马律，未闻杂音。腹稍胀，肝右肋下4 cm，质软，边钝，肝颈征阴性，脾未扪及。四肢末端稍凉，指（趾）端微绀，双下肢无水肿。双膝腱反射存在，双侧Babinski征（-）。

实验室检查：胸片示支气管肺炎。

血常规：WBC $15.8 \times 10^9 \, L^{-1}$，中性粒细胞65%，淋巴细胞32%，Hb 122 g/L。

初步诊断：

1. 急性支气管肺炎（重症）

2. 心力衰竭

诊断依据：

1. 急性支气管肺炎（重症）。

（1）发热，咳嗽，气促，发绀。

（2）体查：口唇微绀，轻度鼻扇，三四征（+），双肺闻大量中、细湿啰音。

（3）胸片：支气管肺炎。

（4）合并心力衰竭。

2. 心力衰竭。

（1）呼吸急促，80 次/分，烦躁不安，发绀。

（2）心率195 次/分，可闻奔马律，心音低钝。

（3）肝右肋下4 cm，边钝。

鉴别诊断：

1. 急性支气管炎。

支持点：有发热，咳嗽，气促。

不支持点：双肺闻大量固定中小水泡音，胸片符合支气管肺炎。

结论：可排除。

2. 肺结核。

支持点：有发热，咳嗽，气促。

不支持点：无结核接触史，已接种卡介苗，胸片符合支气管肺炎。

结论：可做结核 PPD 试验、血清结核抗体加以鉴别。

3. 支气管异物。

支持点：有咳嗽，气促。

不支持点：无异物吸入史，无突然出现呛咳，胸片符合支气管肺炎，无肺不张表现。

结论：可排除。

诊疗计划：

1. 诊断检查：鼻咽分泌物或痰细菌培养，血检测常见病原体 IgM 抗体，5U PPD 试验。基础生化检查，血气分析，心电图检查。

2. 治疗：

（1）吸氧、镇静、退热、祛痰、止咳等对症处理。

（2）抗感染：抗生素静脉滴注。

（3）观察和治疗心力衰竭，予监护器加强观察病情变化，使用洋地黄、血管活性药物、利尿剂。

（4）纠正水、电解质与酸碱平衡。

医生签名：×××

住院病历 -1（新生儿科）

姓名：陈××B2。　　　　　　性别：男。

年龄：22 分钟。　　　　　　民族：汉族。

籍贯：广东广州。　　　　　　家长姓名：林××（父）。

住址/邮政编码：××市××路××号/××××××。

电话：×××××××××。

入院日期：×××年××月××日××时××分。

记录日期：×××年××月××日××时××分。

病史供者：患儿父亲及产科医生。

可靠程度：可靠。

主诉：胎龄 32^{+3} 周，生后 22 分钟。

现病史：患儿系 G_1P_2，双胎之小，胎龄 32^{+3} 周，因"双胎妊娠、先兆临产、胎儿宫内窘迫"于 2010 年 3 月 29 日 19：38 在我院产科剖宫产娩出，羊水 I^o 浑浊，无胎膜早破，无脐带绕颈，出生体重 1.43 kg，身长 42 cm，Apgar 评分 1'-7 分（肤色、肌张力、呼吸各扣 1 分），予长管吸液、弹足底刺激呼吸、气囊加压给氧处理，5'-9 分（肌张力扣 1 分），窒息时间 1 分钟，在鼻导管吸氧下拟"早产儿"转入我科。生后患儿反应一般，出现呻吟、气促、鼻扇、唇周发绀及吸气性三凹征。生后未排大小便。未进行预防接种。

家族史：父 37 岁，血型不详，工程师；母 34 岁，血型 AB 型 RhD（+），教师，本孕系 IVF－ET 术后，本孕孕期定期本院产检，产前 1 月余发现"妊娠期糖尿病"，予饮食控制，血糖控制可，4 天前出现先兆临产，于我院保胎治疗，3 月 24 日—3 月 25 日予"地塞米松"促胎肺成熟。父母非近亲结婚，否认父母家族中有"肝炎、结核"等传染病史，否认家族中有"高血压、心脏病、糖尿病"等病史，否认"G6PD 缺乏症、地中海贫血"等遗传病家族史。

体格检查

体温 36 ℃，呼吸 56 次/分，脉搏 166 次/分，血压 62/34 mmHg，头围 29 cm，身长 42 cm，体重 1.4 kg。

早产儿外貌，反应一般，哭声弱，皮肤薄而光滑，无黄染、皮下出血点、瘀斑。头颅、五官无畸形，头发分条不清，前囟平软，大小约 2 cm×2 cm。双眼眼睑无浮肿。结膜无充血及分泌物。耳郭成形，回弹度一般，外耳道无异常分泌物。可见鼻翼扇动，双侧鼻腔通畅。口周轻度发绀。颈无抵抗，气管居中。双侧锁骨连续。胸廓无隆起或塌陷，三凹征阳性，乳晕淡、平，乳腺结节直径0.3 cm。双肺呼吸音粗，双肺可闻及散在细湿啰音。心率166 次/分，心律齐，心音有力，心脏各瓣膜听诊区未闻及杂音。腹平软，脐部已包扎，肝脾无肿大，肠鸣音存在。外生殖器、肛门无畸形，双侧睾丸未降至阴囊内。脊柱、四肢无畸形。肌张力低，围巾征过中线。腘角＞90°。足跟毛细血管充盈时间 2秒。指（趾）甲未及指（趾）端。足底纹理褶痕＜前1/3。觅食反射、吸吮反射、握持反射正常。拥抱反射未做。

胎龄评估：足底纹理 1 分＋乳头 1 分＋指甲 1 分＋皮肤组织1 分＋27 ＝31 周。

辅助检查：

暂无。

入院诊断：

1. 早产儿（胎龄评估31 周，适于胎龄儿）
2. 极低出生体重儿
3. 新生儿肺透明膜病
4. 轻度窒息

医生签名：×××

住院病历 -2

姓名：陈××。　　　　　　性别：男。

年龄：10个月。　　　　　　民族：汉族。

籍贯：广东广州。　　　　　家长姓名：林××（父）。

住址/邮政编码：××市××路××号/××××××。

电话：××××××××××。

入院日期：××××年××月××日××时××分。

记录日期：××××年××月××日××时××分。

病史供者：患儿父亲。　　　可靠程度：可靠。

主诉：腹泻、呕吐5天。

现病史：病儿于5天前晚餐曾喝过未经煮沸的牛奶一瓶，次晨开始腹泻。初为黄色稀便，继为蛋花样，量多，含少量黏液，无腥臭味，无脓血。大便前有哭吵。初起大便每天5～6次，近两日增至每日10～13次，呈喷射状排出，水分多，粪质减少。患儿病后纳呆，饮水后呕吐，为胃内容物，非喷射状，有酸臭味。病初每天吐1～3次，近两日有时进食后即吐，尿黄色，量少，近9小时无尿。哭无泪、烦躁、嗜睡、口渴，起病头两天低热（体温37.8℃），现已退。曾在外院诊治两次，予以"世福素""思密达"治疗无效，今晨急诊收治入院。起病以来无抽搐、无皮疹，体重减轻约1 kg。

既往史：半岁后患"感冒"2次，平时多汗，睡眠易惊醒，无"肝炎、结核"史，无药物及食物过敏史。已接种乙肝疫苗、卡介苗、百白破及麻疹疫苗，口服小儿麻痹症糖丸，无不良反应。

个人史：第一孕第一胎，足月顺产，出生体重3.2 kg，生后无窒息抢救史，混合喂养，以奶粉为主。6个月加蒸蛋、饼干等，未服过鱼肝油及钙剂。3 个月能抬头，会笑，6 个月能坐，8 个月出牙，现能喊"爸""妈"，能扶站。

家族史：父母体健，非近亲结婚。祖父患"高血压病"。祖母于 1966 年患"肺结核"，现已痊愈。否认家族成员中有"肝炎"及近期"腹泻"患者。

体 格 检 查

体温 38.8 ℃，脉搏 145 次/分，呼吸 48 次/分，体重 7.5 kg，头围 45 cm，血压 85/40 mmHg。

发育正常，营养稍差，自动平卧位，神志清楚，表情淡漠，面色苍白，皮肤干燥，弹性差。全身浅表淋巴结无肿大。方颅，前囟 2.5 cm×2.5 cm，明显凹陷，枕部环形脱发。两眼窝下陷，哭无泪。唇呈樱桃红色，干燥，舌苔厚腻，舌面干燥，乳齿 2 个，咽稍红。甲状腺无肿大，气管居中，胸廓圆桶形，对称，见轻度郝氏沟及肋缘外翻。两肺呼吸音清，无啰音。心界不大，心率 145 次/分，律整，心音低钝，$P_2 > A_2$，各瓣膜区未闻及杂音。腹平软，未见肠蠕动波，未扪及包块，肝下缘在右锁骨中线肋缘下 2 cm，质软，边缘锐利，脾脏下缘在左锁中线肋缘下 0.5 cm，质软，肠鸣音亢进，约 10 次/分。男性外生殖器，睾丸已降。肛门周围皮肤轻潮红。脊柱及四肢无畸形，肢端发凉，有轻度紫花纹，毛细血管充盈时间 3 秒。双侧膝腱反射均减弱，颈软，脑膜刺激征（-），双侧 Babinski 征（-）。

实验室检查：4 月 22 日，本院急诊。

大便常规：水样稀便，黏液＋，脂肪球＋＋，WBC 2～5/HP。

血常规：Hb 89 g/L，RBC 4.9×10^{12} L^{-1}，WBC 9.0×10^9 L^{-1}。

急诊生化：K^+ 2.8 mmol/L，Na^+ 129 mmol/L，CO_2CP 8 mmol/L，BUN 8.2 mmol/L。

X线胸片：心、肺及膈未见异常。

初步诊断：

1. 小儿急性腹泻病（重型）

   重度低渗性脱水

   重度代谢性酸中毒

   低钾血症

2. 维生素D缺乏性佝偻病（活动期?）

3. 中度贫血（缺铁性贫血?）

4. 肛周皮炎

医生签名：×××

五、儿科病历书写评分标准

儿科病历书写评分标准见表1-4-1。

表1-4-1　儿科病历书写评分表

内 容	细 则 要 求 说 明	满分	实际得分	考官评语
一般项目	项目齐全（住院号、姓名、性别、年龄、民族、出生地、病历陈述者、病历可靠性、住址、家长姓名、入院日期）	5		
主诉	确切、简明、时间准确、用语适当	10		
现病史	起病具体时间，症状出现时间，要准确记录（4分）	25		
	疾病的发生、发展及演变过程要清楚（6分）			
	详细记录主要症状，病因，诱因（5分）			
	鉴别诊断的阴性症状记录（3分）			
	患者的一般情况及诊治经过（3分）			

续表 1 - 4 - 1

内 容	细 则 要 求 说 明	满分	实际得分	考官评语
现病史	现病史的书写具备临床专业知识基础，能体现临床思维（2分）	25		
	现病史的描述较为系统，逻辑清楚（2分）			
既往史	过去病史及疾病的系统回顾、急性传染病和传染病接触史（3分）	6		
	手术、外伤史及输血史（1分）			
	药物及其他过敏史（1分）			
	预防接种史（1分）			
个人史	出生史、喂养史、生长发育	2		
家族史	家族成员及密切接触者健康情况，遗传病史，母分娩情况，同胞健康情况，父母是否近亲结婚	2		
体格检查	一般项目（体温、脉搏、血压、呼吸、体重、营养、发育、病容、意识、体位）、皮肤、黏膜及淋巴结（4分）	28		
	头颈部（2分）			
	胸部 10分 — 心脏（5分）			
	胸部 10分 — 肺（4分）			
	胸部 10分 — 其他（1分）			
	腹部 10分 — 肝（3分）			
	腹部 10分 — 脾（3分）			
	腹部 10分 — 其他（4分）			
	脊柱四肢及神经系统（2分）			
诊断	科学、完整、准确、多种病主次分清	15		

续表1-4-1

内 容	细 则 要 求 说 明	满分	实际得分	考官评语
书写	文字工整、术语规范	5		
签名	签名规范、可辨认	5		
总分		100		

注：优秀90～100分，良好80～89分，中等70～79分，及格60～69分，不及格＜60分。

考官签名：

年　　　月　　　日

六、结核菌素试验（PPD皮试）

（一）操作准备

（1）物品准备。75%酒精、无菌治疗托盘、PPD（未用前应冷藏保管）、1 mL注射器、4～5号针头、棉签、砂轮、弯盘。

（2）患儿准备。告知患儿及家长操作的目的、意义和注意事项，征得监护人的同意。

（3）操作者洗手、戴帽子和口罩。

（二）操作步骤

（1）配药。用1 mL注射器吸取PPD原液0.1 mL（含5U结核菌素）。如需做2U PPD皮试，取原液0.2 mL加生理盐水0.3 mL稀释后取0.1 mL皮试。

（2）定位。左前臂掌面中下1/3交界处为穿刺点。

（3）注射。用75%酒精消毒受试者前臂掌侧中下1/3交界处皮肤2次，消毒范围直径约10 cm，且第二遍消毒范围要小于第一遍的消毒范围。排尽注射器内空气，操作者消毒自己左手的拇指和示指，左手握持患儿前臂下段，拇指绷紧消毒范围外皮肤，右手持注射器，将针头斜面向上与皮肤呈 15° 角插入皮内，至斜面完全进入皮内后放平注射器。固定针栓，推入药液 0.1 mL 使之形成直径为 6 ～ 10 mm 的皮丘后，迅速拔出针头，勿按压局部。

（4）操作后处理。

1）交代患儿家长注意事项及判断结果时间。

2）记录注射时间、部位。

3）物品归原位，医疗垃圾分类处置。

（5）结果判断。注射后 48 ～ 72 h 后观察反应结果，测定局部硬结的直径，记录纵、横两者的平均直径来判断其反应强度（表 1 - 4 - 2）。

表 1 - 4 - 2　结核菌素试验结果判断

硬结直径/mm	结果判断
<5	阴性（-）
5 ～ 9	阳性（+）
10 ～ 19	中度阳性（++）
≥20	强阳性（+++）
≥20 伴局部可见水疱、破溃、淋巴管炎及双圈反应	极强阳性（++++）

（三）操作要点

（1）检查药液有效期及质量，PPD 应放在冰箱冷藏（2 ～ 8 ℃），避光保存，不能直接放在冰上，不与其他药物混放。安瓿打开后应在 1 小时内用完。

（2）操作应在室内进行，避免阳光照射。注射部位忌用碘酊（碘剂）消毒，消毒范围直径 >5 cm，待自然干燥。

（3）皮内注射，进针时针头斜面向上，与皮面呈15°。

（4）注射时勿漏液，注射剂量要足够，皮丘直径要达到6～10 mm，注射后勿按压局部。

（5）结果判断要记录硬结的直径，取横径和纵径的平均值而不是红晕的直径记录。

（6）若患儿结核变态反应强烈，如患疱疹性结膜炎、结节性红斑或一过性多发性结核过敏性关节炎等，宜用1个结核菌素单位的PPD实验，以防局部的过度反应及可能的病灶反应。

（四）PPD 皮试阳性和阴性的临床意义

1. PPD 皮试阳性的临床意义

（1）接种卡介苗后。

（2）年长儿无明显临床症状仅呈一般阳性反应，表示曾感染过结核杆菌。

（3）婴幼儿尤其未接种卡介苗者，阳性多表示体内有新的结核病灶。

（4）强阳性者，示体内有活动性结核病。

（5）有阴性转为阳性，或反应强度由原来 < 10 mm 增至 >10 mm，且增幅超过 6 mm，示新近有感染。

2. PPD 皮试阴性的临床意义

（1）未感染过结核。

（2）初次感染后4～8周内，因结核菌素试验反应属于迟发型变态反应，小儿在受结核感染4～8周后，做结核菌素试验方呈阳性反应。

（3）假阴性反应：见于各种原因引起的免疫功能低下或抑制，如部分危重结核病、急性传染病（如麻疹、水痘、风疹、百日咳等）、体质极度衰弱者（如重度营养不良、重度脱水、重度水肿等）、应用糖皮质激素或其他免疫抑制剂治疗时、原发或继发性免疫缺陷病。

（4）技术误差或结核菌素失效。

（五）接种卡介苗后与自然感染阳性反应的主要区别

接种卡介苗后与自然感染阳性反应的主要区别见表1-4-3。

表1-4-3　接种卡介苗后与自然感染阳性反应的主要区别

	接种卡介苗后	自然感染
硬结直径	多为5～9 mm	多为10～15 mm
硬结颜色	浅红	深红
硬结质地	较软，边缘不整	较硬，边缘清楚
阳性反应持续时间	较短，2～3天即消失	较长，可达7～10天以上
阳性反应的变化	有较明显的逐年减弱倾向，一般于3～5年内逐渐消失	短时间内反应无减弱倾向，可持续若干年甚至终身

七、不同年龄段儿童常用指标

（一）呼吸与心率（表1-4-4）

表1-4-4　不同年龄段儿童的正常呼吸与心率（次/分）

年龄	呼吸	心率
新生儿	40～45	120～140
～1岁	30～40	110～130
～3岁	25～30	100～120
～7岁	20～25	80～100
～14岁	18～20	70～90

（二）血压

1. 儿童血压参考标准（表1-4-5）

表1-4-5　儿童血压参考标准

年龄	平均收缩压（mmHg）	平均舒张压（mmHg）
<1岁	68+（月龄×2）	2/3平均收缩压
≥1岁	80+（年龄×2）	

2. 3～17岁中国男性儿童青少年血压参考标准（表1-4-6）

表1-4-6　3～17岁中国男性儿童青少年血压参考标准（mmHg）

年龄/岁	SBP				DBP-K4				DBP-K5			
	P_{50}	P_{90}	P_{95}	P_{99}	P_{50}	P_{90}	P_{95}	P_{99}	P_{50}	P_{90}	P_{95}	P_{99}
3	90	102	105	112	57	66	69	73	54	66	69	73
4	91	103	107	114	58	67	70	74	55	67	70	74
5	93	106	110	117	60	69	72	77	56	68	71	77
6	95	108	112	120	61	71	74	80	58	69	73	78
7	97	111	115	123	62	73	77	83	59	71	74	80
8	98	113	117	125	63	75	78	85	61	72	76	82
9	99	114	119	127	64	76	79	86	62	74	77	83
10	101	115	120	129	64	76	80	87	64	74	78	84
11	102	117	122	131	65	77	81	88	64	75	78	84
12	103	119	124	133	66	78	81	88	65	75	78	84
13	104	120	125	135	66	78	82	89	65	75	79	84
14	106	122	127	138	67	79	83	90	65	76	79	84
15	107	124	129	140	69	80	84	90	66	76	79	85

续表 1 – 4 – 6

年龄	SBP				DBP-K4				DBP-K5			
/岁	P_{50}	P_{90}	P_{95}	P_{99}	P_{50}	P_{90}	P_{95}	P_{99}	P_{50}	P_{90}	P_{95}	P_{99}
16	108	125	130	141	70	81	85	91	66	76	79	85
17	110	127	132	142	71	82	85	91	67	77	80	86

3. 3～17岁中国女性儿童青少年血压参考标准（表1–4–7）

表 1 – 4 – 7   3～17 岁中国女性儿童青少年血压参考标准（mmHg）

年龄	SBP				DBP-K4				DBP-K5			
/岁	P_{50}	P_{90}	P_{95}	P_{99}	P_{50}	P_{90}	P_{95}	P_{99}	P_{50}	P_{90}	P_{95}	P_{99}
3	89	101	104	110	57	66	68	72	55	66	68	72
4	90	102	105	112	58	67	69	73	56	67	69	73
5	92	104	107	114	59	68	71	76	57	68	71	76
6	93	106	110	117	61	70	73	78	58	69	72	76
7	95	108	112	120	62	72	75	81	59	70	73	79
8	97	111	115	123	63	74	77	83	60	71	74	81
9	98	112	117	125	63	75	78	85	61	72	76	82
10	99	114	118	127	64	76	80	86	62	73	77	83
11	101	116	121	130	65	77	80	87	64	74	77	83
12	102	117	122	132	66	78	81	88	65	75	78	84
13	103	118	123	132	66	78	81	88	65	75	78	84
14	104	118	123	132	67	78	82	88	65	75	78	84
15	104	118	123	132	67	78	82	88	65	76	78	84
16	104	119	123	132	68	78	82	88	65	75	78	84
17	105	119	124	133	68	79	82	88	66	76	78	84

4. 儿童高血压判断标准

（1）以年龄换算定值判断法（表 1-4-8）：收缩压或舒张压高于同年龄段的平均血压 20 mmHg，即可诊断为高血压。

由此简化出一简单诊断标准，即：婴幼儿 > 100/60 mmHg，学龄前儿童 > 110/70 mmHg，学龄期 > 120/80 mmHg，13 岁以上者 > 140/90 mmHg，即可诊断为高血压。

新生儿高血压：足月儿 > 90/60 mmHg；早产儿 > 80/50 mmHg。

表 1-4-8　儿童高血压判断标准（以年龄换算定值判断法）

年龄	新生儿		婴幼儿	学龄前	学龄期	> 13 岁
	早产儿	足月儿				
血压（mmHg）	> 80/50	> 90/60	> 100/60	> 110/70	> 120/80	> 140/90

（2）百分位数法（国际公认标准）（表 1-4-9）。非同日 3 次测量的血压（坐位右上臂肱动脉血压）均 ≥ 同年龄、同性别的第 95 百分位者，可诊断为高血压；若 P_{95} ≤ 收缩压/舒张压 < P_{99} + 5 mmHg，则为 1 级高血压；若收缩压/舒张压 ≥ P_{99} + 5 mmHg，则为 2 级高血压。若 P_{90} ≤ 收缩压/舒张压 < P_{95}，或收缩压/舒张压 ≥ 120/80 mmHg，则为高血压前期。

表 1-4-9　儿童高血压判断标准（百分位数法）

高血压分期	高血压前期	1 级高血压	2 级高血压
收缩压/舒张压	P_{90} ≤ 血压 < P_{95} 或 ≥ 120/80 mmHg	P_{95} ≤ 血压 < P_{99} + 5 mmHg	血压 ≥ P_{99} + 5 mmHg

（三）尿量

1. 不同年龄段儿童正常尿量（表1－4－10）

表1－4－10　不同年龄段儿童正常尿量

年龄	正常平均尿量
0～2 天	30～60 mL/d［1～3 mL/（kg·h）］
～10 天	100～300 mL/d
～2 月	250～400 mL/d
～1 岁	400～500 mL/d
～3 岁	500～600 mL/d
～5 岁	600～700 mL/d
～8 岁	600～1 000 mL/d
～14 岁	800～1 400 mL/d

2. 不同年龄段儿童尿量异常标准（表1－4－11）

表1－4－11　不同年龄段儿童尿量异常标准

年龄	少尿	无尿	多尿
新生儿	< 1 mL/（kg·h）或 25 mL/d	<0.5 mL/（kg·h）或 <15 mL/d	>3 mL/（kg·h）或 2 000 mL/d
婴幼儿	<200 mL/d 或 <0.8 mL/（kg·h）	<50 mL/d	
学龄前	<300 mL/d 或 <0.8 mL/（kg·h）		
学龄期	<400 mL/d 或 <0.8 mL/（kg·h）		

（四）体格发育指标

1. 不同年龄的儿童头围与胸围（表 1-4-12）

表 1-4-12　不同年龄的儿童头围与胸围标准

年龄	头围/cm	胸围/cm
出生时	33～34	32
3 个月	40	—
12 个月	46	46
2 岁	48	49
5 岁	50	头围 + 年龄 - 1

2. 正常儿童体重与身高估计（表 1-4-13、图 1-4-1 至图 1-4-4）

表 1-4-13　正常儿童体重与身高估计

年龄	体重/kg	身高/cm
出生时	3	50
3 个月	6	11～13
12 个月	10	75
2～12 岁	年龄（岁）×2 + 8	年龄（岁）×7 + 75

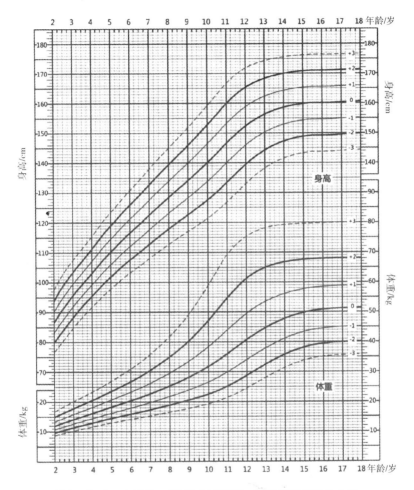

图 1-4-1 中国 2～18 岁女童身高、体重标准差单位曲线

图 1-4-1 至图 1-4-4 根据 2005 年九省市儿童体格发育调查数据研究制订。首都儿科研究所生长发育研究室制作。资料来源：李辉，李成叶，宗心南，等. 中国 0～18 岁儿童、青少年身高、体重的标准化生长曲线 [J]. 中华儿科杂志，2009，47（7）：487-492.

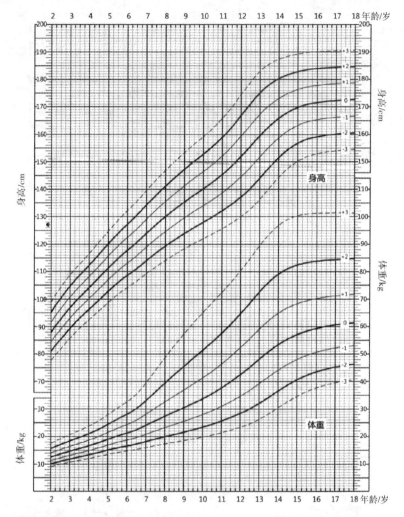

图 1 - 4 - 2　中国 2 ～ 18 岁男童身高、体重标准差单位曲线

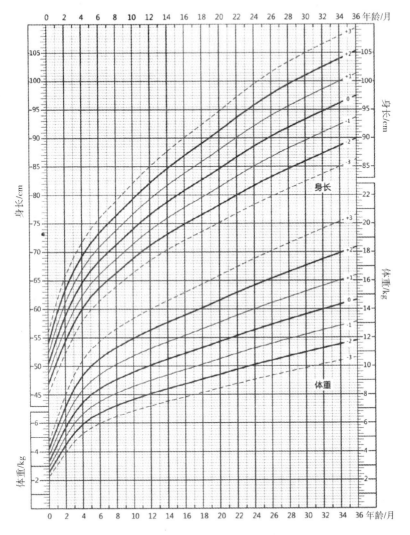

图1-4-3　中国0～3岁男童身高、体重标准差单位曲线

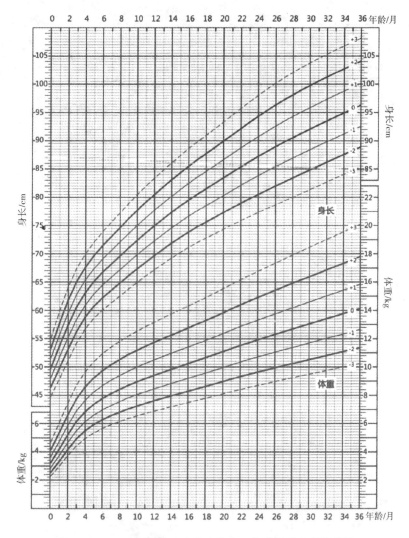

图1-4-4　中国0～3岁女童身高、体重标准差单位曲线

八、儿科门急诊、病房常用药物及剂量

儿科门急诊、病房常用药物及剂量见表 1 - 4 - 14。

表 1 - 4 - 14 儿科门急诊、病房常用药物及剂量

分类	成分	商品名	剂型	用法
抗生素	青霉素 G（penicillin G）	盘尼西林钠/钾	80 万 U/瓶（针） 40 万 U/瓶（针）	2.5 万 U/（kg·次），im q12h 或 5 万 ~ 20 万 U/（kg·d） iv. drip. q6h ~ q12h
	羟氨苄青霉素 + 克拉维酸钾	安奇（Anqi）	0.125 克/包	20 ~ 40 mg/（kg·d），tid（AST）
	氨苄西林钠	氨苄西林	1 克/支	100 ~ 200 mg/（kg·d），iv/ iv. drip. q6h ~ q12h，最大 200 mg/ （kg·d）（AST）
	哌拉西林：他唑巴坦 （4:0.5）	特治星	4.5 克/支	2 ~ 9 月：90 mg/kg q8h； 9 月 ~ 12 岁：112.5 mg/kg q8h； ＞12 岁：2.25 ~ 4.5 g，q6h ~ q12h，iv/iv. drip.（AST）

续表 1－4－14

分类	成分	商品名	剂型	用法
抗生素	头孢拉定（cefradine）	泛捷复	0.25 g/胶囊	25～40 mg/（kg·d），tid
	头孢克洛（cefaclor）	希刻劳（Ceclor）	0.125 g/包 0.25 g/粒	20～40 mg/（kg·d），tid
	头孢丙烯	头孢丙烯颗粒	0.125 g/包	15 mg/（kg·d），bid
	头孢呋辛酯片	西力欣	0.25 g/粒	10 mg/（kg·次），bid
	头孢克肟颗粒	世福素（Cefspan）	50 mg/包	1.5～3 mg/（kg·次），bid >33 kg 50～100 mg，bid
	五水头孢唑啉 （cefazolin）	新泰林	0.5 g/瓶	40～80 mg/（kg·d），im/ iv. drip，bid
	头孢硫脒	仙力素	0.5 g/支	50～100 mg/（kg·d），im/ iv. drip，q12h～q6h
	头孢替唑钠	特子社复	1 g/支	20～80 mg/（kg·d），iv/ iv. drip，q12h
	头孢替安	锋替新	1 g/支	50～100 mg/（kg·d），iv/ iv. drip，q12h

续表 1-4-14

分类	成分	商品名	剂型	用法
	头孢西丁钠	海西丁	0.5 克/支	20～50 mg/(kg·d), iv/iv. drip., q8h
	头孢曲松钠	罗氏芬	1 克/支	<14 天: 20～50 mg/kg, iv. drip., qd; <12 岁: 20～80 mg/kg, iv. drip., qd
抗生素	阿奇霉素 (azithromycin)	希舒美 (Zithromax)	0.1 克/包 0.25 克/片	10 mg/kg, qd, 总量 <1.5 g/疗程
	克拉霉素 (clarithromycin)	克拉仙	250 毫克/片	10～15 mg/(kg·d), bid
	复方磺胺甲噁唑片	百炎净、复方新诺明	0.48 克/片	预防: 25～50 mg/(kg·d), bid; 治疗: 100 mg/(kg·d), q12h
	甲硝唑	灭滴灵	0.5 克/100 毫升	首剂 15 mg/kg iv. drip., 之后 7.5 毫克/(千克·次) q8h iv. drip.

实习医生临床技能手册（第二版）

续表 1-4-14

分类	成分	商品名	剂型	用法
抗病毒药	利巴韦林	病毒唑针	0.1 g/瓶	10 ~ 15 mg/（kg·d），iv. drip.，bid
		同欣颗粒	0.1 g/包	10~15 mg/（kg·d），分次口服
护肝药	葡醛内酯片	肝泰乐	100 mg/片	<5岁：50 mg，tid; >5岁：100 mg，tid
	复方甘草酸苷	美能	每片含甘草酸苷 25 mg,甘草酸单铵盐 35 mg, 蛋氨酸 25 mg，蛋氨酸 25 mg	<6岁：25 mg，tid; >6岁：50 mg，tid
	丁二磺酸腺苷蛋氨酸	思美泰	500 mg/瓶	60 mg/kg，iv. drip.，qd
	多烯磷脂酰胆碱	易善复	片剂：0.228 g/粒; 注射剂：5 mL/支	1 粒，po，bid~tid; 5~10 mL，iv，qd
止吐药	多潘立酮	吗叮啉	10 mg/片	0.2~0.3 mg/（kg·次），tid
	甲氧氯普胺（metoclopramide）	胃复安针（灭吐灵针）	10 mg/瓶	0.1~0.2 mg/（kg·次），Im

续表 1-4-14

分类	成分	商品名	剂型	用法
腹泻药	双面蒙脱石	思密达（Smecta）	散剂 3 g/包	<1 岁：1/3 包，tid；1~2 岁：1/2 包，bid~tid；>3 岁：1 包，bid~tid
	消旋卡多曲颗粒	杜拉宝	10 mg/包	1.5 mg/（kg·次），tid（最大量 60 mg/次）
解痉药	阿托品（atropine）	阿托品针	10 mg/支	0.01 mg/（kg·次），im
	普鲁本辛（probanthin）	普鲁本辛片	15 mg/片	2 mg/（kg·d），tid
	盐酸屈他维林片（drotaverine hydrochloride tablets）	诺仕帕（NO-Spa）	40 mg/片	<6 岁：20 mg，tid；>6 岁：40 mg，tid
抑酸药	奥美拉唑	洛赛克（Losec）	20 mg/粒 40 mg/支	0.6~0.8 mg/kg，po/Iv（慢），qd~bid
	法莫替丁	高舒达/贝兰德	20 mg/片	0.4 mg/（kg·次），bid
护胃药	铝碳酸镁咀嚼片	达喜	500 mg/片	1 片，bid~tid
	硫糖铝	迪先	120 mL：24 g	10~25 mg/（kg·d），qid

续表 1-4-14

分类	成分	商品名	剂型	用法
铁剂	蛋白琥珀酸铁口服溶液（iron proteinsuccinylate oral solution）	菲普利	15 mL：40 mg/瓶	1.5 mL/（kg·d），bid
平喘药	盐酸丙卡特罗片	美普清（Meptin）	25 μg/片 糖浆 5 μg/mL	1～1.25 μg/（kg·次），q12h
	班布特罗	帮备	10 mg/粒	2～5岁：5 mg，qd；6～12岁：10 mg，qd
	布地奈德（budesonide）	普米克令舒	1 mg：2 mL/支	0.5～1 mg/次，雾化，q12h～q6h
	特布他林（terbutaline）	博利康尼（Bricanyl）	5 mg：2 mL/支	<20 kg：2.5 mg/次，雾化，q12h～q6h；>20 kg：5 mg/次，雾化，q12h～q6h
镇静药	10% 水合氯醛	10% 水合氯醛	10 mL/瓶	PO：0.3～0.5 mL/kg/次，最大不超过 10 mL/次，加入等量 GS；灌肠：0.5～0.8 mL/kg，加到 10 mL NS

续表 1-4-14

分类	成分	商品名	剂型	用法
镇静药	苯巴比妥	鲁米那（Luminal）	30 mg/片, 100 mg/支	镇静：1~2 mg/kg，po；催眠：3~6 mg/kg，im；止惊：5~8 mg/kg，im
	地西泮	安定（Valium）	10 mg：2 mL/支	0.1~0.3 mg/kg，iv 慢
化痰感冒药	盐酸氨溴索口服溶液（ambroxol hydrochloride oral solution）	沐舒坦（Mucosolvan）	30 mg/5 mL	1~2 岁：2.5 mL（15mg），bid；2~6 岁：2.5 mL（15 mg），tid；>6 岁：5 mL（30 mg），tid
	愈酚伪麻口服溶液	艾舒	每 5 mL 含愈创木酚甘油醚 100 mg，盐酸伪麻黄碱 15 mg	2~5 岁：2.5 mL，tid；6~12 岁：5 mL，tid；>12 岁：10 mL，tid
	酚麻美敏混悬液	泰诺	每毫升混悬液含对乙酰氨基酚 32 mg，盐酸伪麻黄碱 3 mg，氢溴酸右美沙芬 1 mg，马来酸氯苯那敏 0.2 mg	2~3 岁（12~14 kg）：2.5~3.5 mL；4~6 岁（15~20 kg）：4~4.5 mL；7~9 岁（22~26 kg）：6 mL；10~12 岁（28~32 kg）：8 mL。可间隔 4~6 小时重复用药 1 次，24 小时内不超过 4 次

续表 1-4-14

分类	成分	商品名	剂型	用法
	小儿伪麻美芬滴剂	艾畅	每 1 mL 含盐酸伪麻黄碱 9.375 mg，氢溴酸右美沙芬 3.125 mg	0~3 月（2.5~5.4 kg）：0.4 mL，tid；4~11 月（5.5~7.9 kg）：0.8 mL，tid；12~23 月（8~10.9 kg）：1.2 mL，tid；24~36 月（11~15.9 kg）：1.6 mL，tid
化痰感冒药	乙酰半胱氨酸（acetylcysteine）	富露施（Fluimucil）	200 mg/包	<1 岁：10~15 mg/（kg·d），分次口服；<6 岁：100 mg，bid；>6 岁：200 mg，bid
	双扑伪麻分散片	爱德儿康	每片含对乙酰氨基酚 80 mg，盐酸伪麻黄碱 7.5 mg，马来酸氯苯那敏 0.5 mg	<1 岁：0.5 片，qd~tid；1~3 岁：1~2 片，qd~tid；4~6 岁：2~2.5 片，qd~tid；7~9 岁：3 片，qd~tid；10~12 岁：4 片，qd~tid

续表 1-4-14

分类	成分	商品名	剂型	用法
化痰感冒药	珠珀猴枣散	珠珀猴枣散	0.3 g/瓶	1~4岁：0.3 g, bid~tid; >5岁：0.45~0.6 g, bid~tid
抗过敏药	马来酸氯苯那敏（chlorpheniramine maleate）	扑尔敏（Toldrin）	4 mg/片	0.1~0.2 mg/（kg·次）, tid
	氯雷他定（clarityne）	开瑞坦	10 mg/片	<30 kg: 5 mg, qd; ≥30 kg: 10 mg, qd
	地氯雷他定	美必叮干混悬剂	2.5 mg/包	1~5岁：1.25 mg, qd; 5~11岁：2.5 mg, qd
	孟鲁司特钠	顺尔宁	4 mg/片 10 mg/片	2~6岁：4 mg, qn; >6岁：5 mg, qn
退热药	苯海拉明	苯海拉明糖浆	30 mL/瓶，45 mL/瓶（2 mg：1 mL）	0.5 mL/kg（最大7.5 mL）, tid
	布洛芬（ibuprofen）	美林混悬液	100 mL/瓶（20 mg：1 mL）	0.25~0.5 mL/（kg·次）（1天不超过4次）
		托恩退热滴剂	15 mL/瓶（40 mg：1 mL）	0.125~0.25 mL/（kg·次）（1天不超过4次）
	对乙酰氨基酚（acetaminophen）	儿童百服宁咀嚼片	0.16 g/片	10~15 mg/（kg·次）（1天不超过4次）

续表 1－4－14

分类	成分	商品名	剂型	用法
强心药	地高辛	地高辛（Digoxin）	0.25 mg/片	洋地黄化量： 新生儿：0.02 mg/kg； 2月～2岁：0.04～0.05 mg/kg； >2岁：0.03～0.04 mg/kg。 维持量：1/5 洋地黄化量
	去乙酰毛花苷注射液	西地兰（Cedi-lanid）	0.4 mg : 2 mL	洋地黄化量： 新生儿：0.02～0.03 mg/kg； 2月～2岁：0.03～0.04 mg/kg； >2岁：0.02～0.03 mg/kg
	米力农（milrinone）	米力农	5 mg : 5 mL	首次 50 μg/kg，iv 10 min 内给予，以后 0.25～0.5 μg/（kg·min）维持
利尿药	呋塞米	速尿	20 mg : 2 mL 20 mg/片	1～2 mg/（kg·次），iv/po
	氢氯噻嗪	HCT（双氢克尿噻）	25 mg/片	1～2 mg/（kg·d），bid～tid
	螺内酯	安体舒通	20 mg/片	1～2 mg/（kg·d），bid～tid
	20% 甘露醇	20% 甘露醇注射液	50 g : 250 mL	0.25～2 g/kg，iv. drip.

续表 1-4-14

分类	成分	商品名	剂型	用法
驱虫药	阿苯达唑（albendazole）	肠虫清（Zentel）	0.2 g/片	(1) 蛔虫、蛲虫、鞭虫、钩虫等所引起的单独或混合感染者，2周岁以上儿童服2片（400 mg）； (2) 粪类圆线虫或绦虫患者，每日2片，连服3天； (3) 一次治疗仍未痊愈者，3周后再进行一次上述治疗。蛲虫患儿一次服药后，间隔1周再服半片（100 mg），以防再感染； (4) 2周岁以上小儿经粪便检查确认为单纯蛲虫或单纯轻度蛔虫感染（每克粪便少于2 000个虫卵）时，顿服200 mg
佝偻病	维生素AD	贝特令	1岁以下：每粒含维生素A 1 500 U，维生素D 2 500 U；1岁以上：每粒含维生素A 2 000 U，维生素D 2 700 U	1#，qd～qod

续表 1－4－14

分类	成分	商品名	剂型	用法
佝偻病	碳酸钙 VitD	钙尔奇－D（300）	Ca 300 mg 维生素 D 200 U	6 月～3 岁：1/2～1#，qd 4～13 岁：1#，qd
	葡萄糖酸钙锌	葡萄糖酸钙锌口服溶液	每 10 mL 含葡萄糖酸钙 600 mg（相当于钙 54 mg）、葡萄糖酸锌 30 mg（相当于锌 4.3 mg）、盐酸赖氨酸 100 mg	婴幼儿 5～10 mL/d，成人 20～30 mL/d，bid～tid

（蒋小云　李晓瑜　李易娟　莫樱　陈虹　谭卫平　张晓莉　许水）

第五章 精 神 科

对精神患者的一般精神状况检查可采用面谈检查，其目的是：①取得必要的信息以便确立诊断；②了解患者人的完整性；③了解患者所处的环境；④形成良好的医患关系；⑤对患者进行初步的精神卫生知识宣教，让患者了解自己的病情。

病史的采集来源于患者本人和知情者，但如若患者不配合抑或隐瞒事实或对病史的叙述不全面，容易遗漏诊断的重要依据。因此，向知情者询问、了解是十分必要的，但一般要征得患者的同意。

病史格式与内容：①患者的一般资料；②主诉，包括主要症状及病程；③现病史；④既往史；⑤个人史；⑥家族史。

精神状况检查：①外表与行为；②言谈与思维；③情绪状况；④感知；⑤认知功能；⑥自知力。

躯体检查与特殊检查：①躯体检查和神经系统检查；②实验室检查；③脑影像学检查；④神经心理学评估。

一、精神科常见症状病史采集的要点

人的心理（精神）活动包含认知活动、情感活动和意志活动三大部分，故按照医学心理学的概念而将异常的精神活动分为感知觉障碍、思维障碍、记忆障碍、注意障碍、智能障碍、情感障碍、意志障碍、意识障碍（含自我意识障碍）和人格障碍等方面。

（一）感知觉障碍

1. 感觉障碍

在精神疾病中常见的感觉障碍有：①感觉过敏；②感觉减退；③内感性不适；④感觉倒错；⑤感觉质变。

2. 知觉障碍

在临床上常见的知觉障碍有错觉、幻觉和感知综合障碍三种。

（1）错觉。错觉是对客观事物的错误感知，属于被歪曲了的知觉。患者将实际存在的物体或事物感知为与实际完全不相符合的物体或事物。错觉可分为下列三种：①情绪性错觉；②感受性错觉；③心因性错觉。

根据发生错觉的感觉器官的不同而将错觉分为错听、错视、错触、错味、错嗅及内感性错觉。在临床上以错听或错视较为常见。

（2）幻觉。幻觉为一种虚幻的知觉，是在没有相应现实刺激作用于感觉器官的情况下出现的知觉体验。

1）根据产生幻觉的不同感觉器官可将幻觉分为：①听幻觉（幻听）；②视幻觉（幻视）；③嗅幻觉（幻嗅）；④味幻觉（幻味）；⑤触幻觉（幻触）；⑥内脏幻觉；⑦运动幻觉 ；⑧前庭幻觉。

2）根据幻觉的性质和完整程度，可将幻觉分为不成形幻觉、不完全幻觉、真性幻觉等。

（a）不成形幻觉。不成形幻觉又称为原始性幻觉或要素性幻觉，为没有固定的形态和结构，性质上属于感觉成分的幻觉，如单一颜色的幻视或闪光（称为光幻视），无法分辨性质的单纯音响性幻听（称为声幻听）等。

与不成形幻觉相反的幻觉形式称为成形幻觉或复杂性幻觉。

复杂性幻觉的形象固定、结构完整，性质上属于知觉成分。

（b）不完全幻觉。又称为类幻觉，不完全具备幻觉的特征，在构成上介于知觉和思维之间，虽具有感知的成分，但更多倾向于具有表象的成分，常见于精神分裂症。常见的不完全幻觉有以下五种：①伪幻觉；②精神性幻觉；③读心症；④思维化声"思维鸣响""思维回响"；⑤强迫性幻觉。

（c）真性幻觉。又称为完全性幻觉或知觉性幻觉。

3）根据幻觉产生的条件可将幻觉分为：①功能性幻觉；②反射性幻觉；③心因性幻觉；④催眠相幻觉；⑤阴性幻觉。

幻肢症（一个肢体被切除后仍感觉到该肢体的存在）和自窥症（又称自体幻觉，为患者在自己身体以外的客观空间见到自己的形象或又一个自己），是两种与自身有关的特殊性幻觉。

3. 感知综合障碍

感知综合障碍又称知觉综合征。根据知觉反映的事物特性，在临床上可将感知综合障碍分为：①时间感知综合障碍；②空间感知综合障碍如"视物显大症""视物显小症""视物变形症""视物错位症"；③运动感知综合障碍；④体形感知综合障碍，又称为体像感知综合障碍；⑤非真实感。

（二）思维障碍

思维障碍的表现形式繁多，临床上将思维障碍分为思维形式障碍和思维内容障碍两大类。

1. 思维形式障碍

思维形式障碍可分为思维联想障碍和思维逻辑障碍两部分。

（1）思维联想障碍。思维联想障碍又称为思维障碍，是指思维进程中的异常，包含联想速度、数量、逻辑性和自主性等方面的障碍。

1）思维联想活动量和联想速度的障碍。分为：①思维奔逸，又称为意念飘忽；②思维迟缓，又称为思维抑制，是一种抑制性的思维联想障碍；③思维贫乏，指思维内容空虚，概念和词汇贫乏，联想的数量减少。

2）思维连贯性障碍。分为：①思维散漫，又称为思维松弛；②思维破裂；③思维不连贯。

3）思维自主性障碍。分为：①思维插入，又称为被强加的思维；②强制性思维，又称为思维云集；③强迫观念，又称为强迫性思维；④思维被夺，又称思维被盗；⑤思维中断，又称为思维阻塞或思维阻滞。

4）思维联想途径障碍。分为：①思维黏滞；②病理性赘述；③病理性简述，与病理性赘述相反；④持续言语；⑤重复言语；⑥刻板言语；⑦模仿言语。

（2）思维逻辑障碍。思维逻辑障碍分为：①病理性象征性思维；②语词新作；③逻辑倒错性思维；④诡辩性思维；⑤对立性思维，又称为矛盾思维。

2. 思维内容障碍

思维内容障碍包括妄想和超价观念。

（1）妄想。妄想是一种病理性信念。妄想是精神科临床上常见的症状。根据妄想内容的不同，临床上将妄想分为若干种类：①关系妄想，又称为援引观念或牵连观念；②释义妄想，又称为特殊意义妄想；③被害妄想；④影响妄想，又称被控制感或物理影响妄想；⑤被盗妄想，又称损失妄想；⑥被洞悉感，又称内心被揭露感；⑦思维扩散，思维被广播；⑧夸大妄想；⑨非血统妄想；⑩罪恶妄想，又称自罪妄想；⑪贫穷妄想；⑫疑病妄想，又称臆想妄想；⑬虚无妄想，又称为否定妄想；⑭虫兽寄生妄想，又称动物寄生妄想；⑮变兽妄想，又称化变妄想；⑯附体妄想，又称着魔妄想；⑰嫉妒妄想；⑱钟情妄想。

（2）超价观念。超价观念又称优势观念，为患者在一段时间内在心理活动或意识中占主导地位的一种观念。

（三）注意障碍

注意是指个体意识对一定事物的指向性。注意障碍主要分为：①注意增强；②注意减弱；③注意涣散；④注意缓慢（注意迟钝）；⑤注意固定；⑥注意狭窄；⑦随境转移。

（四）记忆障碍

记忆是以往感知过的事物或经验在大脑重新反映出来，即大脑以识记、保持和再现的方式对以往经历中发生的事物的反映。记忆障碍可出现在记忆的识记、保存、再认和再现的任何一个环节中，但一般均为同时受损。

（1）记忆增强，为病理性的记忆增强。

（2）记忆减退。

（3）遗忘，又称为回忆的空白，为对某些重大事件或某段时间的记忆的缺失。分为：①顺行性遗忘；②逆行性遗忘；③进行性遗忘；④心因性遗忘（选择性遗忘）；⑤错构，为记忆的错误，是记忆的错觉；⑥虚构；⑦潜隐记忆，又称歪曲记忆；⑧似曾相识症，为认知的错误；⑨旧事如新症，又称生疏感。

（五）智能障碍

智能又称智力，是人们认识客观事物并运用知识和经验来解决新问题，形成新概念的能力。在大脑发育成熟前（18 岁前）因各种原因所产生的智能障碍称为精神发育迟滞。在大脑发育完成（18 岁以后），因各种原因导致已充分发展的智能的障碍则称为痴呆。

（1）根据大脑结构损害所波及的范围大小和严重程度可将痴呆分为：①全面性痴呆；②局部性痴呆，又称部分性痴呆。

（2）根据智能障碍的严重程度，可将痴呆分为轻度、中度和重度三个等级，也可分为轻度、中度、重度和极重度4个等级。

（3）根据病程发展的速度和进展情况可将痴呆分为：①急性痴呆；②慢性痴呆。

（4）假性痴呆。由剧烈的心理创伤和情绪变化所致，患者的大脑功能出现暂时性的全面抑制而无真正的器质性损害，病理的性质应该是功能性的，持续时间一般短暂，经适当治疗后，在短期内可完全恢复。分为：①心因性假性痴呆，又称刚塞尔综合征；②童样痴呆；③抑郁性假性痴呆。

（六）情感障碍

情感是个体对客观事物的态度及由客观刺激而产生的内心体验。临床上将情感障碍分为：①病理性优势情感（包括情感高涨、情感低落、焦虑、恐惧、欣快等）；②情感表达障碍（包括情感不协调、病理性心境恶劣、情感倒错、矛盾情感、强制性哭笑、强迫情绪等）；③情绪反应障碍（包括情感不稳、易激惹、情感暴发、病理性激情、情感淡漠、情感迟钝、情感麻木、情感脆弱等）。

（七）意志行为障碍

在社会实践中，个体为了对客观世界进行有目的的改造，自觉地确定目标和采取完成任务的行动，并根据目的调整自己的行为，克服困难，以达到预定目的的心理过程称为意志。意志行为障碍前分为意志障碍和运动行为障碍两大类。

1. 意志障碍

意志障碍分为：①意志增强；②意志减退；③意志缺乏；④意向倒错；⑤矛盾意向；⑥强迫意向。

2. 运动行为障碍

（1）精神运动性兴奋。分为：①躁狂性兴奋；②青春性兴奋；③紧张性兴奋；④心因性兴奋；⑤器质性兴奋；⑥谵妄性兴奋。

（2）精神运动性抑制。分为：①紧张性木僵；②心因性木僵；③抑制性木僵；④器质性木僵。

（3）违拗。违拗为患者对于他人提出的要求或指令没有相应的行为反应，甚至加以对抗或抗拒。分为：①主动违拗；②被动违拗。

（4）被动服从。

（5）刻板动作。

（6）模仿动作。

（7）持续动作。

（8）强制性动作。

（9）强迫动作。

（10）作态，又称装相。

（11）怪异动作。

（12）冲动行为。

（13）攻击行为。

（14）破坏行为。

（15）自伤。

（16）自杀。

（17）游荡。

（八）意识障碍

意识是大脑的功能，是对周围环境和自身状况的认识和反应能力。意识障碍是指在疾病的情况下，患者对周围环境及自身的主观状况的认识能力出现异常。意识障碍可分为环境意识障碍和自我意识障碍两类。

1. 环境意识障碍

（1）以意识清晰度下降为主的意识障碍。分为：①嗜睡；②意识模糊（意识混浊）；③昏睡，又称浅昏迷；④昏迷。

（2）以意识内容改变为主的意识障碍。

1）谵妄状态。在临床上，谵妄状态可有两种特殊的变异类型：①职业性谵妄；②梦呓性谵妄。

2）亚谵妄状态。

3）意识错乱。

4）梦样状态。

5）酩酊状态。

（3）以意识范围改变为主的意识障碍。为朦胧状态，临床上，朦胧状态有两种特殊的变异类型：①睡行症，又称为梦游症，②神游症。

2. 自我意识障碍

自我意识障碍分为：①人格解体；②双重人格；③多重人格；④交替人格；⑤人格转换；⑥自知力缺乏。

（九）睡眠障碍

睡眠是生活活动所必需的复杂的心理生理过程，是一个可以逆转的知觉与外界环境分离和无反应的行为状态。

（1）失眠。失眠是精神科临床上最常见的症状之一。失眠的形式多种多样，包括：①入睡困难；②睡眠浅、易醒或多梦；③早醒。一般情况下，真正彻夜失眠者极为少见。

（2）夜惊。

（3）梦呓，又称说梦话。

（4）梦魇。

（十）进食障碍

进食障碍分为：①拒食；②厌食；③贪食；④异食。

（十一）性功能障碍

性功能障碍分为：①性欲亢进；②性欲减退；③性感缺乏。

二、精神科病历书写的重点要求

1. 一般资料

包括姓名、性别、年龄、职业、文化程度、婚姻状况、籍贯、工作单位或家庭的详细地址与电话号码或 E-mail 地址、入院日期、病史提供者姓名及与患者的关系及病史可靠程度。

2. 主诉

精神科病历的主诉包括发作次数、起病形式、主要症状与病期。主诉是一条很重要的诊断线索，如"首次缓起疑人背后议论，被人迫害已 1 年"，往往提示精神分裂症；"间歇交替发作，兴奋、多言与愁闷少语 10 年"，常提示双相情感障碍。

3. 现病史

包括此次发病的原因、起病形式和病期、病程变化和发病次数、症状演变经过与治疗经过等内容。

（1）发病原因。精神应激、躯体疾病、感染、中毒、颅脑外伤、手术、妊娠分娩、物质滥用、戒毒等均可引起或诱发精神症状。

（2）起病形式。分急性起病、亚急性起病和缓慢起病三种类型。通常认为从前驱期或轻微症状的最初出现到疾病症状的充分显现或极盛时期，1 个月之内显症者为急起，历时 3 个月以上者为缓慢，两者之间的为亚急性起病。

（3）病程和病期。病程有间歇性与持续性，顿挫性与阶梯式渐进性等多种形式。病期分前驱期与显症期，急性期与慢性期等，对于精神分裂症患者来说，分别计算此次发作的病期与历次发作期（不包括缓解期）的总病期对于此次发作预后的评估有参考价值。

（4）疾病症状的演变经过。为现病史的主要内容，对症状的描述，自始至终要有时间顺序，最初出现哪些症状，每个症状每一次出现了什么时候，然后出现哪些症状，哪些症状同时出现或在短期之内相继出现，它们之间是否存在某种内在联系而形成一个症状群，到入院时哪些症状已经过门诊治疗而消失或已自发缓解，目前还保留哪些症状；同一症状在病程中的演变情况也要细心询问与描述。

（5）以往的治疗经过。现病史必须包括曾经过何种治疗、疗程长短、服用何种药物、剂量大小、疗效与不良反应的查询，这对于指导以后的治疗方案十分重要。

4. 既往史

患者以往有无肝炎、肾病、心脏病、哮喘、青光眼、骨折、慢性酒精中毒病史、脑部感染、中毒、外伤、抽搐与昏迷历史。应注意这些疾病与精神障碍之间在时间上有无关系，是否存在因果关系。有无吸毒、性病、自杀史及其他精神病史。

5. 个人史

个人史的系统查询，包括以下项目。

（1）孕娩期。母亲健康状况，足月或早产，平产或难产，有无新生儿窒息、畸形或外伤。

（2）婴幼儿期（6 岁以内）。母乳或人工喂养，有无进食与睡眠障碍，何时能抬头、坐立、爬行、站立行走、说话、控制大小便。

（3）学龄期。几岁入学，学习成绩如何，在班上成绩属于前列、中间或落后状态，有无留级、退学或休学情况，何年龄结束学习，如有中途辍学，原因何在，在校与老师同学相处关系如何，有何特长与爱好，有无逃学、出走、烟酒嗜好、赌博、经常打架及其他行为问题，有无进食障碍、睡眠障碍、情绪障碍及其他神经质的表现。

（4）成年期。着重了解工作与婚姻状况。了解患者何时就业，如何就业的，对现在的职业是否满意，理想的职业是什么，对工作能否胜任，女性患者询问月经史与孕娩史。

6. 家族史

着重了解父母双方 3 代直系亲属中有无精神病、神经症、人格障碍、酗酒毒瘾犯罪与自杀、癫痫等情况。如家庭中有多人患病，应绘制各代遗传图谱。

7. 体格检查和神经系统检查

体格检查和神经系统检查参考本书相关章节内容。

8. 精神状况检查的内容

（1）外表与行为。尽管对精神状态的检查在很大程度上来自患者所述，但从患者的外表与行为也可获得重要的信息，医生需仔细观察患者的总体形象。

1）外表。包括体格、体质状况、发型、装束、衣饰等。衣着不整、不修边幅表明患者自我忽略。医生还要注意患者的体型，对明显消瘦者，除了考虑伴发严重的躯体疾病，还应注意其是否有抑郁症或慢性焦虑障碍，在年轻女性患者身上也应考虑神经性厌食的可能。

2）面部表情。从面部的表情变化可以推测一个人目前所处的情绪状态，抑郁症患者最有特征性的表现是口角低垂、眉头紧锁、眉间出现"川"字纹，眼神哀怨。焦虑患者一般额头水平皱纹增多、睑裂增宽、瞳孔放大。面部表情可反映出患者情绪高涨、易激惹和愤怒等，服药患者会因帕金森样副作用而出现面具样无表情面容等。面部表情还可提示一些躯体疾患（如甲状腺功能亢进或黏液水肿等）的存在。

3）活动。注意活动的量和性质，体态与动作也反映出患者的心境状态。抑郁患者典型的表现为坐下时两肩耸起，头下垂，眼凝视地面。焦虑患者则常坐在椅子的边缘，两手抓住扶手。焦虑与激越性抑郁患者常显得不安、身体发抖，不时摸摸自己的首饰、整理一下衣服或剔指甲等。躁狂患者总是活动过多，不安分；抑郁患者少动而迟缓；焦虑患者表现出运动性的不安，或伴有震颤。其他动作的异常包括迟发性运动障碍和主要见于精神分裂症患者的运动行为障碍。迟发性运动障碍者的特征性表现为咀嚼和吸吮动作，扮鬼脸和舞蹈样运动，主要涉及面部、肢体以及呼吸肌。精神分裂症的运动障碍包括刻板行为、作态、违拗、模仿行为、矛盾行为以及蜡样屈曲等。

4）社交行为。了解患者与周围环境的接触情况，是否关心周围的事物，是主动接触还是被动接触，合作程度如何。躁狂患者可能显得与人过于熟识，倾向于打破社会常规，给人际交往带来种种麻烦。痴呆患者则仿佛并未参与正在进行的晤谈。精神分裂症患者可能会过于活跃放肆，或者退缩、心不在焉，甚至易怒好斗。具有反社会人格特征的人也可表现出攻击性。因此，在记录这些异常社会行为时应给出具体的描述。

5）日常生活能力。患者能否照顾自己的生活，如自行进食、更衣、清洁等。

（2）言谈与思维。

1）言谈的速度和量。有无思维奔逸、思维迟缓、思维贫乏、思维中断等。躁狂患者的言语可能异常快，抑郁患者的言语可能特别缓慢。抑郁或痴呆患者对一个提问可能会停顿很长时间，然后才给予简短的回答，几乎没有自发言语。躁狂症及某些焦虑患者的言语内容则会较多。

2）言谈的形式与逻辑。思维逻辑结构如何，有无思维松弛、破裂、象征性思维、逻辑倒错或词语新作。患者的言谈是否属于病理性赘述，有无持续性言语等。迅速从一个话题转向另一个话题提示患者思维奔逸；话题漫无目标而缺乏逻辑性常提示患者为精神分裂症的一种特征性思维障碍。检查可能很难确定患者的这些异常表现的性质，因此录下典型的例子并重听对诊断会有帮助。

3）言谈内容。是否存在妄想。妄想的种类、内容、性质、出现时间、是原发还是继发、发展趋势、涉及范围、是否成系统、内容是荒谬还是接近现实，与其他精神症状的关系，尤其是与情绪的变化关系等。是否存在强迫观念及与其相关的强迫行为。

医生应注意被害妄想、夸大妄想、虚无妄想、疑病妄想、宗教妄想、钟情妄想、关系妄想、自罪妄想、无价值妄想和嫉妒妄想等不同类别的妄想。医生还要区分这些妄想是原发性还是继发性的，以及有无先于或伴同妄想出现的妄想知觉与妄想心境等。

（3）情绪状态。情感活动可通过主观询问与客观观察两个方面来评估。客观表现可以根据患者的面部表情、姿态、动作、讲话语气、自主神经反应（如呼吸、脉搏、出汗等）来判定。主观的体验可以通过交谈，设法了解患者的内心世界。可根据情感反应的强度、持续性和性质，确定占优势的情感是什么，包括情感高涨、情感低落、焦虑、恐惧、情感淡漠等；情感的诱发是否正常，如易激惹；情感是否易于起伏变动，有无情感脆弱；有无与环境不适应的情感如情感倒错。如果发现患者存在抑郁情绪，一定要询问患者是否有自杀观念，以便进行紧急风险干预。

除了评估主导心境，医生还要了解患者的心境是如何变化的。如果情绪变化过快则称为情绪不稳，如患者在检查中一度显得悲观沮丧，然而很快就恢复常态甚至变得过分地欢快。另外，也要注意患者是否较长时间持续缺乏情感反应活动，这通常称为情感迟钝或情感平淡。

（4）感知。有无错觉，错觉的种类、内容、出现时间和频率，与其他精神症状的关系；是否存在幻觉，幻觉的种类、内容，是真性还是假性，出现的条件、时间与频率，与其他精神症状的关系及影响。可采用直接询问方式，或通过观察表情与行为表现间接获悉。若患者表情紧张、东张西望、出现攻击或逃避行为时，可能有错视或幻视；以棉花塞耳或鼻时可能有幻听或幻嗅；以猜疑目光注视并拒食时可能有幻味。

（5）认知功能。

1）定向力。包括自我定向如姓名、年龄、职业，以及对时间（特别是时段的估计）、地点、人物及周围环境的定向能力。

2）注意力。评定是否存在注意减退或注意涣散，有无注意力集中方面的困难。注意是能集中于手头事物的能力，集中则是维持这种注意的能力。一般在采集病史时，医生就应注意患者这两种能力的情况。

3）意识状态。根据定向力、注意力（特别是集中注意的能力）及其他精神状况，判断是否存在意识障碍及意识障碍的程度。在采集病史时，医生就可以将患者对既往事件的叙述同其他知情人所述进行比较，而察觉其间的差异或矛盾之处。

4）记忆。评估瞬时记忆、近记忆和远记忆的完好程度，是否存在遗忘、错构、虚构等症状。如果发现患者确有记忆损害，应留意是否存在记忆的虚构或错构。

在精神检查时，医生应检查患者的短时、近期和远期记忆情况。由于迄今尚无完全令人满意的检查方法，因此，做评估时应结合其他有关信息，如仍有疑问，则可安排标准的心理测验来进行评估。

对于老年患者，临床检查中有关记忆力的问题很难鉴别其有无器质性病变。对于这种情形使用标准化问卷测评更为有用，如简明精神状态检查（MMSE）。

5）智能。根据患者的文化教育水平适当提问。包括一般常识、专业知识、计算力、理解力、分析综合能力及抽象概括能力，必要时可进行专门的智能测查。

计算：也可以用递减 7 测验法。"100 – 7"有困难时可改用"100 – 3"，或用个位、十位数加减法检查。也可用简单计算，如"一斤苹果为 5 元 3 角，买 3 斤需多少钱"。计算检查结果用良好、欠良、不良来描述。

常识：按患者的文化程度，提问生活中熟悉的知识，如问"一年中有哪些季节？""春季与秋季有何不同？""一年中有哪些重要节假日？""我国有哪些大城市？"等。检查结果用良好、欠良、不良来描述。

判断：提出同类的两种不同事物，要患者说出本质的异同点，用以测定抽象思维能力。如问"牛和马有什么共同点与不同点"。判断结果分为良好、欠佳、不良。

（6）自知力。经过病史的采集和全面的精神状况检查，医生还应大致了解患者对自己精神状况的认识，可以就个别症状询问患者，了解患者对此的认识程度；随后医生应该要求患者对自己整体精神状况做出判断，可由此推断患者的自知力，并进而推断患者在今后诊疗过程中的合作程度。

9. 特殊情况下的精神状况检查

（1）不合作的患者。患者可能会由于过度兴奋、过度抑制（如缄默或木僵）或敌意而不配合医生的精神检查。医生只有通过对以下几方面细心的观察，才能得出正确的诊断推论。

1）一般外貌。可观察患者的意识状态、仪表、接触情况、合作程度、饮食、睡眠及生活自理状况。

2）言语。有无自发言语，是否完全处于缄默；有无模仿言语、持续言语。缄默患者能否用文字表达自己的思想。

3）面部表情。有无呆板、欣快、愉快、忧愁、焦虑等，有无凝视、倾听、闭目、恐惧表情。对医务人员、亲友的态度和反应。

4）动作行为。有无特殊姿势，动作增多还是减少；有无刻板动作、模仿动作；动作有无目的性；有无违拗、被动服从；有无冲动、伤人、自伤等行为。对有攻击行为的患者，应避免与患者发生正面冲突，必要时可以对患者适当约束，这样会帮助患者平静下来。

如果遇到缄默或木僵患者（意识清晰但不讲话或无任何反应），重要的是找到知情人了解上述情形的发生和病情经过，而精神检查过程中则只有凭借对患者行为的观察做出判断，这也能提供不少信息。因为某些木僵患者可能会迅速地从不活动状态转变为过于多动甚至暴躁状态，故检查这类患者时，最好安排协助者在身边。在确定患者为缄默状态之前，医生应尝试不同的话题，并且留出充足的时间让患者回答。如果患者的确没有反应，还可尝试询问患者是否愿意进行书面交流。除了观察患者的行为，医生还要注意患者的眼睛是睁着的还是闭着的。如果是睁着的，其目光是能随物体移动，还是无目的移动，或完全固定不动；如果是闭着的，患者能否遵从要求而睁眼，如果不能，试图撑开他的眼睑时他是否抵抗。对所有这类患者都应进行躯体检查和神经系统检查。另外，还要检查其有无精神分裂症紧张型特有表现，如蜡样屈曲、违拗等。

有些患者可能会过于活跃不宁，以致难以对其进行系统的精神检查。对于这类患者，医生需把问题限制在某些重要方面，下结论也应主要依据对患者行为及其自发言语等的观察。不过如果是急诊患者，那么患者的过度活动也可能是别人试图约束他的反应。此时医生沉着自信的态度常能使患者镇静下来接受进一步检查。

（2）意识障碍的患者。如果一个患者呈现神情困惑、言语无条理、行为无目的、睡醒节律紊乱，高度提示该患者存在意识障碍，应从定向力、瞬间记忆、注意力等几个方面评估。如果其有意识损害的征象，医生应设法先帮助患者认识环境，在给予其安慰后再进行简单明了的检查。对于这类患者，医生还应设法找到知情人了解情况，要估计意识障碍的严重程度，并推测造成意识障碍的原因，以便紧急采取有可能挽救患者生命的措施。

三、精神科病历书写范例

住 院 病 历

姓名：×××。

性别：女。

年龄：20 岁。

婚姻：未婚。

民族：汉族。

籍贯：广东××市。

职业：学生。

宗教信仰：无。

受教育程度：中专。

现在地址：××市××路××号。

永久通信处及 Email：×××。

入院日期：××××年××月××日。

病历采取日期：××××年××月××日。

病历报告人：×××（患者之母），尚可靠。

主诉：乱语，自称被"控制"，行为怪异并企图自杀20多天。

现病史：起病可能的诱因是入院前一门功课考试成绩不及格，在此以前，未见异常。得知分数后患者为此哭泣，失眠，进食少，继而表现发呆，对人非常冷淡，问话常不理睬。上课时注意力不集中，老师提问，患者不能对答。有时独自发笑。因不能学习被送回家。到家后对亲人漠不关心，甚至不主动吃饭。说话无条理，有时"文不对题"。如说自己受科学仪器控制，因而变成半男半女。把家人也认为是控制自己的坏人，以致不止一次骂父母，甚至打父母。患者常独处，不让家人接近她。有时呆坐不语，或独自冷笑，有时挤眉弄眼或突然喊叫，打碎玻璃。等会儿又嬉皮笑脸或扭秧歌。一次曾从家中跑出企图跳楼自杀，被父母发现制止。有时忽然出现一些奇怪动作，如在床上翻滚，不停地挥动手臂。有时脱掉裤子，注视自己的脚。夜间兴奋不眠，自言自语，但声音不大，也听不清具体内容。有时无故大声唱歌。生活难以自理。入院前一周在门诊诊断为精神分裂样发作。给予利培酮治疗，每日量增至4 mg尚未见明显效果，家人要求住院治疗。患者自起病以来，无发热、意识不清、抽搐、大小便失禁，无自伤、自杀、伤人等行为，饮食不规律，进食量少，睡眠差，二便如常，体重下降约2.5 kg。

既往史：5岁患乙型肝炎，6岁患肺炎，以后身体较弱。无癫病、结核、外伤、中毒及其他传染病史。

个人史：母孕期健康，足月顺产，幼年发育正常，1岁开始走路，1岁半开始说话。7岁上小学，被老师认为聪明，成绩好，常名列前茅。13岁小学毕业，保送入初中，成绩中等。初中毕业后因体弱辍学1年，现在技校学习。患者对此尚满意，学习努力。

16岁月经初潮，量少，不规则（4～5/18～25）。患者出生于一般职员家庭，为长女，有1弟仅比患者小2岁。因父母重男轻女，且常因小事吵嘴，事后又以孩子出气，故患者在入中学前常遭父母打骂。患者自幼性格沉默，有事闷在心里，遇事像憋着一肚子气似的，好哭。与同学关系相处不太好，常因一点小事而生气，甚至大哭一场。与别人交往少。做事犹豫不决，如买双袜子也要再三考虑，对目前在校寄宿感到很不习惯，难以适应，故常回家住宿。无特殊爱好。

家族史：患者父亲40岁时精神失常，表现不敢出门，怕被逮捕，别人说话认为是在讽刺自己，常听见有人骂他，生活懒散，未经诊治，于病后第3年自缢死去。在父母两系三代其他成员中没有精神病、白痴、癫痫、自杀、酗酒、怪异性格及不良嗜好者。

躯体检查：未见阳性体征（从略）。

神经系统检查：因不合作，未见明显异常（从略）。

辅助检查：在正常范围（从略）。

精神检查：

一般表现：患者强迫送入病房。外观衣着不整，蓬头垢面，身体瘦弱。生活不能自理，饮食不主动，常需催促。不肯洗澡换衣。夜间兴奋不眠，乱唱或无目的走动。对护理不合作，拒绝服药，常把药扔掉。一般能如厕，但有一次在病室里大便，便后又哈哈大笑。对检查有时合作，有时则怒目而视，并厉声地说："滚开！敌人！"在病房多独处，不与周围患者接触，也不参加患者的活动。有时无故突然大叫大喊，抢别人的食物吃，搂抱男患者。有时挤眉弄眼地扭秧歌。安静时常有奇怪动作，如眼球不停地向上翻或左右转动，有时在床上翻滚。有时用手按住舌头。被动接触时，患者定向力完整，能正确地回答时间，知道是在医院里，也知道穿白工作服的是医护人员。能回答住院经过，并一再声明医生是她的敌人，但说不出具体原因。

203

认识过程：兴奋时言语零乱，如"我是向着你们博物馆，这个是南方，问题一定解决……"。安静时对话反应较慢，语量少，有时回答不切题，如问："你有什么病吗？"回答："我死了好，假文明。"问："你哪只手被控制了？"答："我这只手（指左手，代表着许多人）。"但对不少问题能做出较恰当的回答。

在多次接触中，患者自称受着某些外力的控制，这种外力可能与原子、半导体有关，患者被控制的体验大致如下：

（1）患者自觉"身体外面紧紧地包着一层层男的东西""我有包紧的感觉""所以我的身体起了根本变化""吃饭睡觉像是男的"。

问："你为什么没有胡须呢？"

答："我现在年龄还小，看不出来。"

问："你的性器官也改变了吗？"

答："没有，现在控制得还弱。"

（2）患者认为由于外力的作用，使患者嗓子里长了一条小舌头，"是感觉到的，不是看出来的"。患者表示每当吃洋葱时，这条小舌头就一动一动的，好像在不自主地说英文。但并没有说出来，当不吃洋葱时就没有这种感觉。

（3）患者感到她的左臂也受控制，所以发胀、发刺。

（4）患者认为"外力"使她的脑子分为三岔：左边一个岔短，是她不愿意的事；中间一个岔代表合二为一；右边一个岔是她自己。又说"左边一个岔"使她很难受，而其他两个岔则好受。进一步询问这三个岔的相互关系，患者不予回答，或说"不知道"。

（5）患者认为她"左边是男，右边是女"，又说左右两边没有什么不同。

（6）患者认为哭、笑、跳井都是受"魔鬼"控制的，因为她自己并不想哭笑，也不想死。当问及"控制"来自什么地方，患者答："就是你们那一边。"患者确认医生是"魔鬼"。只不过是穿着白色的外衣罢了。问其为什么要控制她，则不回答。

一般智能、记忆力检查：未发现明显缺损（从略）。

情感过程：患者的情感表现大部分与环境无联系，也不好理解。如在病室里大便后哈哈大笑，挤眉弄眼等。有时情感变化很突然，如安静独处时，会突然大哭大笑起来。此外，对周围漠不关心，父母来探视时，也无任何言语或相应的情感反应。对医生的态度也往往是无所谓的样子。唯在被控制体验的支配下，骂医生是"魔鬼"，并怒目而视。

意志和行为：一般生活懒散，常卧床不起。不主动与任何人接触，个人生活自理差。偶见本能活动增强，如某次曾抱一男患者，并说："我亲你一下吧，咱们结婚吧！"高级意志活动减低，如对其父讲，出院后不愿意再学习了，并要求"别控制我了"。此外无其他要求。

自知力：患者虽称自己有病，但说是"牙病"；对病中表现缺乏批判能力；拒绝做任何治疗。故自知力缺乏。

入院诊断：精神分裂症（青春型）

医生签名：×××

日期：××××年××月××日

四、精神科常用量表介绍

评定量表（rating scales）是用来量化观察中所得印象的一种测量工具。它根据一定的原则，将标准化检查所获得的资料用数字表示，以使主观成分减到最小，这样可以使同一个量表适用于不同社会文化背景下的不同检查者，并可适用于不同的群体。

临床工作中，评定量表主要有两大类：诊断用和症状评估用。诊断量表用于辅助疾病诊断，条目繁多，耗时较长；症状量表用于测量症状的严重程度，一般条目较少。此外，还有人格测定等心理测评量表，作为诊断辅助工具。

（一）诊断量表

根据不同的诊断体系，有多种配套的诊断工具如与 DSM－Ⅳ配套的定式临床诊断检查提纲（SCID）；与 ICD－10 配套的神经精神病学临床评定量表（SCAN）；与 ICD－10 和 DSM－Ⅳ均能配套的复合性国际诊断检查问卷（CIDI）；与 CCMD－3 配套的 RTHD－LVS 等。由于这些诊断工具多为定式或半定式，涉及各项可能的诊断，同时考虑了共病问题，需经过专门培训后才能使用，故较少作为临床常规应用，多用于研究。

（二）症状量表

可分为自评和他评两类。症状量表可作为疾病的一般资料、评估有无靶症状及其程度，如定期随访评定可作病情变化的检测指标及反映疗效的指标。

1. 简明精神病性评定量表（BPRS）

BPRS 简单实用。于 1962 年制订，国际常用 18 项版本，具体项目为：①过分关心身体健康；②焦虑；③情感交流障碍；④概念紊乱；⑤罪恶感；⑥紧张；⑦作态；⑧夸大；⑨抑郁；⑩敌对性；⑪猜疑；⑫幻觉；⑬运动迟缓；⑭不合作；⑮奇特思维内容；⑯情感平淡；⑰兴奋；⑱定向障碍。全部项目均为 7 级评分。国内某些单位另增第 19 项"自知力障碍"与第 20 项"工作"。BPRS 的临床意义为：①总分反映病情严重性，总分越高，病情越重；②综合征评分反映疾病的临床特点，勾画出临床症状的轮廓；③单项评分及出现频率反映不同疾病的关键症状，治疗前后总分变化反映疗效好坏，差值越大，疗效越好。治疗前后各综合征与症状评分变化反映靶症状的变化。

2. 阳性与阴性症状量表（PANSS）

阳性与阴性症状量表（PANSS）是为评定不同类型精神分裂症症状的严重程度而设计的标准化评定量表。PANSS 主要用于评定精神症状的有无及各项症状的严重程度，区分以阳性症状为主的 I 型和以阴性症状为主的 II 型精神分裂症。

PANSS 由阳性症状 7 项、阴性症状 7 项和一般精神病理症状 16 项，共 30 项，及 3 个补充项目（评定攻击危险性）组成。主要适用于成年人。由经过训练的精神科医师对患者做精神检查。综合临床检查和知情人提供的有关信息进行评定。评定的时间范围通常指定为评定前 1 周内的全部信息，整个评定需时 30 ～ 50 分钟。

项目定义和评分标准 PANSS 的每个项目都有定义和具体的 7 级操作性评分标准。评分为：1 - 无；2 - 很轻；3 - 轻度；4 - 中度；5 - 偏重；6 - 重度；7 - 极重。各项的 1 分均定义为无症状或定义不适用于该患者；2 分均定义为症状可疑或可能是正常范围的上限。具体项目为：P1. 妄想；P2. 概念紊乱（联想散漫）；P3. 幻觉行为；P4. 兴奋；P5. 夸大；P6. 猜疑/被害；P7. 敌对性；N1. 情感迟钝；N2. 情绪退缩；N3. （情感）交流障碍；N4. 被动/淡漠所致社交退缩；N5. 抽象思维困难；N6. 交谈缺乏自发性和流畅性；N7. 刻板思维；G1. 关注身体健康；GZ. 焦虑；G3. 自罪感；G4. 紧张；G5. 装相/作态；G6. 抑郁；G7. 动作迟缓；G8. 不合作；G9. 不寻常思维内容；G10. 定向障碍；G11. 注意障碍；G12. 判断和自知力缺乏；G13. 意志障碍；G14. 冲动控制障碍；G15. 先占观念；G16. 主动回避社交。

PANSS 兼顾了精神分裂症的阳性症状和阴性症状及一般精神病理症状，较全面地反映了精神病理全貌。但因 PANSS 的项目数较多，评分标准规定详细，在提高量表品质的同时，影响了临床应用的便利性，不如 BPRS 方便。

3. Bech – Rafaelsen 躁狂量表和 Young 躁狂量表

Bech – Rafaelsen 躁狂量表（Bech – Rafaelsen mania scale，BRMS）和 Young 躁狂量表（Young mania rating scale，YMRS）是目前应用最广泛的两个评定躁狂症状严重程度的他评量表。两个量表有许多相似之处。评定采用会谈与观察相结合的方式，由经过量表训练的精神科医师进行临床精神检查后，综合家属或病房工作人员提供的资料进行评定。 次评定约需 20 分钟。评定的时间范围一般规定为最近 1 周。BRMS 有 11 个条目，分 0～4 分 5 级：0 分——无该项症状或与患者正常时的水平相仿，1 分——症状轻微，2 分——中度，3 分——较重，4 分——严重。每个条目都有操作用评分标准。结果主要看总分，能反映治疗效果的变化。YMRS 共有 11 个条目。4 个条目是 0～8 分 9 级，剩余的 7 个条目是 0～4 分 5 级评分。

国内 BRMS 的使用历史较长些，判断标准为：0～5 分无明显躁狂症状；6～10 分有肯定躁狂症状；22 分以上有严重躁狂症状。YMRS 目前尚无中国常模，国外常以 20 分作为有无躁狂的分界值。

4. 汉密尔顿抑郁量表

汉密尔顿抑郁量表（Hamilton depression scale，HAMD）是目前最经典也是临床上应用最普遍的抑郁症状他评量表。具有相当好的一致性，能较好地反映临床症状严重程度，条目数量适中。有明确的操作用评定标准，简便易行。HAMD 有 17 项、21 项和 24 项 3 种版本，应用较广泛的是 17 项和 24 项版本。

评定应由经过训练的专业人员进行，由评定员采用交谈与观察相结合的方式。按量表内容对患者进行检查后评分，个别项目尚需向家属或病房工作人员收集资料。做一次评定需 15～20 分钟，这主要取决于患者的病情严重程度及其合作情况，如严重阻滞时，所需时间更长。评定的时间范围一般为评定当时或 1 周内的情况。

评定结果主要看：①总分，一般的划分线为 HAMD 17 项版本总分，≥24 分可能有严重抑郁，≥17 分可能是轻或中度抑郁，<7 分没有抑郁症状；②7 个因子分，即焦虑/躯体化、体重、认知障碍、日夜变化、阻滞、睡眠障碍和绝望感。

5. Montgomery – Asberg 抑郁量表

Montgomery – Asberg 抑郁量表（Montgomery – Asberg depression rating scale，MADRS）是 S. A. Montgomery 和 M. Asberg 在 1979 年编制的，是评定抑郁症状常用的他评量表。该量表能敏感地反映抑郁症状的变化，多用于抗抑郁疗效的判定，被认为是用于治疗学研究的最佳工具之一。MADRS 共有 10 个条目，0 ～ 6 分的 7 级评分。评分 0 分、2 分、4 分、6 分有具体的评分标准：介于 0 分与 2 分之间的评分为 1 分，介于 2 分与 4 分之间的评分为 3 分，介于 4 分与 6 分之间的评分为 5 分。

该量表应由有经验的，经过培训的专科工作者任评分员。除第 1 项为观察项目外，其余均根据被试的自我报告评定。检查方法为开放式，与一般临床会谈相似，一次评定约需 15 分钟。目前尚无公认的分界值和严重程度的划分标准。

6. 抑郁自评量表

抑郁自评量表（self-rating depression scale，SDS）是应用最广的抑郁症状自我测评工具之一，简便易用，主要用于抑郁症状的筛选。SDS 有 20 个条目按症状出现的频度分为 1 ～ 4 级。为了防止主观偏向，其中一半条目设置为反向提问，评定时间范围为最近一周内。总分的阳性分界值为 41 分。临床上多以公式法计算抑郁严重程度指数，抑郁严重程度指数 = 各条目累积分/80（最高总分）。指数范围为 0.25 ～ 1.0，指数越高，抑郁程度越重。评分指数在 0.5 以下者为无抑郁，0.50 ～ 0.59 为轻微或轻度抑郁，0.60～0.69为中至较重抑郁，0.7以上为重度抑郁。

7.32 项轻躁狂症状自评量表

32 items hypomania checklist，HCL-32）和心境障碍问卷（mood disorder questionnaire，MDQ 分别由瑞士 Jues Angst 与美国 Hirschfeld 编制。上述量表均为患者自评，回答"是"或"否"即可。HCL32 由 32 项轻躁狂症状组成，在欧洲部分国家和地区精神科门诊心境障碍患者的研究显示，量表内部因子一致性信度 cronbach's alpha 值为 0.82 - 0.86，以 14 分为划界时对双相障碍的敏感性为 0.80，特异性为 0.51。MDQ 由 13 项轻躁狂症状组成，在美国的精神科门诊心境障碍患者中 MDQ 的 cronbach's alpha 值为 0.90。MDQ 为 7 分时，对双相障碍的敏感性是 0.73、特异性是 0.90。相同样本的比较研究显示在识别轻躁狂方面 HCL32 的敏感性优于 MDQ。轻躁狂量表还可用于流行病学研究，筛查非临床环境下的普通人群。HCL32 及 MDQ 的中文版本在中国已有研究单位展开初步的工作。

8. 焦虑症状量表

（1）汉密尔顿焦虑量表（Hamilton anxiety scale，HAMA）。尽管这一量表目前被广泛用于评定焦虑症状，但应只限于评定焦虑障碍患者，而不适合其他障碍伴有焦虑症状的评估。该量表包含 13 个条目，每一条目均有扼要的描述，由医生采用 5 级评分进行评定。晤谈的具体方式由评估者自己决定。由于这一量表还包括一些抑郁症状，因此事实上它评定的是焦虑综合征的严重程度而非单纯焦虑这一症状的严重程度。

（2）临床焦虑量表（CAS）。这一量表是自人际融合性量表（HAS）发展而来的，评定的内容明确地集中于焦虑症状，因而删掉了那些原 HAS 量表中抑郁和躯体症状的评定内容。该量表不仅限于评定焦虑障碍患者。

（3）状态－特质焦虑问卷（STAI）。这是一个自评量表，包

括 20 个陈述句，受评者以两种方式来完成每一陈述：评定完成
答卷时的感受（状态）以及一般感受（特质）。

（4）焦虑自评量表（SAS）。由 Zung 编制的焦虑自评量表
（SAS），是应用最广的焦虑症状自我测评工具之一，简便易用，
主要用于焦虑症状的筛选。

9. 强迫症状 Yale – Brown 强迫量表（YBOCS）

本量表用于被诊断为强迫障碍的患者的强迫症状的评定，由
临床医生对 10 个项目的每一项按 4 级评分进行评估。量表内容
不包括对焦虑、抑郁症状以及强迫人格特质的评定。

（三）人格测定

1. 明尼苏达多相个性调查表（MMPI）

明尼苏达多相个性调查表是个性测查工具，于 1943 年由美
国 S. R. Hathaway 和 J. C. Mckinley 根据精神病临床需要设计并出
版。我国于 1980 年在宋维真主持下，对 MMPI 进行了研究、修
订和使用，并正式于 1984 年确定了 MMPI 的中国标准。此后，
我国的心理工作者和临床工作者对 MMPI 进行了较广泛的使用和
深入的研究，认为 MMPI 在我国对于精神病的临床诊断，具有较
大的参考价值。

MMPI 的内容广泛，包括身体方面、精神状态，对家庭、婚
姻、宗教、政治、社会、法律的态度等。到目前为止，MMPI 除
效度量表和临床量表以外，还有 400 多种特殊量表。

MMPI 有 550 个题，还有 16 个重复题，共计 566 题。每一个
题目都经过临床实践的反复验证及修订，最后确定了 13 个量表，
包括 3 个效度量表及 10 个临床量表。临床量表有：①（HS）
疑病；②（D）抑郁；③（Hy）癔症；④（Pd）精神病态；
⑤（Mf)男子气、女子气；⑥（Pa）妄想狂；⑦（Pt）精神衰
弱；⑧（Sc）精神分裂症；⑨（Ma）轻躁狂；⑩（Si）社会内

向。效度量表：L. 说谎分数；F. 效度分数，也称诈病分数；K. 校正分数。在效度量表外还加了 Q 量表，即"无法回答"的题目数。

2. 艾森克人格问卷

艾森克问卷（Eysenck personanty questionnaire，EPQ）是由英国心理学家 Hans J. Eysenck 于 1952 年编制的。此问卷可应用于临床，也可用于正常人，反映受试者在人格各主要维度上的倾向。

EPQ 是由 E、P、N、L 4 个量表组成，E、P、N3 个量表包括了艾森克个性理论的 3 个要素，代表 3 个个性维度。其心理学的含义分别是：E 量表表示内外倾向，P 量表表示心理变态倾向（精神质），N 量表表示情绪的稳定性（神经质），L 量表用以测定受试者的掩饰行为。

综合各量表不同的得分，可分辨出各种人格特点。E 量表分高，表示个性外倾，分低表示个性内倾。N 量表分高，表示个性不稳定，分低表示个性稳定。在 E 维和 N 维中，在两种极端状态之间有各种程度的移行状态。实际生活中，多数人属于中间状态。而这两个维度的交叉又构成各种不同程度的 E 维和 N 维的个性特点。而具有 E 维和 N 维不同特点的人又会具有不同程度的 P 维特点，从而构成多种个性特征。

（王庭槐　温盛霖　林慧芳）

第二编

基本临床技能操作

第一章 内 科

一、吸氧术（oxygen inhalation therapy）

氧气吸入疗法，可提高动脉血氧分压和血氧饱和度，改善组织缺氧、低氧状态，是一项基本抢救和治疗技术。

（一）适应证

（1）通气不足。见于药物和某些疾病引起的呼吸抑制，如慢性阻塞性肺部疾病。

（2）肺内气体弥散功能障碍。如间质性肺纤维化、间质性肺水肿等。

（3）通气/灌注比例失调。常见于慢性阻塞性肺疾患、肺大面积炎症性实变、肺不张等。

（4）其他原因引起的缺氧。如心力衰竭、心肌梗死、休克、昏迷及一氧化碳中毒等所致的呼吸困难。

（二）氧疗的种类

动脉血二氧化碳分压（$PaCO_2$）是评价通气状态的指标，是决定以何种方式给氧的重要依据。临床上根据吸入氧浓度将氧疗分为低浓度、中等浓度、高浓度、高压四类。

氧浓度和氧流量的关系为：吸氧浓度（%）$= 21 + 4 \times$ 吸入氧流量（L/min）

1. 低浓度氧疗

吸氧浓度低于 35% 。应用于低氧血症伴二氧化碳潴留的患者，如慢性阻塞性肺病和慢性呼吸衰竭，呼吸中枢对二氧化碳增高的反应很弱，呼吸的维持主要依靠低氧血症刺激外周化学感受器。

2. 中等浓度氧疗

吸氧浓度为 40%～60% 。主要用于有明显通气/灌注比例失调或显著弥散障碍的患者，特别是血红蛋白浓度很低或心输出量不足者，如肺水肿、心肌梗死、休克等。

3. 高浓度氧疗

吸氧浓度在 60% 以上。应用于单纯缺氧而无二氧化碳潴留的患者，如成人型呼吸窘迫综合征、心肺复苏后的生命支持阶段。

4. 高压氧疗

指在特殊的加压舱内，以 $2\sim3$ kg/cm^2 的压力给予 100% 的氧吸入。主要适用于一氧化碳中毒、气性坏疽等。

（三）常用方法

（1）鼻导管给氧。最为常用，适于任何缺氧的患者。其步骤如下：

1）首先装好氧气流量表，连接湿化瓶（内含适量湿化液）及鼻导管。

2）先用湿棉签擦净患者鼻腔，然后打开出氧开关，将鼻导管放入水中，检查氧气流出是否通畅，根据病情调节氧流量，再将经石蜡油润滑的鼻导管插入鼻孔。

3）用胶布固定鼻导管外露端在患者鼻梁或适当位置上。

4）为避免一个孔道阻塞致给氧无效，可在鼻导管前端不同平面上剪 1～3 个小孔，既可分散氧流，又可以减轻患者不适之感。

（2）面罩吸氧。通过呼吸面罩吸氧，简便可靠。氧浓度为60%～90%，氧流量≤6 L/min，适用于短期内需给予高浓度吸氧者。

（3）头罩吸氧。

（4）持续气道正压通气（CPAP）或双水平气道正压通气（BiPAP）。

（5）机械通气。

二、吸痰术（sputum suction）

（一）目的

利用负压原理，将患者呼吸道内黏稠痰液或误吸的异物吸出，达到清理呼吸道，改善通气功能。

（二）操作步骤

准备两瓶生理盐水分别供吸气道和鼻、口腔使用，选择比插管长4～5 cm，内径不超过管径1/2 的吸痰管。

（1）接电源，打开开关，检查吸引器性能是否良好，吸引管道是否通畅。

（2）调节好吸引装置，负压＜-6.7 kPa 为宜。

（3）将患者头转向一侧，昏迷者可用压舌板或开口器启开。

（4）戴无菌手套，严格无菌操作。

（5）折叠导管末端，将吸痰管由口颊部插至咽部，如口腔吸痰有困难，可从鼻腔插入，吸痰管正压进入气道直到支气管（比气管插管长3～5 cm）后，负压边旋转边吸引而出。动作要轻柔、置管要够深、正压进入、负压出。每次吸痰时间不超过

15 秒。

（6）吸痰后，再给予高浓度吸氧 1 ～ 2 分钟。待 SaO_2 升至正常水平（＞95％）再将吸入氧浓度或流量调至原来水平。

三、胸膜腔穿刺术（thoracentesis）

胸膜腔穿刺术常用于检查胸腔积液的性质、抽液减压或通过穿刺胸膜腔内给药。

胸膜腔穿刺术也可以用于气胸患者治疗定位、穿刺、减压、抽气等。

（一）操作方法

（1）嘱患者取坐位面向椅背，两前臂置于椅背上，前额伏于前臂上。不能起床者前取半卧位，患侧前臂上举抱于枕部。

（2）穿刺点应根据胸部叩诊选择实音最明显部位进行，胸腔积液多时一般选择肩胛线或腋后线第 7 ～ 8 肋间；必要时也可选腋中线第 6 ～ 7 肋间或腋前线第 5 肋间。穿刺前应结合 X 线或超声波检查定位，穿刺点可用蘸甲紫（龙胆紫）的棉签在皮肤上做标记。

（3）常规消毒皮肤，戴无菌手套，覆盖消毒洞巾。

（4）用 2％ 利多卡因在下一肋骨上缘的穿刺点自皮至胸膜壁层进行局部浸润麻醉。

（5）术者以左手示指与中指固定穿刺部位的皮肤，右手将穿刺针后的胶皮管用血管钳夹住，在麻醉处缓缓刺入，当针锋抵抗感突然消失时，再接上注射器，松开止血钳，抽吸胸腔内积液，抽满后再次用血管钳夹闭胶管，然后取下注射器，将液体注入弯盘中，以便计量或送检。助手用止血钳协助固定穿刺针，以防针刺入过深损伤肺组织。也可用带三通活栓的穿刺针进行胸膜腔穿刺，进入胸膜腔后，转动三通活栓使其与胸腔相通，进行抽液。注射器抽满后，转动三通活栓使其与外界相通，排出液体。根据需要抽液完毕后可注入药物。

（6）抽液完毕拔出穿刺针，覆盖无菌纱布，稍用力压迫穿刺部位片刻，用胶布固定后嘱患者静卧。注意有无局部渗血、渗液，有无气促、胸闷等现象。

（二）注意事项

（1）操作前应向患者说明穿刺目的，消除顾虑；对精神紧张者，可于术前半小时给地西泮（安定）10 mg，或可待因 0.03 g 以镇静止痛。

（2）操作中应密切观察患者的反应，如有头晕、面色苍白、出汗、心悸、胸部压迫感或剧痛、昏厥等胸膜过敏反应，或出现连续性咳嗽、气短、咳泡沫痰等现象时，立即停止抽液，并皮下注射 0.1% 肾上腺素 0.3 ～ 0.5 mL，或进行其他对症处理。

（3）一次抽液不宜过多、过快，诊断性抽液 50 ～ 100 mL 即可。减压抽液，首次不超过 600 mL，以后每次不超过 1 000 mL；如为脓胸，每次尽量抽尽。疑为化脓性感染时，助手用无菌试管留取标本，行涂片革兰氏染色镜检、细菌培养及药敏试验。做细胞学检查至少需 100 mL，并应立即送检，以免细胞自溶。

（4）严格无菌操作，操作中要防止空气进入胸腔，始终保持胸腔负压。

（5）应避免在第 9 肋间以下穿刺，以免穿透膈肌损伤腹腔脏器。

（6）恶性胸腔积液，可在胸腔内注入抗肿瘤药或硬化剂诱发化学性胸膜炎，促使脏层与壁层胸膜粘连，闭合胸腔。

四、腹腔穿刺术（abdominocentesis）

腹腔穿刺术是指对有腹腔积液的患者，为了诊断和治疗疾病进行腹腔穿刺，抽取积液的操作过程。

（一）适应证

（1）抽取腹腔积液进行各种实验室检验，以便寻找病因，协助临床诊断。

（2）对大量腹水引起严重胸闷、气促、少尿等症状，可适当抽放腹水以缓解症状。一般每次放液不超过 3 000～6 000 mL。

（3）腹腔内注射药物，如注射抗生素卡那霉素、链霉素或庆大霉素，注射化疗药物环磷酰胺、噻替派、丝裂霉素等，以协助治疗疾病。

（二）操作方法

（1）先嘱患者排空尿液，以免穿刺时损伤膀胱。

（2）放液前后应测量腹围、脉搏、血压和腹部体征，以观察病情变化。

（3）扶患者坐在靠椅上，或取平卧、半卧、稍左侧卧位。

（4）选择适宜穿刺点。一般常选左下腹部脐与髂前上棘连线中外1/3交点处，也有取脐与耻骨联合中点上1 cm，偏左或右1.5 cm 处，或侧卧位脐水平线与腋前线或腋中线的交点。对少量或包裹性腹水，常须在 B 超引导下定位穿刺。

（5）将穿刺部位常规消毒，戴无菌手套，铺消毒洞巾，自皮肤至腹膜壁层用2%利多卡因逐层做局部浸润麻醉。

（6）术者左手固定穿刺处皮肤，右手持针经麻醉处逐步刺入腹壁，待感到针尖抵抗突然消失时，表示针尖已穿过腹膜壁层，即可行抽取和引流腹水，并置腹水于消毒试管中以备检验用，诊断性穿刺可直接用无菌的 20 mL 或 50 mL 注射器和 7 号针尖进行穿刺。大量放液时可用针尾连接橡皮管的 8 号或 9 号针头，助手用消毒血管钳固定针尖并夹持橡皮管，用输液夹子调整放液速度，将腹水引流入容器中记量或送检。腹水不断流出时，应将预先绑在腹部的多头绷带逐步收紧，以防腹压骤然降低，内脏血管扩张而发生血压下降甚至休克等现象，放液结束后拔出穿刺针，盖上消毒纱布，并用多头绷带将腹部包扎，如遇穿刺孔继续有腹水渗漏时，可用蝶形胶布或涂上火棉胶封闭。

（三）注意事项

（1）有肝性脑病先兆者，禁忌腹腔穿刺放腹水。

（2）术中应密切观察患者，如发现头晕、恶心、心悸、气促、脉快、面色苍白应立即停止操作，并做适当处理。

（3）腹腔放液不宜过快过多，肝硬化患者一次放腹水一般不超过 3 000 mL，过量放液可诱发肝性脑病和电解质紊乱，但在补充输注大量白蛋白的基础上，也可以大量放液。

（4）在放腹水时若流出不畅，可将穿刺针稍作移动或变换体位。

（5）大量腹水患者，为防止腹腔穿刺后腹水渗漏，在穿刺时注意勿使皮肤至腹膜壁层位于同一条直线上，方法是当针尖通过皮肤到达皮下后，即在另一手协助下稍向周围移动一下穿刺针尖，然后再向腹腔刺入。

（6）注意无菌操作，以防止腹腔感染。

五、腰椎穿刺术（lumbar puncture）

腰椎穿刺术常用于检查脑脊液的性质，对诊断脑膜炎、脑炎、脑血管病变、脑瘤等神经系统疾病有重要意义，也可测定颅内压力和了解蛛网膜下腔是否阻塞等，有时也用于鞘内注射药物。

（一）操作方法

（1）患者侧卧于硬板床上，背部与床面垂直，头向前胸屈曲，两手抱膝紧贴腹部，使躯干尽可能弯曲呈弓形；或由助手在术者对面用一手挽患者头部，另一手挽双下肢腘窝处并用力抱紧，使脊柱尽量后凸以增宽椎间隙，便于进针。

（2）确定穿刺点，通常以髂后上棘连线与后正中线的交会处为穿刺点，此处相当于第3～4腰椎棘突间隙，有时也可在上一或下一腰椎间隙进行。

（3）常规消毒皮肤后戴无菌手套、铺洞巾，用2%利多卡因自皮肤到椎间韧带做局部麻醉。

（4）术者用左手固定穿刺点皮肤，右手持穿刺针以垂直背部、针尖稍斜向头部的方向缓慢刺入，成人进针深度为4～6 cm，儿童为2～4 cm。当针头穿过韧带与硬脑膜时，有阻力突然消的失落空感。此时可将针芯慢慢抽出（以防脑脊液迅速流出，造成脑疝），可见脑脊液流出。

（5）放液前先接上测压管测量压力。正常侧卧位脑脊液压力为70～180 mm H_2O（10 mm H_2O = 0.098 kPa）或40～50滴/分钟。若继续做Queckenstedt试验，可了解蛛网膜下腔有无阻塞。即在测初压后，由助手先压迫一侧颈静脉约10秒，再压另一侧，最后同时按压双侧颈静脉。正常时压迫颈静脉后，脑脊液压力立即迅速升高 1 倍左右，解除压迫后 10～20 秒，迅速降至原来水平，称为梗阻试验阴性，提示蛛网膜下腔通畅；若压迫颈静脉后，不能使脑脊液压升高，则为梗阻试验阳性，提示蛛网膜下腔完全阻塞；若施压后压力缓慢上升，放松后又缓慢下降，提示有不完全阻塞。颅内压增高者，禁做此试验。

（6）撤去测压管，收集脑脊液 2～5 mL 送检；如需做培养时，应用无菌试管留标本。

（7）术毕，将针芯插入后一起拔出穿刺针，覆盖消毒纱布，用胶布固定。

（8）去枕俯卧（如有困难则平卧）4～6 小时，以免引起术后低颅压头痛。

（二）注意事项

（1）严格掌握禁忌证，凡疑有颅内压升高者必须先做眼底检查，如有明显视盘水肿或有脑疝先兆者，禁忌穿刺。凡患者处于休克、衰竭或濒危状态以及局部皮肤有炎症、颅后窝有占位性病变者均列为禁忌。

（2）穿刺时患者如出现呼吸、脉搏、面色异常等症状时，立即停止操作，并做相应处理。

（3）鞘内给药时，应先放出等量脑脊液，然后再注入等量置换性药液。

六、骨髓穿刺术（bone marrow puncture）

骨髓穿刺术是采集骨髓液的一种常用诊断技术。临床上骨髓穿刺液常用于血细胞形态学检查，也可用于造血干细胞培养、细胞遗传学分析及病原生物学检查等，以协助临床诊断、观察疗效和判断预后等。

（一）操作方法

（1）选择穿刺部位。

1）髂前上棘穿刺点：髂前上棘后 1～2 cm 处，该处骨面平坦，易于固定。操作方便，危险性极小。

2）髂后上棘穿刺点：骶椎两侧、臀部上方突出的部位。

3）胸骨穿刺点：胸骨柄、胸骨体相当于第 1、第 2 肋间隙的部位。此处胸骨较薄，且其后有大血管和心房，穿刺时务必小心，以防穿透胸骨而发生意外。但由于胸骨的骨髓液丰富，当其他部位穿刺失败时，可进行胸骨穿刺。

4）腰椎棘突穿刺点：腰椎棘突突出的部位。

5）胫骨穿刺点：（仅用于 2 岁以下小儿）患儿仰卧，助手固定下肢。穿刺点定于胫骨粗隆平面下（或胫骨中上 1/3 段前部中央处）之内侧面胫骨，其余步骤同前。

（2）体位。采用髂前上棘和胸骨穿刺时，患者取仰卧位；采用髂后上棘穿刺时，患者取侧卧位；采用腰椎棘突穿刺时，患者取坐位或侧卧位。

（3）麻醉。常规消毒局部皮肤，操作者戴无菌手套，铺无菌洞巾。然后用 2% 利多卡因做局部皮肤、皮下和骨膜麻醉。

（4）固定穿刺针长度。将骨髓穿刺针的固定器固定在适当的长度上。髂骨穿刺约 1.5 cm，胸骨穿刺约 1.0 cm。

（5）穿刺。操作者左手拇指和示指固定穿刺部位，右手持骨髓穿刺针与骨面垂直刺入，若为胸骨穿刺则应与骨面成 30°～40°角刺入。当穿刺针针尖接触骨质后，沿穿刺针的针体长轴左右旋转穿刺针，并向前推进，缓缓刺入骨质。当突然感到穿刺阻力消失，且穿刺针已固定在骨内时，表明穿刺针已进入骨髓腔。如果穿刺针尚未固定，则应继续刺入少许以达到固定为止。

（6）抽取骨髓液。拔出穿刺针针芯，接上干燥的注射器

（10 mL 或 20 mL），用适当的力量抽取骨髓液。当穿刺针在骨髓腔时，抽吸时患者感到有尖锐酸痛，随即便有红色骨髓液进入注射器。抽取的骨髓液一般为 0.1～0.2 mL，若用力过猛或抽吸过多，会使骨髓液稀释。如果需要做骨髓液细菌培养，应在留取骨髓液计数和涂片标本后，再抽取 1～2 mL，以用于细菌培养。

若未能抽取骨髓液，则可能是针腔被组织块堵塞或"干抽"（dry tap），此时应重新插上针芯，稍加旋转穿刺针或再刺入少许。拔出针芯，如果针芯带有血迹，再次抽取即可取得红色骨髓液。

（7）涂片。将骨髓液滴在载玻片上，立即做有核细胞计数和制备骨髓液涂片数张。

（8）加压固定。骨髓液抽取完毕，重新插入针芯。左手取无菌纱布置于穿刺处，右手将穿刺针拔出，并将无菌纱布敷于针孔上，按压 1～2 分钟后，再用胶布加压固定。

（二）注意事项

（1）骨髓穿刺前应检查出血时间和凝血时间，有出血倾向者行骨髓穿刺术时应特别注意，血友病患者禁止骨髓穿刺检查。

（2）骨髓穿刺针和注射器必须干燥，以免发生溶血。

（3）穿刺针针头进入骨质后要避免过大摆动，以免折断穿刺针。胸骨穿刺时不可用力过猛、穿刺过深，以防穿透内侧骨板而发生意外。

（4）穿刺过程中，如果感到骨质坚硬，难以进入骨髓腔时，不可强行进针，以免断针。应考虑为大理石骨病的可能，及时行骨骼 X 线检查，以明确诊断。

（5）做骨髓细胞形态学检查时，抽取的骨髓液不可过多。以免影响骨髓增生程度的判断、细胞计数和分类结果。

（6）行骨髓液细菌培养时，需要在骨髓液涂片后，再抽取

1～2 mL骨髓液用于培养。

（7）由于骨髓液中含有大量的幼稚细胞，极易发生凝固。因此，穿刺抽取骨髓液后应立即涂片。

（8）送检骨髓液涂片时，应同时附送2～3张血涂片。

（9）麻醉前需做普鲁卡因皮试。

（陈燕铭 穆攀伟 柳俊 彭朝权 彭穗伟 朱碧连 赵志新）

七、心肺复苏（cardiopulmonary resuscitation，CPR）

心肺复苏是针对心脏、呼吸骤停所采取的抢救措施。即采用人工呼吸以纠正缺氧，并努力恢复自主呼吸；进行胸外按压建立暂时的人工循环，快速电除颤转复心室颤动或无脉性室性心动过速（VF/VT），从而促使心脏恢复自主搏动。

（一）适应证

（1）呼吸骤停。很多原因可造成呼吸骤停，包括溺水、气道异物阻塞、会厌炎、药物过量、电击伤、窒息以及各种原因引起的昏迷。原发性呼吸停止后1分钟，心脏也将停止跳动，此时进行胸外按压的数分钟内机体仍可得到已氧合的血液供应。当呼吸骤停或自主呼吸不足时，保证气道通畅，进行紧急人工通气非常重要，可防止心脏发生停搏。心脏骤停早期，可出现无效的"叹息样"呼吸动作，注意不要与有效的呼吸动作相混淆。

（2）心脏骤停。除上述能引起呼吸骤停并进而引起心脏骤停的原因外，还包括急性心肌梗死、严重的心律失常如室颤/无脉性室速、心脏或大血管破裂引起的大失血、中毒、严重的电解质紊乱等。心脏骤停时血液循环停止，各重要脏器失去氧供，如不能在数分钟恢复血供，大脑等生命重要器官将发生难以逆转的缺血缺氧性损害。

（二）成人基础生命支持（basic life support，BLS）

1. 判断环境安全
进入现场实施复苏前，必须判断现场环境是安全的。

2. 判断患者反应
用双手分别拍打患者双肩，在双侧耳边分别用足够大的声音呼叫，患者无反应则可判断意识丧失。

3. 呼救/启动 EMSS
院外呼叫"120"。拨打急救电话后立即开始复苏，如果多人在场，启动 EMSS 与 CPR 应同步进行。

4. 判断呼吸
用 6～10 秒时间观察患者是否存在胸廓起伏，以此判断患者是否有自主呼吸。大多数呼吸或心脏骤停患者均无呼吸，偶有患者出现异常或不规则呼吸，或有明显气道阻塞征的呼吸困难，这类患者开放气道后即可恢复有效呼吸。

5. 复苏体位（resuscitation position）
使患者仰卧在坚固的平（地）面上，将双上肢放置身体两侧。如要将患者翻转，颈部应与躯干始终保持在同一个轴面上，如果患者有头颈部创伤或怀疑有颈部损伤，只有在绝对必要时才能移动患者，对有脊髓损伤的患者不适当的搬动可能造成截瘫。

6. 循环支持（circulation support）
（1）脉搏检查。根据 2015 版《AHA 心血管急救与心肺复苏指南》，要求专业急救人员检查呼吸的同时检查脉搏，且检查颈动脉所需时间应在 10 秒钟以内。如果不能肯定是否有循环，则应立即开始胸外按压。1 岁以上的患者，颈动脉比股动脉要易触及，触及方法是让患者仰头后，急救人员一手按住前额，用另一手的示指和中指找到气管，两指沿甲状软骨水平下滑至气管与胸锁乳突肌之间的肌间沟内，即可触及颈动脉（图2-1-1）。

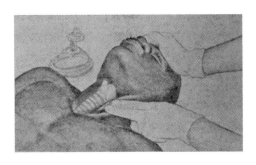

图2-1-1 脉搏检查

图2-1-1至图2-1-9资料来源：AHA肺复苏指南2000版。

（2）胸外按压（chest compression）。胸外按压是在胸骨下1/2提供一系列压力，通过增加胸膜腔内压或直接挤压心脏产生血液流动，并辅以适当的人工呼吸，就可为脑和其他重要器官提供有氧血供。

《AHA心血管急救与心肺复苏指南2015版》规定按压频率为100～120次/分钟。单人复苏时，由于按压间隙要行人工通气，按压的实际次数要略小于100次/分钟。在气管插管之前，无论是单人还是双人的成人CPR，按压/通气比均为30∶2（连续按压30次，然后吹气2次）。

1）胸外按压技术。

（a）固定恰当的按压位置，一般取双乳头连线的中点（图2-1-2A）。

（b）将一手掌根部贴在紧靠手指的患者胸骨的下半部分，另一手掌十指交叉重叠放在这只手背上，手掌根部长轴与胸骨长轴保持一致，保证手掌根部全部压力施加在胸骨上，可避免发生肋骨骨折，不要按压剑突（图2－1－2B）。

（c）无论手指是伸直，还是交叉在一起，按压间期都应离开胸壁，向下按压时手指不应用力。

2）确保有效按压。

（a）肘关节伸直，上肢（肩、肘、掌跟）呈一直线并垂直向下，以保证每次按压的方向与胸壁垂直（图2－1－2C）。

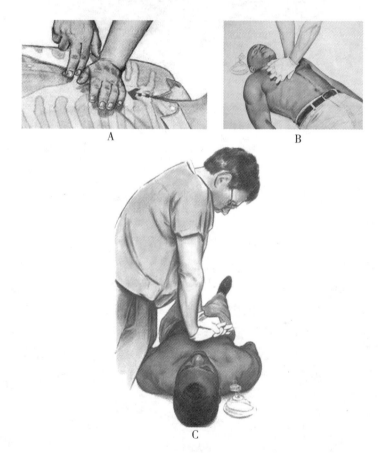

图2－1－2　胸外按压技术

（b）对正常体型的患者，按压幅度为 5～6 cm，为达到有效的按压，可根据体型大小增加或减少按压幅度，最理想的按压效果是可触及颈或股动脉搏动。

（c）每次按压后，双手放松使胸骨恢复到按压前的位置，血液在此期间可回流到胸腔，放松时双手不要离开胸壁，一方面使双手位置保持固定，另一方面，减少胸骨本身复位的冲击力，以免发生骨折。

（d）在 1 次按压周期内，按压与放松时间各占 50% 时间。

（e）在 30 次按压周期内，保持双手位置固定，不要改变手的位置，也不要将手从胸壁上移开，每次按压后，让胸廓回复到原来的位置再进行下一次按压。

7. 人工呼吸（rescue breaths）

（1）开放气道（open the airway）。舌根后坠是造成呼吸道阻塞最常见原因。意识丧失的患者肌肉松弛使下颌及舌后坠，有自主呼吸的患者，吸气时气道内呈负压，也可将舌、会厌或两者同时吸附到咽后壁，产生气道阻塞。此时将下颌上抬，舌离开咽喉部，气道即可打开。如无颈部创伤，可采用仰头抬颏法开放气道，必要时清除患者口中的异物和呕吐物，用指套或手指缠纱布清除口腔中的液体分泌物。清除固体异物时，用一手分开下颌，用另一手示指将固体异物钩出。

（a）仰头抬颏法（head-tilt chin lift maneuver）。为完成仰头动作，应把一只手放在患者前额，用手掌（小鱼际）将额头用力向后推，使头部向后仰，另一只手示指和中指放在下颏骨处，向上提拉，下颏向上抬动，勿用力压迫下颌部软组织，否则有可能造成气道梗阻，避免用拇指抬下颌（图 2－1－3）。

（b）托颌法（jaw thrust）。把手放置在患者头部两侧，肘部支撑在患者躺的平面上，托紧下颌角，用力向上推下颌，如患者紧闭双唇，可用拇指把口唇分开。如果需要进行口对口呼吸，则将下颌持续上托（图2－1－4）。

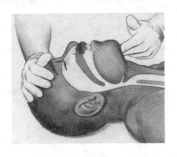
图2－1－3　仰头抬颏法开放气道

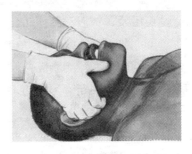
图2－1－4　托颌法开放气道

（2）口对口呼吸。口对口呼吸是一种快捷有效的通气方法，呼出气体中的氧气（含16%～17%）足以满足患者需求。人工呼吸时，要确保气道通畅，捏住患者的鼻孔，防止漏气，急救者用口唇把患者的口全包住，呈密封状，缓慢吹气，每次吹气应持续1秒钟以上，确保吹气时胸廓隆起，吹气后口离开，捏鼻的手指松开，2～3秒后再给下一次呼吸（图2－1－5）。

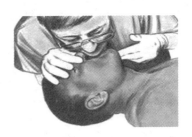
图2－1－5　口对口呼吸

（3）口对鼻呼吸。口对口呼吸难以实施时应推荐采用口对鼻呼吸，尤其是患者牙关紧闭不能开口、口唇创伤时。救治溺水者最好应用口对鼻呼吸方法，因为救治者双手要托住溺水者的头和肩膀，只要患者头一露出水面即可行口对鼻呼吸。

（4）口对面罩呼吸。用透明有单向阀门的面罩，急救者可将呼出气吹入患者肺内，可避免与患者口唇直接接触，有的面罩有氧气接口，以便口对面罩呼吸的同时供给氧气。用面罩通气时双手把面罩紧贴患者面部，加强其闭合性则通气效果更好。

（5）球囊－面罩装置通气。使用球囊面罩可提供正压通气，一般球囊充气容量约为 1 000 mL，足以使肺充分膨胀，但急救中挤压气囊难保不漏气，因此，单人复苏时易出现通气不足，双人复苏时效果较好。双人操作时，一人压紧面罩，一人挤压球囊（图 2－1－6）。

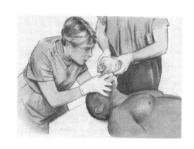

图 2－1－6　球囊－面罩装置通气

8. CPR 要点

（1）判断意识。确定患者是否无反应（拍或轻摇晃患者并大声呼唤）。

（2）根据实际情况，及时呼救/启动 EMSS。

（3）判断呼吸。确定没有呼吸或不能正常呼吸（与判断脉搏同步进行）。

（4）判断循环及胸外按压。专业人员检查颈动脉搏动（不超过 10 秒钟），如无循环征象，立即开始胸外按压。

（5）救援性通气。①开放气道。将患者安放在适当的位置，采用仰头抬颏法或托颌法开放气道；开放气道时，查找口咽部是否有异物，如有异物立即清除。②人工呼吸。将患者置于仰卧位，开放气道后，缓慢吹气 2 次，每次通气时间 1 秒钟以上，确保吹气时胸廓隆起。

（6）重新评估。进行 5 个 30：2 的按压/通气周期后，再进行评估，如仍无呼吸、循环体征，重新进行 CPR 5 个循环。

行双人 CPR 时，一人位于患者身旁，按压胸部；另一人位于患者头侧，保持气道通畅，监测颈动脉搏动，评价按压效果，并进行人工通气。按压频率为 100 ～ 120 次/分钟，按压深度 5 ～ 6 厘米/次，按压/通气比率为 30 : 2，每 5 个循环 2 分钟，两人相互对换；多人时按时替换，更换时间不超过 5 秒（图 2 - 1 - 7）。

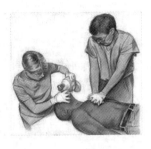

图 2 - 1 - 7　双人 CPR

9. 恢复体位（侧卧位）（recovery position）

对意识无反应，但已有呼吸和循环体征的患者，应采取复苏后恢复体位。如患者继续取仰卧位，患者的舌体、黏液、呕吐物有可能梗阻气道，采取侧卧位后可预防此类情况（图 2 - 1 - 8）。

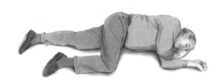

图 2 - 1 - 8　侧卧位

八、电除颤和电复律（defibrillation and cardioversion）

电除颤和电复律的机理是将一定强度的电流通过心脏，使全部或大部分心肌在瞬间除极，然后由心脏自律性最高的起搏点重新主导心脏节律，通常是窦房结。

（一）除颤器的基本组成

除颤器（defibrillator）分为蓄电、放电部分、能量显示器、心电监护仪四个部分。它的直流电压为 15 V，由 220 V 交流电经过整流滤波后获得，也能用反复充电的电池供电，经高压转换器将电压升高至 7 000 V，最后通过高压继电器向电容充电。放电时，在 3.5 秒内达到最大放电 300～450 J。

电极板为一对板状电极，可在除颤时向人体放电，也可在除颤前后作为记录电极而监测患者的心电图变化。体外电极板多为圆形或方形，成人用电极板的直径为 90 mm，儿童所用则为 70 mm。近年来出现的自动体外除颤器（automated external defibrillator，AED）带有计算机芯片，可自动感应心室颤动的发生而迅速报警并自行充电和指导人工放电，其电极板可通过导电胶直接粘贴在患者胸前，无须操作者用力按压电极。这种除颤仪特别适用于公共场所非专业人员使用。

（二）同步电复律和非同步电除颤

1. 直流电同步电复律（direct current synchronized defibrillation）

直流电同步电复律除颤器一般设有同步装置，使放电时电流正好与 R 波同步，即电流刺激落在心肌的绝对不应期，从而避免在心室的易损期放电导致室速或心室颤动。主要用于除心室颤动以外的快速型心律失常。电复律前务必要核查仪器上的"同步"功能处于开启状态。

2. 直流电非同步电除颤（direct current nonsynchronized defibrillation）

直流电非同步电除颤临床上被用于心室颤动和心室扑动。此时已无心动周期，也无 QRS 波，更无从避开心室易损期，应即刻于任何时间放电。有时快速的室性心动过速或预激综合征合并快速心房颤动均有宽大的 QRS 波和 T 波，除颤仪在同步工作方式下无法识别 QRS 波而不放电。此时也可用低电能非同步除颤，以免延误病情。

（三）适应证

心室颤动首选非同步除颤；心房颤动、心房扑动伴血流动力学不稳定者可首选同步电复律。

室性、室上性心动过速先用药物或其他方法，无效或伴有显著血流动力障碍时用同步电复律。

（四）操作方法

（1）电极板放置位置。

胸前位：胸骨右侧第 2～3 肋间和心尖部沿心脏长轴放置。

前后位：胸骨右侧第 2～3 肋间和左背部（避开椎骨）。

注意：两电极间隔大于 10 cm；佩带起搏器时，电极板绝不可放其上，最少要隔 8 cm。

（2）力度。电极板紧贴皮肤，用约 5 kg 力量下压。

（3）次数。择期电复律治疗一般不超过 3 次，对于心室颤动可反复多次。

（4）能量选择。

心室颤动：360 J（单相波），120～200 J（双相波）。

心房颤动：120～200 J（双相波）。

心房扑动、阵发性室上性心动过速：50～100 J（双相波）。

室性心动过速：100～200 J（双相波）。

（五）并发症

（1）心律失常：如窦性心动过缓、房性及交界性逸搏、停搏等。

（2）栓塞：体循环和肺动脉栓塞。

（3）低血压。

（4）肺水肿：见于严重的二尖瓣狭窄合并肺动脉高压或左

心功能不全者。

（5）皮肤灼伤、呼吸抑制、心肌损伤等。

九、简易呼吸器（bag-mask）的使用

简易呼吸器即球囊－面罩是最简单的一种人工机械通气方式，它是由一个球囊、三通阀门、连接管和面罩组成。在球囊舒张时空气能单向进入，其侧方有一氧气入口，可自此输氧 10～15 L/min，徒手挤压球囊，保持适当的频率、深度和时间，可使吸入气的氧浓度增至 60%～80%。

（一）组成

简易呼吸器由面罩、单向阀、球囊、氧气储气阀、氧气储气袋、氧气导管组成。其中氧气储气阀及氧气储气袋必须与外接氧气组合，如未接氧气时应将两项组件取下。

（二）使用方法

（1）将患者仰卧，去枕，头后仰。

（2）清除口腔与喉中假牙等任何可见的异物。必要时置入口咽通气管，防止舌咬伤和舌后坠。

（4）抢救者应位于患者头部的后方，将头部向后仰，并托牢下颌使其朝上，使气道保持通畅。

（5）将面罩扣住口鼻，并用拇指和示指紧紧按住，其他手指则紧按住下颌。

（6）用另外一只手挤压球囊，将气体送入肺中，规律性地挤压球囊提供足够的吸气/呼气时间（成人：10～12 次/分）。

（7）抢救者应注意患者是否有如下情形，以确认患者处于正常的换气：①注视患者胸部上升与下降（是否随着压缩球囊而

起伏）。②经由面罩透明部分观察患者嘴唇与面部颜色的变化。③经由透明盖，观察单向阀是否适当运动。④在呼气当中，观察面罩内是否呈雾气。

（熊艳　詹红　蒋龙元　杨正飞　梁玲）

十、静脉穿刺术（venipuncture）

（一）颈内静脉穿刺插管术（internal jugular venous catheterization）

1. 穿刺径路

（1）前路。将左手示指和中指放在胸锁乳突肌中点、颈总动脉外侧，轻轻将颈总动脉扣于指腹内侧，右手持针，针尖指向同侧乳头，针轴与冠状面呈30°～40°角，常于胸锁乳突肌的中点前缘刺入颈内静脉。

（2）中路。胸锁乳突肌的胸骨头、锁骨头与锁骨上缘构成颈动脉三角，在此三角形顶点穿刺。针轴与皮肤呈30°角，针尖指向同侧乳头，一般刺入2～3 cm即入颈内静脉。

（3）后路。在胸锁乳突肌外侧缘的中下1/3交点，约锁骨上5 cm处进针，针轴一般保持水平位，针尖于胸锁乳突肌锁骨头的深部指向胸骨上切迹。

2. 操作步骤

（1）患者取仰卧位，头低脚高15°～30°，头后仰并转向对侧，必要时肩部垫高。

（2）常规消毒皮肤、铺巾，穿刺点用1%～2%利多卡因局部麻醉。

（3）以5 mL注射器进行试穿。左手指扣及颈总动脉并将其推向内侧，针头30°～40°角，方向为胸锁乳突肌锁骨头内侧朝向乳头方向，保持负压回抽，抽得静脉血即表示刺中颈内静脉。

（4）目前，临床常用的为钢丝引导式中心静脉导管。按试穿的方向、角度以穿刺针进行穿刺，边进针边回抽，并保持一定的负压，抽到静脉血时，即减少穿刺针与额平面的角度，血流很通畅时，固定穿刺针的位置。

（5）经穿刺针插入导引钢丝，钢丝进入深度一般不超过20 cm，退出穿刺针。

（5）从导引钢丝尾插入扩张管，按一个方向旋转，将扩张管旋入血管后，左手用无菌纱布按压穿刺点并拔除扩张管。

（6）将导管顺导引钢丝置入血管中，一般导管插入深度为12～15 cm。

（7）将装有生理盐水的注射器分别连接每个"猪尾巴"（导管尾端），在抽吸回血后，向管内注入2～3 mL生理盐水，锁定卡板，取下注射器，拧上肝素帽。

（8）将导管固定片固定在接近穿刺点处，缝针固定导管，用纱布覆盖穿刺及缝合处，透明胶膜固定。

（9）连接输液器。

（二）锁骨下静脉穿刺插管术（subclavicular venous catheterization）

1. 穿刺径路

（1）锁骨下。锁骨中外1/3的交界处，锁骨下缘1～1.5 cm处为穿刺点。刺入皮肤后，针尖指向胸骨上窝，针体与胸壁皮肤的夹角小于10°，紧靠胸锁内下缘徐徐推进。穿刺过程中始终保持一定的负压，一般刺入3～5 cm即达锁骨下静脉。

（2）锁骨上。胸锁乳突肌锁骨头外侧缘的锁骨上约1 cm处为穿刺点。刺入皮肤后，针尖指向胸锁关节或对侧乳头，穿刺针与皮肤呈 15°角或与冠状面保持水平，进针 1.5～2 cm 即可进入静脉。目前已较少使用该穿刺径路。

2. 操作步骤

（1）患者肩部垫高，头转向对侧，头低脚高 15°～30°。

（2）消毒皮肤、铺巾、穿刺点局部麻醉，穿刺工具同颈内静脉穿刺。

（3）按锁骨下或锁骨上径路穿刺。

（4）其余同颈内静脉插管术。

十一、动脉穿刺术（arteriopuncture）

（一）适应证

需动脉采血进行实验室检查，最常见于血气分析。

（二）禁忌证

（1）有出血倾向。

（2）穿刺局部有感染。

（3）桡动脉穿刺前应进行 Allen 试验，阳性者不应做穿刺（Allen 试验方法为：嘱患者握拳，抬高上肢，同时压迫桡、尺动脉，放平上肢，在放松压迫尺动脉的同时，让患者松拳，观察手指的颜色。如 5 秒内手掌由苍白变红，则表明桡动脉侧支循环良好，Allen 试验阴性；如长于 5 秒手掌的颜色仍不变红，提示桡动脉侧支循环不佳，Allen 试验阳性）。

（三）操作技术

1. 穿刺径路

（1）桡动脉。患者腕部伸直掌心向上，手自然放松，穿刺点位于手掌横纹上 1～2 cm 的动脉搏动处。

（2）肱动脉。患者上肢伸直稍外展，掌心向上，穿刺点位于肘横纹上方的动脉搏动处。

（3）股动脉。患者仰卧，下肢伸直稍外展，穿刺点位于腹股沟韧带中点下方 1～2 cm 的动脉搏动处。

2. 操作步骤（以桡动脉和股动脉穿刺为例）

（1）桡动脉穿刺。通常选用左手。体位：手臂自然平放，手臂伸直，略向外展，以小棉垫放置于患者手腕处，手指掌面向下压，使手掌背曲呈反弓状。常规消毒，术者穿戴无菌手套。操作者左手示指和中指分开 0.5～1 cm，触摸桡动脉搏动最强处并固定，右手持采血针呈 45°角，于示指和中指间斜刺入桡动脉，见血液充满采血针时，迅速拔针，以橡皮塞封闭针头，轻轻搓动注射器使血液与肝素混匀，立即送检。按压穿刺点及上方 2～3 cm 处皮肤，按压时间不少于 5 分钟。

（2）股动脉穿刺。在腹股沟韧带中点下方 1～2 cm 处触及股动脉搏动，用左手示指、中指放在动脉搏动表面，示指与中指分开，穿刺点选在两手指间。常规消毒，穿戴手套，右手持针，垂直进针。其余同桡动脉穿刺。

（四）并发症

动脉穿刺的主要并发症是局部血肿，穿刺后压迫 5～10 分钟，可以预防血肿的发生。

（黎尚荣　徐康清　曹铭辉　郭明炎　林琳）

第二章 外　　科

一、外科常用手术器械（surgical instruments）

（一）外科常用手术器械的名称

（1）各种类型刀片和刀柄（blade and holder）固定手术刀。

（2）手术剪（surgical scissors）（直、弯、长、短、尖头、钝头，眼科剪）。

（3）手术镊（surgical tweezers）（长、短、有齿、无齿，眼科镊、血管镊）。

（4）血管钳（blood vessle forceps）（长、短、蚊式、直、弯、全齿、半齿），肾蒂钳、直角钳、有齿血管钳（Kocher钳）。

（5）胃钳、肠钳、阑尾钳、胆囊钳、心耳钳、血管吻合钳、持针钳、组织钳、器械钳、布巾钳、海绵钳（有齿、无齿）和取石钳。

（6）缝针（suture needle）（圆针、三角针、直针、无创伤针、血管缝合针），各型号丝线（铬制肠线、尼龙线、不锈钢线、合成可吸收缝线）。

（7）拉钩（retractor）（齿状、直角、"S"形，腹部拉钩，自动牵开器）。

（8）探针（probe）（双头、有槽）：胆道探子、尿道探子、刮匙、胆石匙、吸引头。

（9）各种引流管（drainage tube）（"T"形、蕈形，普通胶

管，双腔引流管，思华龙管），香烟引流，胶片引流条，胃管，肛管，导尿管。

（二）外科常用手术器械的使用方法

1. 基本手术器械

（1）手术刀片。用于切开各种组织。各种形状和型号的刀片按手术需要选择。

（2）手术刀柄。用来安装活动刀片，注意用血管钳或持针钳夹持刀片安装或卸下，以防止损伤操作者。刀柄还可用于钝性剥离。

此外，尚有电刀、超声刀、力加索（ligasure）、激光刀、微波刀等，可以切割组织和凝血。

（3）手术剪。直剪用于剪线、拆线或浅层组织解剖，弯剪用于剪组织或剥离组织，长剪用于深部手术。正确的持剪方法为拇、示、中、无名四指持剪。

（4）手术镊。有长短、有齿与无齿、粗齿与细齿、尖头与钝头之分，粗齿用于夹持轻坚硬的组织（如皮肤、筋膜），细齿用于精细手术（如肌腱缝合、整形手术），无齿用于夹持内脏或脆弱组织（如血管、神经），长形用于深部手术。持镊法是拇指、示指、中指三指持镊。

（5）钳。持钳方法同持剪法。

1）血管钳：包括大钳、中钳、小钳、蚊式钳、直钳、弯钳、全齿血管钳、有齿血管钳。直钳用于浅层组织钳夹出血点或钝性分离，带针，装卸刀片等。弯钳用于夹深部或内脏出血点，深部组织钝性分离。钳尖带牙齿的血管钳（Kocher）用于钳夹厚韧或易滑脱的组织，钳夹后组织会坏死。长形或直角血管钳用于深部手术。无损伤血管钳用于血管吻合手术。

血管钳对组织有压榨作用，不能夹持皮肤、心脏及脆弱组织。松钳时，可用拇指和示指持一柄环，中指和无名指顶住另一柄环，二者相对用力，即可松开。

2）持针器（needle holder）。用于夹持弯针缝合组织。三个"1/3"：用钳尖中外 1/3 处夹住缝针的中、后 1/3 交界处，缝线重叠 1/3，以便操作。执持针钳可用掌握法，亦可用持血管钳法。

3）组织钳（tissue forceps）。用于夹持软组织，使其不易滑脱。有软钳与硬钳之分，软钳用于夹胃肠道或其他需保留的软组织。硬钳用于夹皮肤、韧实组织或不用保留的组织牵引。

4）巾钳（towel clip）。用于钳夹并固定无菌布巾，或钳夹组织用作牵引。

5）海绵钳（sponge forceps）（圆钳，环形钳）。有直与弯、有齿与无齿之分。有齿用于夹持纱球进行皮肤消毒，深部拭探或钝性剥离。无齿用以夹持脏器。

6）器械钳或敷料钳（instrument forceps or dressing forceps）。用于钳夹器械或敷料。

7）内脏用钳。

胃钳：用于钳夹胃，压榨力强，组织不易滑脱。

胆囊钳：用于钳夹胆囊，作牵引用。

阑尾钳：用于钳夹阑尾系膜，作牵引用。

肠钳：用于夹肠管用，防止肠内容物溢出。使用时不宜钳压过紧，以减少对肠壁损伤。

取石钳：用于胆道或泌尿道取石。

（6）缝针（suture needle）。直针多用于胃肠道吻合，用手持针。弯针用持针钳夹持。角针（前半部为三棱形），用于缝合皮肤、软骨、韧带等坚韧的组织，损伤较大。圆针（前半部为圆形），用于缝合胃肠及皮下组织，损伤少。

无创伤针：针带线，用于精细手术，如血管、神经吻合。

（7）拉钩（retractor）。甲状腺拉钩、S 拉钩及腹壁拉钩，用于牵开手术野表面组织，以暴露深部组织。使用时应用纱垫隔开组织，拉力均匀，不能突然用力或用力过猛，以免损伤组织。

自动拉钩：如"C"形拉钩，配有多把长短、大小不一的拉钩，固定在手术台上自动牵开手术野，有助于解放人力，暴露术野清楚及持久，目前多用于腹部的大手术暴露。

（8）探针（probe）。双头探针用于探查瘘管与窦道，放引流物或肛瘘挂线术，有槽探针用于窦道及瘘管切开或切除时引导。另外，如尿道探子、胆道探子用于特殊手术。

（9）刮匙（curet）。用于清除肉芽或坏死组织，胆道匙用于清除胆道结石。

（10）吸引头（suction tip）。分单管与套管吸引头，吸引积血、积液和烟雾。

2. 外科用线

（1）可吸收线（absorbable ligature）。

1）肠线。由绵羊肠壁的黏膜下层组织制成，主要成分是结缔组织和少量弹力纤维。普通肠线 5～7 天逐渐被吸收，铬制肠线 2～3 周被吸收。主要用于胃肠道吻合，胆道、输尿管、尿道黏膜层、膀胱黏膜层缝合，深部感染组织结扎或缝合，及感染可能性大的腹膜缝合。因肠线属异种蛋白质，吸收过程中组织反应重，易致伤口感染，抗张力的强度较差，临床上现已被合成可吸收缝线代替。

2）合成可吸收缝线。以乙交酯、丙交酯、羟基乙酸、聚对二氧环己酮等为主要原料经聚合、喷丝、编织制成，它表面有涂层，具惰性、无抗原性、无致热性、可降解，降解产物有抗菌作用，克服了羊肠线引起异种蛋白反应、张力低、易致感染的缺点。目前，临床上常用的合成可吸收缝线有薇乔（Vicryl）、Dexon、普迪思（PDS）等，它们可用于缝合腹膜壁层、胃肠道吻合等手术。

（2）不吸收线（nonabsorbable ligature）。

1）丝线。最常用。组织反应轻，质软不滑，方便打结，拉力好，价廉。

使用时需注意：①为永久异物，尽量选用细丝线。感染伤口中，除缝皮外，不宜用丝线缝合或结扎。②胃肠道吻合时避免连续缝合，因易致吻合口溃疡或出血。③一般用黑线，因白线染血后不易识别，且白线经漂白后易断。④使用时浸湿，增加张力及便于结扎和缝合。

2）不锈钢丝。组织反应很少，拉力大，但不易打结，有割裂软组织的可能，价贵。用于筋膜或肌腱缝合，皮肤减张缝合，骨骼固定。

3）不可吸收滑线。组织反应小，可制成很细的线，多用于血管神经缝合、整形，注意线结易滑脱。例如，prolene 缝线可用于缝合血管、神经等组织；premilene 缝线可用于甲状腺等手术的皮内缝合，也可用于心血管外科和神经外科的缝合。

二、手术野的消毒方法（disinfection of surgical field）

（一）确定消毒范围

根据手术切口的需要（位置、长度等）或术中切口可能延长的变化而定出消毒的范围。

（二）备皮（skin prep）

备皮指消毒范围内的皮肤准备。用汽油或乙醚拭去手术皮肤上的油脂或胶布粘贴的残迹，备皮刀刮除毛发，用肥皂水、生理盐水清洗，必要时可用0.2%安尔碘清洗。

（三）消毒剂的选择（disinfectant）

（1）传统先用2%碘酊消毒皮肤1遍，待自然干后，用75%酒精将碘酒退净（2遍）。目前手术室里为了避免2%碘酊灼伤患者皮肤，已推广使用含碘0.45%～0.55%的消毒剂（如朗索），它只需在术野皮肤上消毒2～3遍，晾干后即可达到消毒目的。

（2）婴儿、口腔、面部、肛门及外生殖器，不能用2%碘酊消毒，可用0.2%安尔碘、0.1%新洁尔灭溶液（现多用0.1%安多福、0.3%碘伏或0.45%～0.55%朗索等消毒液），涂擦2～3遍，并需要自然晾干3分钟以达到最好的消毒效果。

（3）植皮时，供皮区的消毒可用75%酒精涂擦2～3次。

（四）一般步骤及注意事项

（1）消毒范围至少应距切口边缘15 cm以上。

（2）腹部消毒时，应先滴少许上述消毒液于脐孔内，皮肤消毒完后，再将脐孔内消毒液拭干。

（3）消毒时应由术野中央向四周涂擦。如为感染伤口或肛门等处手术，则应自外周涂向感染伤口或肛门会阴处。已接触污染部位的消毒用纱布球，不要再返回清洁处涂擦。

（4）纱布球浸2%碘酊切忌过湿，以免碘酊流向背部引起皮肤烧伤。

（5）消毒完毕，操作者手及手臂应再次按照"六步法"涂抹抗菌凝胶液。

三、铺无菌布单（sterile sheets）

（一）目的

为了减少手术中污染的机会，除显露切口所需皮肤区外，其余部位均需要用无菌巾遮盖。

（二）操作方法

小手术仅盖一块孔巾即可。较大的手术切口至少要铺 4～6 层无菌布单。先用 4 块无菌巾，每块巾一边双折 1/3，然后按顺序铺盖切口四周。顺序如下：

（1）未穿无菌手术衣时，先铺对面一侧或相对不洁一侧（如下腹部、会阴部），最后铺靠近操作者一侧。

（2）已穿无菌手术衣时，先铺靠近操作者一侧，再铺相对不洁一侧，然后铺其他二侧。

（3）无菌巾一经铺下，不要随便移动，如位置不当时，只能由手术区向外移，不能向手术区内移动。铺好无菌巾后用 4 把布巾钳夹住 4 个交角处（目前手术室无菌巾多自带胶布，铺完可不用巾钳固定），然后根据情况再铺中单或大单，大单的头端应盖过麻醉架，足端和二侧应下垂超过手术缘不少于 30 cm。

四、穿无菌手术衣（sterile operating coat）

（1）穿无菌手术衣。拿起手术衣辨别内面及外面，提起衣领两角，将手术衣轻轻抖开，注意勿将衣服外面对向自己或触碰到其他物品或地面。将两手插入衣袖内，两臂前伸，让巡回护士协助穿上。如果两条较长腰带均对称垂在身体前侧，此时应双臂交叉提起腰带向后递，由巡回护士在身后将带系紧；新的手术衣则是先穿上手术衣，再戴上无菌手套，然后解开手术衣上的两条系带，将其中一条交给已穿好手术衣和戴好无菌手套的护士或医生拿住，自己则拿住另一条系带转身一周，使两条系带汇合在一起，并绑好。

（2）脱手术衣。如果还需要接台手术或需要去旁边手术室会诊上台，则由巡回护士帮助脱去手术衣后再脱手套，再次涂手后重新穿手术衣。

五、戴无菌手套（sterile gloves）

（一）操作步骤

（1）穿好手术衣后，请巡回护士开无菌手套一副。

（2）取手套时只能捏住手套口的翻折部，不能用手接触手套外面。

（3）对好两只手套，使两只手套的拇指对向前方并靠拢。右手提起手套，左手插入左手套内，并使各手指尽量深地插入相应指筒末端。再将已戴手套的左手指插入右侧手套口翻折部之下（此时最容易犯的错误是左手拇指触及右手手套翻折处），将右侧手套拿稳，然后再将右手插入右侧手套内，最后将手套套口翻折部翻转包盖于手术衣的袖口上。

（4）用消毒外用生理盐水洗净手套外面的滑石粉。

注意：目前临床上使用的无菌手套均不含滑石粉，不用生理盐水洗净。

（二）注意事项

（1）戴手套时应当注意未戴手套的手不可触及手套的外面，

戴手套的手不可触及未戴手套的手或者另一手套的里面。

（2）戴手套后如发现有破洞，应当立即更换。

（3）脱手套时，应翻转脱下。

六、穿、脱隔离衣（isolation clothes）

（一）适用范围

下列情况需穿隔离衣：

（1）进入严格隔离病区时，需穿隔离衣。

（2）检查、护理需特殊隔离患者，工作服可能受分泌物、排泄物、血液、体液沾染时，需穿隔离衣。

（3）进入易引起院内播散的感染性疾病患者病室和需要特别隔离的患者（如大面积烧伤、器官移植和早产儿等）的医护人员均需穿隔离衣。

（二）准备工作

穿衣前须戴好帽子、口罩，取下手表，卷袖至前臂以上并行清洁洗手。

（三）操作方法

1. 穿衣

（1）手持衣领取下隔离衣，清洁面朝自己将衣领向外折，对齐肩缝，露出袖笼。

（2）左手伸入袖内并上抖，依法穿好另一袖，两手上举，将衣袖尽量抖上。

（3）两手持衣领顺边缘向后扣好领扣，然后系好袖口。

（4）双手在腰带下约5 cm处平行向后移动至背后，捏住身后衣服正面的边缘，两侧对齐，然后向一侧按压折叠，系好腰带。

2. 脱衣

（1）解开腰带的活结再解袖口，在肘部将部分袖子塞入工作服袖下，尽量暴露双手前臂。

（2）双手于消毒液中浸泡清洗，并用毛刷按前臂、腕部、手掌、手背、指缝、指甲、指尖顺序刷洗两分钟，再用清水冲洗干净。

（3）洗手后拭干，解开衣领，一手伸入另一手的衣袖口，拉下衣袖包住手，用遮盖着的手从另一袖的外面拉下包住手。

（4）两手于袖内松开腰带，然后双手先后退出，手持衣领，整理后，按规定挂好。

（5）如脱衣备洗，应使清洁面在外将衣卷好，投入污衣袋中。

七、止血（hemostasis）

（一）目的

防止或减少创伤和手术过程中的出血。

（二）适应证

（1）周围血管创伤性出血。

（2）某些特殊部位创伤或病理血管破裂出血，如肝破裂、食管静脉曲张破裂等。

（3）减少手术区域内的出血。

（三）准备工作

（1）急救包、纱布垫、纱布，三角巾、四头带或绷带。

（2）橡皮管、弹性橡皮带、空气止血带、休克裤等。

（3）气囊导尿管、三腔二囊管、注射器。

（4）生理盐水及必要的止血药，如凝血酶、去甲肾上腺素等。

（四）操作方法

1. 手压止血法

用手指、手掌或拳头压迫出血区域近侧动脉干，暂时性控制出血。压迫点应放在易于找到的动脉径路上，压向骨骼方能有效。例如，头、颈部出血，常可指压颈动脉、颌动脉、椎动脉；上肢出血，常可指压锁骨下动脉、肱动脉、尺、桡动脉；下肢出血，常可指压股动脉、腘动脉、胫动脉。

2. 加压包扎止血法

用厚敷料覆盖伤口后，外加绷带缠绕，略施压力，以能适度控制出血而不影响受伤部位的血运为度。四肢的小动脉或静脉出血、头皮下出血多数患者均可达到止血目的。

3. 强屈关节止血法

前臂和小腿动脉出血不能制止时，如无合并骨折或脱位，立即强屈肘关节或膝关节，并用绷带固定，即可控制出血，以利迅速转送医院。

4. 填塞止血法

广泛而深层软组织创伤，腹股沟或腋窝等部位活动性出血以及内脏实质性脏器破裂，如肝粉碎性破裂出血。可用灭菌纱布或子宫垫填塞伤口，外加包扎固定。在做好彻底止血的准备之前，不得将填入的纱布抽出，以免发生大出血时措手不及。

5. 钳夹止血

对于明显的血管活动性出血，用血管钳尽可能准确地钳夹，一般数分钟后即可止血。适用于皮下组织内小血管的出血。

注意钳夹时不应夹住周围过多组织，并注意钳子的尖端朝下。

6. 结扎止血

适用于较大血管的出血或钳夹止血效果不好时。

（1）单纯结扎止血。先用血管钳钳夹出血点，注意使钳的尖端朝上，便于结扎。然后将线绕过钳下的血管和少许周围组织，结扎止血。

（2）缝扎止血。适用于较大血管或重要部位血管出血。先用血管钳钳夹血管及少许周围组织，然后用缝针穿过血管端和组织并结扎。可行单纯缝扎或"8"字缝扎。对较大的动脉血管，通常采用双重缝扎止血。

7. 电凝止血

用于小血管的止血。利用高频电流的电热作用，使血液凝结、碳化。可先用止血钳钳夹出血点，然后通电止血，也可用单极或双极电凝镊直接钳夹住出血点止血。

8. 止血带法

止血带的使用一般适用于四肢大动脉的出血，常在采用加压包扎不能有效止血的情况下才选用止血带。常用的止血带有以下三种类型。

（1）橡皮管止血带。常用弹性较大的橡皮管，便于急救时使用。

（2）弹性橡皮带（驱血带）。用宽约 5 cm 的弹性橡皮带抬高患肢，在肢体上重叠加压，包绕几圈，以达到止血目的。

（3）充气止血带。压迫面宽而软，压力均匀，还有压力表测定压力，比较安全，常用于四肢活动性大出血或四肢手术时采用。

（五）注意事项

（1）止血带绕扎部位。扎止血带的标准位置在上肢为上臂上 1/3，下肢为大腿中、下 1/3 交界处。目前，有人主张把止血带扎在紧靠伤口近侧的健康部位，有利于最大限度地保存肢体。上臂中、下 1/3 部扎止血带容易损伤桡神经，应视为禁区。

（2）上止血带的松紧要合适，压力是使用止血带的关键问题之一。止血带的松紧，应该以出血停止、远端以不能摸到动脉搏动为度。过松时常只压住静脉，使静脉血液回流受阻，反而加重出血。使用充气止血带，成人上肢需维持在 40 kPa（300 mm-Hg），下肢以 66.7 kPa（500 mmHg）为宜。

（3）持续时间：原则上应尽量缩短使用上止血带的时间，通常可允许 1 小时左右，最长不宜超过 3 小时。

（4）止血带的解除：要在输液、输血和准备好有效的止血手段后，在密切观察下放松止血带。若止血带缠扎过久，组织已发生明显广泛坏死需要截肢前不宜放松止血带。

（5）止血带不可直接缠在皮肤上，上止血带的相应部位要有衬垫，如三角巾、毛巾、衣服等均可。

（6）要求有明显标志，说明上止血带的时间和部位。

（六）禁忌证

（1）需要施行断肢（指）再植者不用止血带。

（2）特殊感染截肢不用止血带，如气性坏疽截肢。

（3）凡有动脉硬化症、糖尿病、慢性肾病肾功能不全者，慎用止血带或休克裤。

八、外科缝合（surgical suture）

（一）目的

使组织对合，促进愈合。

（二）缝合方法（图2－2－1）

1. 单纯对合缝合（simple suture）

（1）间断式（simple interrupted suture）。如皮肤、皮下组织、腹外斜肌腱膜、肌膜和胃肠道吻合内层的缝合。

（2）"8"字缝合（simple crossed suture）。常用于缝合张力较大的腱膜，也用于易滑脱组织出血的缝扎。可分为内"8"字缝合和外"8"字缝合。

（3）连续式（continuous suture）。多用于胃肠道吻合内层的缝合，有一定的止血作用。

（4）连续交锁式（continuous locked suture）。多用于胃肠道吻合时后壁内层缝合，止血效果好。

2. 内翻缝合法（inverting suture）

内翻缝合后边缘内翻，外面光滑，对合良好，常用于胃肠道缝合。

（1）垂直褥式（Lembert）。分间断与连续两种，胃肠道吻合外层多用间断内翻法缝合浆肌层。

（2）水平褥式。分间断（Halsted）与连续（Cushing）两种，多用于胃肠道浆肌层缝合。

（3）连续全层水平褥式（Connell）。常用于胃肠道吻合时前壁内层的缝合。

（4）荷包缝合（purse-string suture）。用于包埋残端、固定

空腔脏器的造瘘管。

3. 外翻缝合法（everting suture）

外翻缝合后边缘外翻，内面光滑，用于缝腹膜、血管、松弛的皮肤。

（1）间断垂直褥式（interrupted vertical mattress suture）。用于缝皮肤。

（2）间断水平褥式（interrupted longitudinal mattress suture）。用于缝腹膜或吻合血管。

（3）连续水平褥式（continuous longitudinal mattress suture）。用于吻合血管。

（三）注意事项

（1）缝合整齐，对合严密而无张力。

（2）尽量减少遗留体内的缝线，合成线宜连续缝合，丝线宜间断缝合。

（3）由深至浅，组织逐层对齐。注意防止缝合过浅或过松致组织间残留无效腔，或过深过紧皮缘内卷下陷，影响血循环且肿痛，或伤口对合不齐致伤口感染裂开。

（4）缝合间距以二针针间不产生裂隙为准。一般皮肤针距 1 cm，边距 0.5 cm，视皮下脂肪厚度和皮肤松弛情况调整。

（5）切口较长时，可先作定位缝合。

（6）患者切口愈合力差或张力很大时，可作减张缝合。

（四）剪线（trim ligature）

两线并拢，将线剪尖微张，以一侧刃锋沿线尾下滑至结扎处，将剪微向上偏，上偏的角度依所留线头的长短而异，将线剪断时，勿损伤周围组织，丝线一般留 1～2 mm 线头，重要组织或大血管宜留长些。肠线、尼龙线留 3～5 mm，不锈钢丝留

5～6 mm，且将线头埋于胶管内，以免损伤组织。

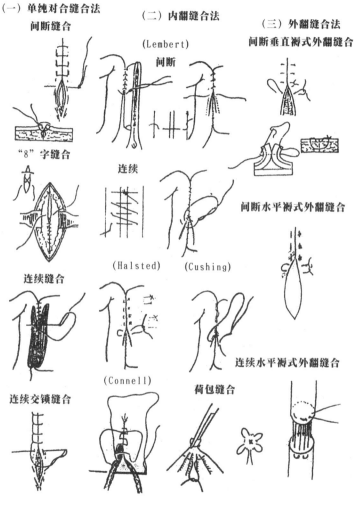

图2-2-1 各种缝合方法示意

九、线结与打结方法（knot and knot tying）

（一）线结

（1）方结（平结）（square knot）。最常用的一种结。第一个结与第二个结方向相反，打成后愈拉愈紧，不易松脱。用于小血管或组织结扎。

（2）三重结（trebling knot）。方结再加一个结，第三个结与第二个结方向相反。用于重要血管或有张力的组织结扎，打结后结扎牢固可靠。

（3）顺结（假结）（false knot）。两个结方向相同，易松脱。

（4）滑结（slip knot）。两结方向虽相反，但因打结时两手用力不均成角而造成，最易滑脱。

要求掌握方结和三重结，避免顺结和滑结。

（二）打结方法

（1）单手打结。用右手或左手打结，简便而快，手术时最常用。

（2）双手打结。对张力较大的组织结扎时较方便。

（3）持钳打结。用于深部或线头短，用手打结有困难时，或为了节省用线，节省穿针时间。注意缝合有张力时不易扎紧。

（三）注意事项

（1）打结时，拉线的方向应顺着结的方向，否则线易在结扣处折断。

（2）两线忌成锐角，应放平后再拉紧，否则亦易折断。

（3）双手用力应缓慢均匀，手不要离线太远。

（4）深部打结时，在线结近处用一示指将一线压向被结扎的组织之下，与另一线成直线拉紧，不可将组织向上提，以免将线结拉脱或组织撕裂。不可用拇指压线。

（5）打第二个结时，注意不要松开第一个结，必要时可由助手用血管钳或无齿镊轻轻夹住线结，待第二个结靠近第一个结时再放松钳。

（6）打结时要避免打成顺结或滑结。

（7）打结并不是越紧越好，结太紧可能会撕裂组织或引起组织缺血。

十、外科换药（dressing change）

（一）目的

（1）观察伤口愈合情况，以便酌情给予相应的治疗和处理。

（2）处理伤口，去除异物、渗液或脓液，减少细菌的繁殖和分泌物对局部组织的刺激。

（3）伤口局部外用药物，促使炎症局限，或加速伤口肉芽生长及上皮组织扩展，促进伤口尽早愈合。

（4）包扎固定患部，使局部得到充分休息，减少患者痛苦。

（5）保持局部温度适宜，促进局部血液循环，改善局部环境，为伤口愈合创造有利条件。

（二）适应证

（1）无菌手术及污染性手术术后 1～2 天检查切口局部情况。

（2）估计手术后有切口出血、渗血可能者，或外层敷料已被血液或渗液浸透者。

（3）位于肢体的伤口包扎后出现患肢浮肿、胀痛，或皮肤颜色青紫，局部有受压情况者。

（4）伤口内安放引流物需要松动、部分拔出或全部拔出者。

（5）伤口已化脓感染，需要定时清除坏死组织、脓液和异物者。

（6）伤口局部敷料松脱、移位、错位，或包扎、固定失去应有作用者。

（7）外科缝合伤口已愈合，需要拆除切口缝线者。

（8）需要定时局部外用药物治疗者。

（9）手术前创面准备，需要对其局部进行清洁、湿敷者。

（10）各种瘘管漏出物过多者。

（11）大、小便污染，或鼻、眼、口分泌物污染、浸湿伤口敷料者。

（三）准备工作

（1）患者的准备。了解患者的心情，向患者讲解换药的目的和意义，消除患者的心理恐惧。患者应保持合适体位，既有利于患者舒适，也有利于医生换药。

（2）自身准备。着装符合要求，修剪指甲，洗手，佩戴口包和帽子。

（3）环境准备。操作前半小时停止一切清扫工作。注意拉好床帘，保护患者隐私，尽量减少不相关人员在场。

（4）用物准备。无菌治疗碗2个、无菌镊子2把、弯盘1个、无菌棉球、无菌纱布数块、消毒液（0.1%安多福或安尔碘）、胶布1卷或绷带。目前，临床有些已改用一次性换药包，使用起来更加方便。另外，要根据伤口情况准备引流物、血管钳、探针、刮匙、凡士林纱布、外用药物等。

（四）操作方法

（1）拆除敷料。外层绷带和敷料用手取下，揭除敷料的方向与伤口纵轴方向平行，以减少疼痛。若内层敷料难以揭去，可用生理盐水，棉球浸湿后再揭除。暴露伤口后注意观察伤口情况，有无红肿等，根据情况挤压切口判断皮下是否有积液。

（2）伤口处理。区分无菌镊和相对污染镊，左手无菌镊子取干净治疗碗内消毒棉球或纱块，然后再转给右手相对污染镊子夹持，再处理伤口。根据伤口情况去除腐败组织或异物等。清洁伤口先由创缘向外擦洗。化脓创口由外向创缘擦拭。

（3）覆盖敷料。伤口处理完后用纱布覆盖（可塞引流条、油纱、纱布，必要时可用生理盐水、高渗盐水、酒精纱条湿敷）。纱布第一层应为光滑面朝向切口，根据切口情况选择纱布大小及厚度。

（4）胶布固定，胶布方向应与身体长轴垂直。

（5）污物处理，利器放入利器盒，布巾放入专用布巾回收箱，其他污物放入黄色医疗垃圾袋。

（五）注意事项

（1）换药者操作应当稳、准、轻，禁忌动作过粗过大，严格遵守外科无菌技术操作要求。

（2）根据伤口情况准备换药敷料和用品，节约敷料，物尽其用，不应浪费。

（3）合理掌握换药的间隔时间，间隔时间过长不利于伤口愈合，间隔时间过短因反复刺激伤口也会影响伤口愈合，同时增加患者痛苦，并造成浪费。

（4）每次换药完毕，须将一切用具放回指定的位置，认真洗净双手后方可给另一患者换药。

（5）多个患者换药时，须按清洁伤口、可能污染伤口、感染性伤口、特殊感染伤口顺序进行换药。

（6）换药过程中注意保护自己，必要时佩戴橡胶手套。

十一、伤口拆线 （remove stitches）

（一）目的

皮肤缝线为异物，不论愈合伤口或感染伤口均需拆线。所以，外科拆线尤指在缝合的皮肤切口愈合以后或手术切口发生某些并发症时（如切口化脓性感染、皮下血肿压迫重要器官等）拆除缝线的操作过程。

（二）适应证

（1）缝合伤口如有明显红肿、压痛，局部张力增高等感染征兆时，则应及早间断拆线或拆除相关部位的缝线。

（2）无菌手术切口，成人患者一般可根据部位不同，按如下时间拆线：头、颈、面部伤口 4～5 天拆线；下腹、会阴部6～7天拆线；胸、上腹、背、臀部伤口 7～9 天拆线；四肢伤口10～12 天拆线（靠近关节适当延长）；减张切口 14 天拆线；腹壁伤口裂开再次全层缝合伤口 15～18 天拆线。

（三）准备工作

（1）告诉患者拆线过程简单，只有轻微疼痛，解除患者心理紧张。

（2）小儿患者位于颜面部的多针精细缝合伤口，可在时间短暂的全麻下进行（如氯胺酮麻醉），以免患者哭闹造成误伤。但必须注意，全麻应在适当的场所由麻醉医师施行。

（3）备物：无菌治疗碗 2 个、无菌镊子 2 把、弯盘 1 个、无菌棉球、无菌纱布数块、消毒液（75% 酒精、0.1% 安多福或安尔碘）、胶布 1 卷或绷带、剪刀或刀片或拆钉器等。

（四）操作方法

（1）常规消毒 1 遍，清洗干净伤口，并浸湿缝线线头，使线头不粘在皮肤上。

（2）操作者左手持血管钳或镊子，夹住线头，轻轻向上提起。用剪刀插进线结下空隙，紧贴针眼，从由皮内拉出的部分将线剪断，向对侧拉出。全部拆完后，用消毒棉球再擦拭一遍，盖无菌敷料，包扎固定。

（3）如伤口缝线针孔明显红肿说明有线头反应的情况，可用 10～12 层 70% 酒精纱布裹敷，再用凡士林纱布覆盖，以减缓酒精挥发，最后用绷带适当加压包扎，以后每日换药 1 次。

（五）注意事项

（1）操作中严格遵守无菌原则。

（2）术后如无特殊情况，一般不必特殊处理，局部敷料酌情保留适当时间即可解除。

（3）下列情况，应延迟拆线：严重贫血，消瘦，营养不良，老年体弱，恶病质，合并糖尿病或正在服用糖皮质激素、免疫抑制剂的患者。另外，增加胸腹部压力的因素（如咳嗽等）没有控制时，胸、腹部切口应延迟拆线。

十二、插胃管术（gastric intubation）

（一）适应证

（1）胃扩张、幽门狭窄及食物中毒等。

（2）腹部大手术前的准备。

（3）昏迷、极度厌食者插胃管行营养支持治疗。

（4）口腔及喉手术须保持手术部位清洁者。

（5）胃液检查。

（6）胃肠减压。

（二）禁忌证

严重的食管胃底静脉曲张、腐蚀性胃炎、鼻腔阻塞、食管或贲门狭窄或梗阻，严重呼吸困难。

（三）准备工作

（1）训练患者插胃管时的配合动作，以保证插管顺利进行。

（2）器械准备。备消毒胃管、弯盘、钳子或镊子、10 mL 注射器、纱布、治疗巾、石蜡油、棉签、胶布、夹子及听诊器。

（3）检查胃管是否通畅，长度标记是否清晰（图2-2-2）。

（4）插胃管前先检查鼻腔通气情况，选择通气顺利一侧鼻孔插管。

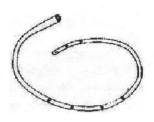

图2-2-2　胃管

（四）操作方法

（1）患者取坐位、半卧位或平卧位。

（2）用石蜡油润滑胃管前段，左手持纱布托住胃管，右手持镊子夹住胃管前段，沿一侧鼻孔缓慢插入到咽喉部（14～16 cm），嘱患者做吞咽动作，同时将胃管送下，插入深度为45～55 cm（相当于患者发际到剑突的长度）。然后用胶布固定胃管于鼻翼处。

（3）检查胃管是否在胃内。

1）抽：胃管末端接注射器抽吸，如有胃液抽出，表示已插入胃内。

2）听：用注射器从胃管内注入少量空气，同时置听诊器于胃部听诊，如有气过水声，表示胃管已插入胃内。

3）看：将胃管末端置于盛水碗内应无气体逸出，若有气泡连续逸出且与呼吸相一致，表示误入气管内。

（4）证实胃管在胃内后，将胃管末端折叠用纱布包好，用夹子夹住。置患者枕旁备用。

（五）胃插管术、胃肠减压术注意事项

（1）对第一次插胃管的清醒患者，应做好解释工作以取得合作。

（2）患者取卧位，将治疗巾铺在患者颌下，胃管涂以石蜡油后，向鼻孔内插管，边插边嘱患者吞咽，昏迷患者可将其头前屈，以促使胃管进入食管。

（3）插管中患者出现恶心欲吐，则暂停片刻并嘱患者做深呼吸，待恶心停止后，再继续插。顽固恶心呕吐者，可注射苯巴比妥钠、阿托品，并以1%丁卡因喷喉后再插。如患者发生呛咳、呼吸急促、发绀等，则可能插入气管，须立即拔出胃管。

（4）插胃管深度相当于从患者鼻尖经耳前到剑突的长度，成人一般 50 ～ 55 cm。插至预定深度后，需要检查胃管是否在胃内。（图 2 - 2 - 3）

（5）对昏迷或不合作患者，如插管后抽不到胃液，可能是胃管未进食管而在口腔内盘曲成团，此时应检查口腔并拔出重插。

（6）胃管插入后，若需长期停留，则用胶布固定在上唇及面颊部。开口端接持续减压器或以无菌纱布包盖后夹紧。

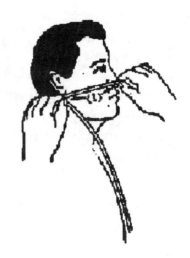

图 2 - 2 - 3　胃管插入长度
（鼻尖至耳垂）

目前，为了消除插胃管过程中引起的不适，故若气管内插管行吸入全麻者，常在麻醉稳定后才进行插胃管。

十三、导尿术（urethral catheterization）

导尿术是用无菌导尿管自尿道插入膀胱引出尿液的方法。导尿可引起医源性感染，因此，在操作中应严格掌握无菌技术，熟悉男、女性尿道解剖特点，避免增加患者的痛苦。

（一）目的

（1）为尿潴留患者解除痛苦，使尿失禁患者保持会阴清洁干燥。

（2）收集无菌尿标本，做细菌培养。

（3）避免盆腔手术时误伤膀胱，为危重、休克患者正确记录尿量，为测尿比重提供依据。

（4）检查膀胱功能，测膀胱容量、压力及残余尿量。

（5）鉴别尿闭和尿潴留，以明确肾功能不全或排尿功能障碍。

（6）诊断及治疗膀胱和尿道的疾病，如进行膀胱造影或对膀胱肿瘤患者进行化疗等。

（二）用物

（1）消毒包内有小弯盘 1 个、持物钳 2 把、大棉球 10 个、纱布 2 块、左手手套 1 只。

（2）导尿包内有方盘 1 个、治疗碗 2 只、导尿管 8 号和 10 号各 1 条（图 2 - 2 - 4）、止血钳 2 把、小药杯 2 个、大棉球 2 个、孔巾 1 块、纱布 2 块、手套 1 副。

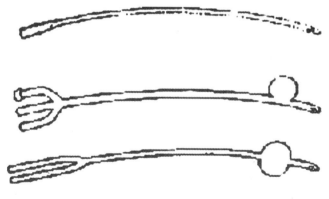

图 2 - 2 - 4　各种类型的导尿管

（3）另备 0.1% 新洁尔灭溶液（现多用 0.1% 安多福、0.3% 碘伏或 0.45%～0.55% 朗索等消毒液），无菌石蜡油，胶布，治疗巾、大毛巾、弯盘。

（三）操作方法

1. 女性导尿法

女性尿道短，为 3～5 cm，富于扩张性，尿道口在阴蒂下方，呈矢状裂。老年妇女由于会阴肌肉松弛，尿道口回缩，插导尿管时应正确辨认。

（1）备好用物进病房，向患者说明目的，取得合作，遮挡患者。

（2）能自理者，嘱其清洗外阴，不能起床者，协助其清洗外阴。患者取仰卧位，护士立于患者右侧，将盖被扇形折叠盖于患者胸腹部。脱近侧裤腿，盖于对侧腿上，近侧下肢用大毛巾遮盖，嘱患者两腿屈膝自然分开，暴露外阴。

（3）将治疗巾（或一次性尿布）垫于臀下，弯盘放于床尾。开消毒包，备消毒液，左手戴无菌手套，将已备好的清洗消毒用物置于患者两腿之间，右手持止血钳夹 0.1% 安多福消毒棉球清洗外阴，其原则由上至下，由外向内（外阜 1 个，大腿内侧各 1 个）。清洗完毕，另换止血钳，左手拇指和示指分开大阴唇，以尿道口为中心，以尿道口、前庭、两侧大小阴唇为清洗顺序各用一棉球，最后用一棉球消毒尿道口至会阴、肛门，每个棉球限用 1 次，污棉球及用过的钳子置于床尾弯盘内。

（4）打开导尿包，备 0.1% 安多福、无菌石蜡油。戴无菌手套，铺孔巾，润滑导尿管前端，以左手拇指和示指分开大阴唇，右手持止血钳夹消毒棉球再次消毒尿道口。

（5）另换一止血钳持导尿管轻轻插入尿道 4～6 cm，见尿后再插入 1～2 cm（图 2 - 2 - 5）。

（6）如需做尿培养，用无菌标本瓶或试管接取，盖好瓶盖。

（7）治疗碗内尿液盛满后，用止血钳夹导尿管末端，交于左手中指间，将尿液倒入便盆内。

266

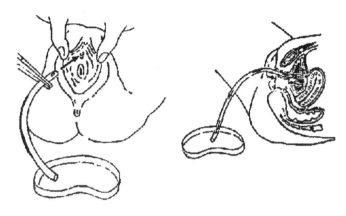

图2－2－5　女性导尿术

（8）导尿毕，用纱布包裹导尿管，拔出，放入治疗碗内。擦净外阴，脱去手套，撤去孔巾，清理用物，协助患者穿裤，整理床单，测量尿量并记录，标本送检。

2. 男性导尿法

成人男性尿道全长为17～20 cm，有两个弯曲即活动的耻骨前弯和固定的耻骨下弯，3个狭窄部即尿道内口、膜部和尿道外口，导尿时须掌握这些解剖特点，以便导尿管顺利插入。

（1）备好用物进病房，向患者说明其目的，取得合作，遮挡患者。

（2）同女性导尿法（2）。

（3）铺治疗巾于患者臀下，开消毒包，备消毒液，左手戴手套，用消毒液棉球清洗阴茎两次。左手持无菌纱布包住阴茎，后推包皮，充分暴露尿道口及冠状沟，严格消毒尿道口、龟头，螺旋形向上至冠状沟，共3次，最后消毒阴茎背侧及阴囊5次，每个棉球限用1次。在阴茎及阴囊之间垫无菌纱布1块。

（4）打开导尿包，备0.1％安多福、无菌石蜡油。戴无菌手套，铺孔巾。滑润导尿管 18 ～ 20 cm。暴露尿道口，再次消毒，提起阴茎使之与腹壁成60°角（图2－2－6）。

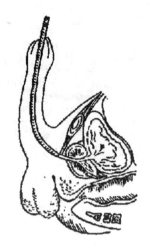

（5）另换止血钳持导尿管轻轻插入尿道 18 ～ 20 cm，见尿后再插入 1 ～ 2 cm。

（6）若插导尿管时，遇有阻力，可稍待片刻，嘱患者张口做深呼吸，再徐徐插入，切忌暴力。

（7）根据需要留取尿培养标本，拔管同女性导尿法。

图2－2－6　男患者导尿提起阴茎和腹壁成60°角

（8）导尿完毕，清理用物，整理床单位。

（四）注意事项

（1）严格执行无菌技术及消毒制度，防止医源性感染。导尿管一经污染或拔出均不得再使用。

（2）插入、拔出导尿管时，动作要轻、慢、稳，切勿用力过度，以免损伤尿道黏膜。

（3）对膀胱高度膨胀且又极度虚弱的患者，第一次导尿量不可超过 1 000 mL，以防因大量放尿，导致腹腔内压突然降低，大量血液滞留于腹腔血管内，造成血压下降，产生虚脱，亦可因膀胱突然减压，导致膀胱黏膜急剧充血，引起尿血。

（五）导尿管留置法（indwelling catheter）

导尿后将导尿管留在膀胱内，以引流尿液，可避免反复插管引起感染。

1. 目的

（1）用于截瘫所致尿潴留或尿失禁患者。

（2）盆腔手术前留置导尿管，以防术中误伤膀胱。

（3）尿道、会阴术后定时放尿。可保护创面及切口清洁不受污染。

（4）用于某些手术时间长的大手术、大面积烧伤以及危重患者的抢救，亦可借以观察肾功能。

2. 用物

除导尿用物外，另备无菌集尿袋、胶布、别针。

3. 操作方法

（1）操作方法同导尿术。

（2）现多用佛雷氏导尿管，插管后向气囊内注入 10 mL 无菌生理盐水或空气，即可固定尿管，不致滑脱（图 2 - 2 - 7）。

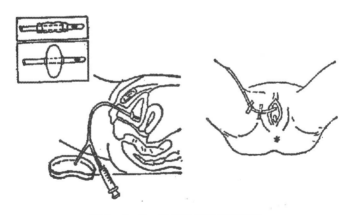

图 2 - 2 - 7　带气囊导尿管留置法

（3）固定后，将导尿管末端与无菌集尿袋相连（图 2 - 2 - 8）。引流管应留出足以翻身的长度用别针固定在床单上，以免翻身时不慎将导尿管拉出。

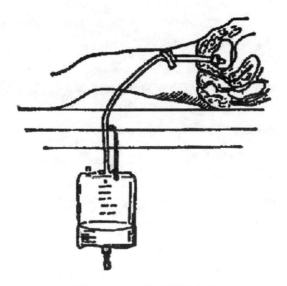

图 2 - 2 - 8　集尿袋的应用

4. 护理

（1）保持引流通畅。避免导管受压、扭曲、堵塞。

（2）防止逆行感染。保持尿道口清洁，每日用0.1%新洁尔灭溶液等外用消毒液清洁尿道口2次，每日定时更换集尿袋，记录尿量，每周更换导尿管1次，无论何时，引流管及集尿袋均不可高于耻骨联合，切忌尿液逆流。

（3）鼓励患者多饮水，常更换卧位，若发现尿液混浊，沉淀或出现结晶，应及时进行膀胱冲洗。每周查尿常规1次。

（4）训练膀胱功能。可采用间歇性阻断引流，使膀胱定时充盈、排空，促进膀胱功能的恢复。

（5）患者离床活动或做检查时，可携集尿袋前往。其方法是：将导尿管固定于下腹部；保持集尿袋低于耻骨联合。亦可将导尿管与集尿袋分离，用无菌纱布包裹导尿管末端反折后以胶布扎紧，固定于下腹部；集尿袋开口端用无菌纱布包裹或套入无菌试管内，固定于床单上。患者卧床时，常规消毒两管开口端后接上。

十四、环甲膜穿刺术（needle cricothyroidotomy）

（一）适应证

急性喉阻塞，尤其是声门区阻塞，严重呼吸困难，来不及建立人工气道。

（二）操作步骤

（1）患者取仰卧位，去掉枕头，肩部垫起，头部后仰。

（2）在环状软骨与甲状软骨之间正中处可触到一凹陷，即环甲膜，此处仅为一层薄膜，为穿刺位置。

（3）局部常规消毒后，以2%利多卡因5 mL进行局部麻醉。

（4）术者左手手指消毒后，以食、中指固定环甲膜两侧，右手持注射器从环甲膜垂直刺入，当针头刺入环甲膜后，即可感到阻力突然消失，并能抽出空气，患者可出现咳嗽反射。

（5）注射器固定于垂直位置可注入少量表面麻醉剂，如丁卡因等。然后再根据穿刺目的进行其他操作，如注入药物或换15～18号大针头刺入，以解除气道阻塞造成的通气障碍等。

（6）如发生皮下气肿或少量出血予以对症治疗。

（三）注意事项

（1）穿刺时进针不要过深，避免损伤喉后壁黏膜。

（2）必须回抽有空气，确定针尖在喉腔内才能注射药物。

（3）注射药物时嘱患者勿吞咽及咳嗽，注射速度要快，注射完毕后迅速拔出注射器及针头，以消毒干棉球压迫穿刺点片刻。针头拔出以前应防止喉部上下运动，否则容易损伤喉部的黏膜。

（4）注入药物应以等渗盐水配制，pH 要适宜，以减少对气管黏膜的刺激。

（5）如穿刺点皮肤出血，干棉球压迫的时间可适当延长。

（6）术后如患者咳出带血的分泌物，嘱患者勿紧张，一般均在 1～2 天内即消失。

十五、环甲膜切开术（thyrocricotomy）

（一）适应证

（1）上呼吸道完全性梗阻，无法施行气管内插管的成人。

（2）病情紧急患者。

（3）不稳定颈椎合并呼吸困难的患者，因气管切开导致神经损伤。

（二）术前准备

（1）病情紧急，无需特殊设备。

（2）预防性环甲膜切开术，应对喉部进行检查，以排除喉部感染。

（三）麻醉方法

（1）病情紧急，无需麻醉。

（2）预防性环甲膜切开术，采用局部麻醉。

（四）体位

同气管切开术。

（五）操作步骤（图2-2-9）

（1）用左手示指摸清环甲膜间隙（图2-2-9A）。

（2）用尖刀做横切口切开皮肤，再用中指和拇指固定甲状软骨翼板。用锐头弯剪刀将环甲膜横切开1～1.5 cm，直至喉腔（图2-2-9B）。

（3）用气管钩插入切口，将环状软骨提起，置入适滑的气管套管（图2-2-9C）。

（4）用绷带将气管套管板的两侧固定于颈部，以防滑脱（图2-2-9D）。

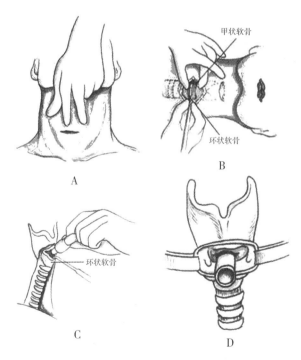

图2-2-9　环甲膜切开术操作步骤

（六）术后处理

（1）观察病情及切口情况，注意气管套管固定松紧度要适宜。

（2）保持室内温度 21～22 ℃，湿度在 90% 以上。

（3）保持内套管及下呼吸道通畅，每隔 4～6 小时清洗内套管一次，每日更换开口纱布一次。

（4）若患者脱离危险，做常规气管切开，一般环甲膜切开处气管套管放置不可超过 48 小时，以免引起喉狭窄。

（5）若病情好转，试堵管 24～48 小时而呼吸通畅，即可拔管。

十六、气管插管术（endotracheal intubation）

（一）目的

（1）保持呼吸道通畅，及时吸出气管内痰液或血液，防止患者缺氧和二氧化碳积蓄。

（2）进行有效的人工或机械通气。

（3）便于吸入全身麻醉药的应用。

（4）心肺复苏时。

（二）适应证

1. 全身麻醉

（1）全麻时患者神志消失，不能保持呼吸道通畅。

（2）全麻中用药皆对呼吸有不同程度的抑制。

（3）全麻时多复合应用肌松药，致使呼吸肌力抑制或完全无力。

（4）使麻醉管理更为安全有效。

（5）胸外科手术有时需将两肺"隔离"，可将导管经声门插至隆突以下的支气管内，称为支气管内插管。

（6）小手术，时间短，全麻过程中麻醉者又能确保患者呼吸道通畅，能进行口罩法人工通气者，可不用行气管插管。

2. 危重患者的抢救

（1）呼吸衰竭者。在一般氧治疗情况下，如 PaO_2 仍低于 8 kpa（60 mmHg），亦即呼吸指数 $[P_{(A-a)}O_2/PaO_2]$ 仍超过 2 时（正常在 0.3 以下），必须插管。

（2）心肺复苏。不影响心脏复苏情况下进行。

（3）误吸患者。插管吸引，必要时作肺灌洗术。

（4）药物中毒。

（5）新生儿严重窒息。

（三）插管前的准备

（1）估计插管的难易程度，决定插管的途径和方法。

（2）检查麻醉机和供氧条件。

1）供氧设备（中心供氧或氧气瓶）是否无碍，是否能充分供氧。

2）钠石灰有无失效。

3）麻醉机及回路有无漏气。

4）麻醉面罩是否良好合适。

（3）插管用具的准备。

1）喉镜。注意镜片大小，电源接触及亮度。

2）气管导管及管芯。选择管径合适的导管，并备用比所选导管大及小一号的导管各 1 根。

3）喷雾器。应注明麻药名称和浓度。

4）牙垫、衔接管、挺管钳等。

（4）检查吸引器、吸引导管、吸液瓶，注意吸力是否够大。

（四）基本操作原则

（1）正确选择插管途径、方法及合适口径和长度的气管导管。

（2）注意保持用具（特别是气管导管）的清洁。

（3）操作时动作准确轻柔，避免组织损伤，按插管操作顺序进行。显露声门力求清楚。

（4）无论是在局部表面麻醉或全身麻醉下插管，都应要求麻醉完善，避免喉（及气管）痉挛和不利的应激反应。

（5）插管完成后，要确认导管已入气管内再牢固固定，确认前不应盲目采用机械通气。确认方法为：

1）插管时，助手压喉头（甲状软管和环状软骨处）不仅便于插管，还可有气管导管通过气管的感觉。清醒插管时，患者可有呛咳。

2）压胸部可有较大气流自导管喷出。

3）用肌松药插管后行手法人工过度通气，同时在双腋中线处听诊，有强的呼吸音。

4）如用透明塑料导管时，吸气时管壁清亮，呼气时可见明显的"白雾"（混有水蒸气之故）样变化。

5）有临床经验的麻醉医师在手压挤呼吸囊通气时有特殊的弹性感。

6）患者如有自主呼吸，接麻醉机后，呼吸囊应随呼吸而张缩。

7）如能监测 $ETCO_2$ 则更易判断，$ETCO_2$ 有显示则可确认无误。

8）如有怀疑（特别是诱导插管），宁可拔出后再插，以免发生意外。

（6）用衔接管接至麻醉机或呼吸机。

（五）常用气管内插管方法

1. 明视插管术（intubation under direct vision）

利用喉镜在直视下暴露声门后，将气管导管插入气管内。

（1）经口腔明视插管术。

1）将患者头部后仰，加大经口腔和经喉头轴线的角度，便于显露声门。

2）喉镜应由口腔的右边放入（在舌右缘和颊部之间），当喉镜移向口腔中部时，舌头便自动被推向左侧，不致阻碍插管的视线和操作（不要将舌头压在镜片下）。

3）首先看到悬雍垂，然后将镜片向上提起前进，直到看见会厌。

4）挑起会厌以显露声门。如用直镜片，可伸至会厌的声门侧后再将镜柄向前上方提起，即可显露。如采用弯镜片则将镜片置于会厌舌根交界处（会厌谷），用力向前上方提起，使舌骨会厌韧带紧张，会厌翘起紧贴喉镜片，声门才能得以显露。（图2-2-10 和图 2-2-11）

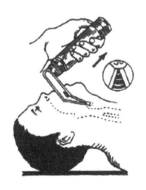
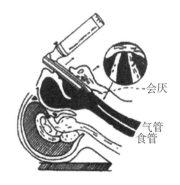

图 2-2-10　用弯喉镜显露声门　　图 2-2-11　用直喉镜显露声门

5）显露声门后，如果两条并列的浅色声带（声襞）自然分开且不活动，即可进行插管。如清醒插管时声带仍敏感，应予以表面麻醉。

6）插管时以右手持管，用拇指、示指及中指如持笔式持住管的中、上段，由右侧方进入口腔，直到导管已接近喉头才将管端移至喉镜片处，同时双目经过镜片与管壁间的狭窄间隙监视导管前进方向，准确灵巧地将导管尖插入声门。插入气管内深度成人以不超过 4～5 cm 为度。

7）当借助管芯插管时，在导管尖端入声门后，可令助手小心将其拔出，同时操作者必须向声门方向顶住导管，以免将导管拔出。管芯拔出后，立即顺势将导管插入气管内。

8）导管插入气管经前述方法确认，且两肺呼吸音都好后再予以固定。

（2）经鼻腔明视插管术。

1）选一较大鼻孔以 1% 丁卡因作鼻腔内表面麻醉，并滴入 3% 麻黄素，使鼻腔黏膜麻醉和血管收缩，减少患者痛苦，增加鼻腔容积，并可减少出血。

2）选用较口腔插管为细的气管导管，插入时不应顺鼻外形即与躯干平行的方向，而应取腹背方向进入，导管进入口咽部后开始用喉镜显露声门。

3）用喉镜显露声门的方法及要领与经口腔明视插管相同。

4）显露声门后，左手稳固地握住镜柄，同时右手将导管继续向声门方向推进。当导管达会厌上方时，可利用插管钳经口腔夹住导管的前端，将导管送入声门。成功后导管可直接用胶布固定在患者的鼻面部（图 2－2－12）。

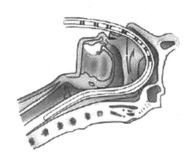

图 2 - 2 - 12　经鼻明视插管

2. 盲探插管术（blind intubation）

盲探插管术即不用喉镜也不显露声门的探插方法，其成功率与麻醉者的操作经验有密切关系。

（1）经口腔盲探插管术。可应用食管气道联合导管（combitube）。经口插入食管后，将该套囊充气以防反流或气体被压入胃内。衔接经咽部通气的导管进行通气或供氧。适用于紧急心肺复苏和野战外科，供不会气管内插管的一般医务人员使用。

（2）经鼻腔盲探插管术。

1）为临床常用方法之一，甚至在经口明视插管失效时而改用此法可获得成功。

2）保留自主呼吸很有必要，一是为了安全；二是在探插时，可根据经鼻内呼出气流的强弱来判断导管前进的方向。

3）插管前准备同明视鼻插法。

4）插管方法：

（a）右手持管插入，在插管过程中边前进边侧耳倾听呼出气流的强弱，同时左手推（或转）动患者枕部，以改变头部位置达到呼出气流最强的位置。

（b）于呼气（声门张开）时将导管迅速推进，如进入声门则感到推进阻力减小，管内呼出气流亦极其明显，有时患者有咳嗽反射，接上麻醉机可见呼吸囊随患者呼吸而伸缩。

（c）如导管向前推进受阻，导管可能偏向喉头两侧，需将颈部微向前屈再行试插。

（d）如导管虽能推进，但呼出气流消失，为插入食管的表现。应将导管退至鼻咽部，将头部稍仰使导管尖端向上翘起，或可对准声门利于插入。

（e）经反复插管仍然滑入食管者，可先保留一导管于食管内，然后经另一鼻孔再进行插管，往往可获成功。

（f）有时经某一侧鼻腔插管失效，改由另一侧鼻腔或可顺利插入。

3. 清醒插管术（conscious intubation）

根据患者在插管时意识是否存在（昏迷者除外）将插管术分为诱导后插管（见全麻诱导）和清醒插管（用于能合作的成年人）。

（1）强化用药。盐酸哌替啶（杜冷丁）50 mg 或芬太尼 0.1 mg，氟哌利多 5 mg 和阿托品 0.5 mg，肌内注射。

（2）表面麻醉。包括咽喉部的局部喷雾及环甲膜穿刺注药（经气管表面麻醉法）。

（3）环甲膜穿刺注药术（图 2 - 2 - 13）。

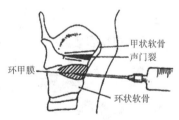

图 2 - 2 - 13　环甲膜穿刺术

1）患者仰卧，头微向后仰，行皮肤消毒。

2）于甲状软骨及环状软骨间之凹陷部分（环甲膜）垂直进针。

3）针尖至环甲膜时有阻力感，继续进针则阻力突然消失，应立即停止进针以免损伤气管后壁和食管。

4）回吸注射器有大量气泡，即证实针头位于声门下的气管内。

5）令患者憋气，迅速将 1% 丁卡因 2 mL 注入气管后拔出。鼓励患者咳嗽将麻醉药均匀喷洒在声带、喉室以及会厌的声门面。

（4）在完善麻醉下可减轻插管时心血管反应。导管插入后有可能发生呛咳，但术后遗忘，不觉痛苦。

（5）插管完成后，可行全身麻醉诱导，一般应用静脉全麻药。

（6）清醒插管特别适用于病情危重、插管困难以及饱胃或胃肠道梗阻等患者。

（五）困难气管内插管的处理（difficult endotracheal intubation）

系指操作者在基本功扎实、技术娴熟的情况下按标准方法仍无法插入者。此时，需借助于特殊器械或特殊操作方法才能将导管插入气管内，故真正不能插入者极为罕见。但由于操作者的技术水平及客观条件有限，可导致插管失败率增加。

1. 气管内插管困难的原因

（1）解剖因素。肥胖、颈短、小下颌（下颌骨发育不全，颏部回收以致缩短与喉头的距离）、巨舌、高喉头（甲状软管上凹与颏中点的水平和垂直距离皆很小）都是造成插管困难的解剖因素。其原因是无法消除经咽部轴线所构成的角度，甚至连会厌都无法暴露清楚。

（2）病理因素。常见为颜面、颈部烧伤后瘢痕挛缩畸形致成小口，颏胸粘连，强直性脊柱炎，下颌关节强直，颈部肿物压迫气管使之变形或移位等。颌面部外伤的急症患者也往往由于口腔内损伤造成插管困难。

2. 解决办法

（1）经鼻腔盲探插管。经口腔不能显露喉头致插管困难者，可改为经鼻腔盲探插管。如应用特别塑形的专用鼻腔气管内导管可提高成功率。

（2）应用顶端带活叶的喉镜片，当放置会厌时，可由镜柄处将顶端翘起，易于显露声门。利用附有导向装置的气管导管，可在插入过程中调节导管前端位置，提高插管成功率。

（3）借助纤维喉镜或纤维支气管镜插管。将气管导管套在镜杆外面，然后按内窥镜操作原则将纤维喉镜或纤维支气管镜的镜杆送入声门，其后再沿镜杆将气管送入气管内。

（4）经环甲膜穿刺置引导线插管法。

1）经环甲膜穿刺将引导线（CVP导丝或硬膜外导管）逆行经声门插入到口咽部，并将一端夹出。

2）将气管导管套在引导线外，牵好导线两端，将气管导管沿导线送过声门至气管内，然后拔出引导线（拔出时注意固定好气管导管），再将气管导管向前推进2～3 cm即可。

3）此方法理论上是完全可行的，但临床上沿导线放置气管导管时容易在会厌部受阻，需反复调节，才能成功。操作时应轻柔，避免组织损伤。

（5）口腔颌面部外伤需紧急手术时，麻醉前常需在清醒状态下进行气管内插管。常因口腔内积血，破碎黏膜瓣或肌瓣的阻挡，使声门不易显露。这时只能根据呼气时出现的气泡或破碎组织的摆动，来判断声门的方向进行试插。严重时需做好气管切开的准备。

（6）应用顶端带光源可塑性导管管芯插管。将管芯插入并越过气管导管，在插管过程中，利用管芯的可塑性和从颈部看到的光点来指导插管方向。

十七、脊柱损伤患者的搬运（transportation of spinal injury patient）

（一）适应证

救助人员在抢救因地震、塌方、车祸等事故中的伤员时，若怀疑有脊柱骨折的，均应按脊柱骨折处理，即不要对伤员任意翻身、扭曲。一人拖抱式的搬运，或两个人一人抬头部，一人抬腿的搬运方法是严禁使用的。因为这些方法都将增加受伤脊柱的弯曲，使失去脊柱保护的脊髓受到挤压、拉伸的损伤，加重脊柱和脊髓的损伤。轻者造成截瘫，重者可因高位颈髓损伤造成呼吸功能丧失而立即死亡。

（二）搬运操作

（1）将伤员的双下肢伸直，双上肢也伸直放在身旁，木板放在伤员一侧。注意：搬运脊柱损伤的伤员必须用硬木板，且不能覆盖棉被、海绵等柔软物品。在急救现场可用门板、黑板或工地的跳板。

（2）至少要有3人同时水平将伤员托起，轻轻放在木板上。整个过程动作要协调统一、轻柔稳妥、保持伤员躯体平起平落防止躯干扭转。

（3）然后用沙袋固定在伤员躯体两侧，以防转运中因颠簸导致肢体摆动加重脊髓损伤。

（三）注意事项

（1）对颈椎损伤的伤员，搬运时要有专人扶住伤员头部，沿身体纵轴略加用力向外牵引，使其与躯干轴线一致，防止摆动和扭转。轻轻将伤员水平放在硬木板上。搬运中严禁随便强行搬动头部。然后，可将衣裤装上沙土固定住伤员的颈部及躯干部，以防止向医院转运中发生摆动造成再次损伤。

（2）在灾害事故中，如伤员本人通过自我感觉意识到可能发生了脊柱脊髓损伤，不要惊慌失措，胡乱挣扎只会导致损伤加重。镇静地发出求救信号等待救援人员的到来是获救的唯一途径。救援者到达后，要明确告诉他们你的伤势，对于救助者不正确的搬动方法，要坚决拒绝，等待医务人员及搬运设备到场后再行处置。因为脊柱脊髓损伤的患者对温度的感知和调节能力差，所以冬季要注意保暖，用热水袋时要用厚布包好，防止烫伤皮肤。夏季要注意降温，防止发生高热，冰袋也应包好。

（赖佳明　李春海　邓美海　黄文生　阿力亚）

第三编

实验室及特殊检查结果判读

第一章 心 电 图

一、正常心电图（normal electrocardiogram）

正常心电图（normal electrocardiogram）见图 3 – 1 – 1。

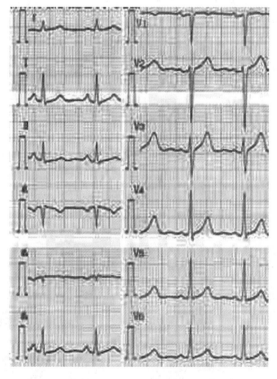

图 3 – 1 – 1　正常心电图

阅图要点：

（1）成人的心率为 60～100 次/分，基本整齐。

（2）心电图上 P 波规律出现，P 波在Ⅰ、Ⅱ、Ⅲ、aVF、V5 导联上直立，在 aVR 导联上倒置。

（3）P-R 间期 0.12～0.20 秒。

（4）同一导联 P-P 间距相差 <0.12 秒。

二、窦性心动过速、窦性心动过缓、窦性心律不齐

（一）窦性心动过速（sinus tachycardia）（图 3-1-2）

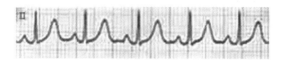

图 3-1-2 窦性心动过速

阅图要点：

（1）窦性心律（特点见正常心电图）。

（2）频率 >100 次/分，其他波形值在正常范围内。

（二）窦性心动过缓（sinus bradycardia）（图 3-1-3）

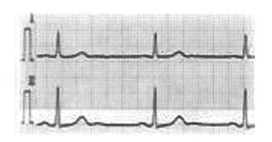

图 3-1-3 窦性心动过缓并不齐

阅图要点：

（1）窦性心律（特点见正常心电图）。

（2）频率 <60 次/分，其他波形值在正常范围内。

（三）窦性心律不齐（sinus irregularity）（图 3 – 1 – 3）

阅图要点：

（1）窦性心律（特点见正常心电图）。

（2）同一导联 P-P 间期差异 >0. 12 秒，常与窦性心动过缓同时存在。

三、期前收缩（早搏）（premature）

（一）房性期前收缩（房性早搏，房早）（atrial premature）（图 3 – 1 – 4）

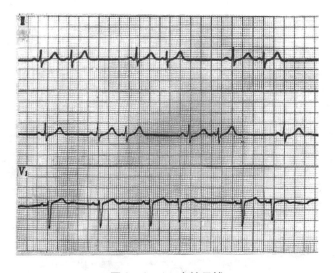

图 3 – 1 – 4　房性早搏

阅图要点：

（1）提前出现的异位 P'-QRS-T 波群。

（2）房性的异位 P' 波的形态与窦性 P 波的形态不同。

（3）P'-R 间期≥0.12 秒。

（4）大多为不完全代偿间歇，即包括早搏在内的 2 个窦性 P 波间期短于正常窦性 P-P 期的 2 倍。

（5）房早可以孤立或规律出现，形成房早二联律（每 1 个窦性心搏后出现 1 次早搏）、三联律（每 2 个窦性心搏后出现 1 次早搏）、成对房早。

（二）室性期前收缩（室性早搏，室早）（ventricular premature）（图 3-1-5）

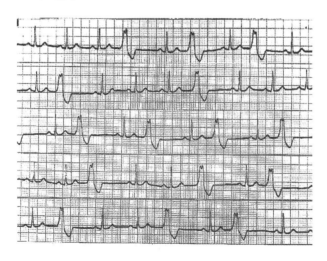

图 3-1-5 室性早搏

阅图要点：

（1）提前出现的宽大、畸形的 QRS 波群（室性 QRS 波），时限（宽度）>0.12 秒，其前无 P 波，多继发 S-T 段改变、T 波和主波方向相反。

（2）多为完全性代偿间歇，即期前收缩前后两个窦性 P 波间期等于正常窦性 P-P 间期的 2 倍。

（3）室早可以孤立或规律出现，形成二联律、三联律、成对室早；在同一导联内若出现不同形态的室性 QRS 波，则为多形或多源性室早。

四、异位性心动过速（ectopic tachycardia）

（一）阵发性室上性心动过速（paroxysmal supraventricular tachycardia）（图 3 – 1 – 6）

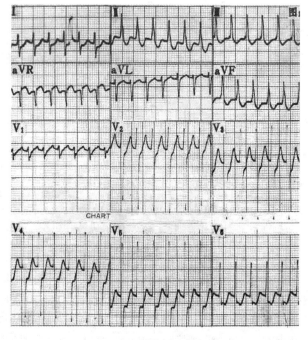

图 3 – 1 – 6　阵发性室上性心动过速

阵发性室上性心动过速理应分为房性与交界性心动过速，但常因 P' 波不易辨别，故在无法判定房性和交界性心动过速时将两者统称为室上性心动过速。

阅图要点：

（1）一系列快速整齐的 QRS 波群（160～250 次/分），QRS 波群时间（宽度）、形态正常。如合并室内传导阻滞、室内差异性传导或预激综合征，则 QRS 波增宽变形，此时应与室性心动过速相鉴别。

（2）频率 160～250 次/分，节律规则。

（3）最常见的类型为房室结内折返性心动过速及房室折返性心动过速，理论上可见逆行 P' 波（在 Ⅱ、Ⅲ、aVF 倒置，aVR 直立），但前者 P' 波常隐藏于 QRS-T 波中不易辨认。

（4）突发突止，常由一个房早触发。

（二）室性心动过速（ventricular tachycardia）（图 3 - 1 - 7）

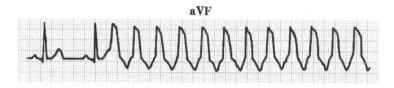

图 3 - 1 - 7　室性心动过速

阅图要点：

（1）频率 140～200 次/分，节律较整齐。

（2）QRS 波宽大、畸形，时限（宽度）大于 0.12 秒。

（3）偶尔可见窦性 P 波，但 P 波与 QRS 波群无关，为房室分离。

（4）房室分离、心室夺获波及室性融合波（即偶尔心房激动可夺获心室或发生室性融合波）为诊断室速的有力依据。

五、扑动与颤动（flutter and fibrillation）

（一）心房扑动（atrial flutter）（图3-1-8和图3-1-9）

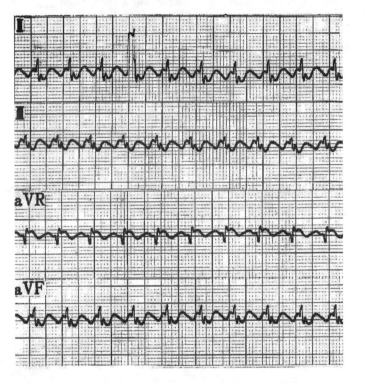

图3-1-8 心房扑动（心房2:1下传心室，心室率规则）

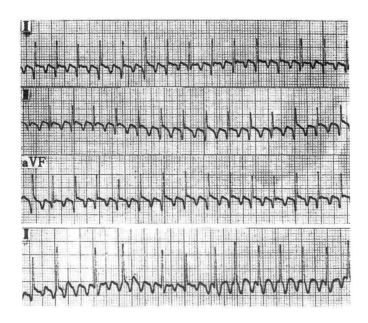

图3-1-9　心房扑动［心房（2：1）～（3：1）
下传心室，心室率不规则］

阅图要点：

（1）窦性P波消失，代之以连续的大锯齿状扑动波F波，F
波波幅大小一致，均匀规则，F波之间无等电位线，F波的频率
为250～350次/分。

（2）QRS波常为正常型（窄QRS波，室上性QRS波）。

（3）心房扑动常不能以1：1下传，而以2：1下传最常见，
也可为3：1、4：1下传等。等比例传导则心室率规则，如房室
传导比例不恒定，心室率则可以不规则。

（二）心房颤动（atrial fibrillation）（图3-1-10）

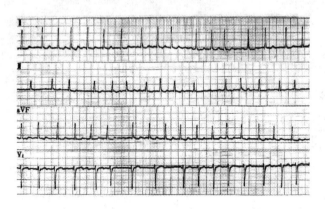

图3-1-10　心房颤动

阅图要点：

（1）窦性P波消失，代之以连续的、大小不等的、形状各异的颤动波f波，频率350～600次/分。

（2）心室律绝对不规则，心率用平均心室率表示。

（3）QRS波一般为正常型。如出现宽大、畸形的QRS波，要注意与室性早搏和室内差异性传导相鉴别。

（三）心室扑动与心室颤动（ventricular flutter and ventricular fibrillation）（图3-1-11）

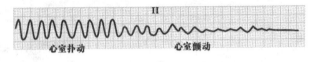

图3-1-11　心室扑动与心室颤动

阅图要点：

（1）心室扑动：无正常QRS-T波，代之以连续快速而规则的较大幅度的波形，频率 200～250 次/分。

（2）心室颤动：QRS-T 波完全消失，出现大小不等、极不规则、幅度极低的波形，频率达 200～500 次/分。

六、房室传导阻滞（atrioventricular block，AVB）

房室传导阻滞分为一度房室传导阻滞、二度房室传导阻滞、三度房室传导阻滞。

（一）一度房室传导阻滞（first degree AVB）（图 3 –1 –12）

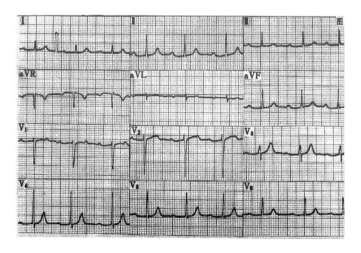

图 3 –1 –12　一度房室传导阻滞

阅图要点：

（1）窦性心律，P-R 间期延长。

（2）在成人 P-R 间期大于 0.20 秒，老年人 P-R 间期大于 0.22 秒或两次结果比较，在相当的基础心率情况下，P-R 间期较原来延长 0.04 秒，可诊断为一度房室传导阻滞。

（二）二度房室传导阻滞（second degree AVB）

1. 二度Ⅰ型房室传导阻滞（图3-1-13）

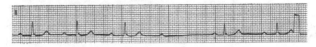

图3-1-13　二度Ⅰ型房室传导阻滞

阅图要点：

（1）P波规律地出现，P-R间期逐渐延长，直到一个P波后脱漏一个QRS波群。漏搏后开始又一周期性P-R间期逐渐延长，直至脱漏一个QRS波群的现象（文氏现象）。

（2）R-R间期逐渐缩短，直到一个P波后脱漏一个QRS波群而产生一个长R-R间期。

（3）通常以P波数与下传数的比例来表示房室传导阻滞的程度，房室传导可呈3∶2、4∶3、5∶4、6∶5等不同房室比例下传。

2. 二度Ⅱ型房室传导阻滞（图3-1-14）

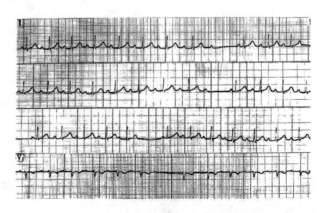

图3-1-14　二度Ⅱ型房室传导阻滞

注意：图中 P 波脱漏 QRS 波群后的第一个 QRS-T 波群实为交界性逸搏，而非"P-R 间期"缩短。

阅图要点：P-R 间期恒定（正常或延长），部分 P 波后无 QRS 波群。

（三）三度房室传导阻滞（third degree AVB）（图 3 - 1 - 15 和图 3 - 1 - 16）

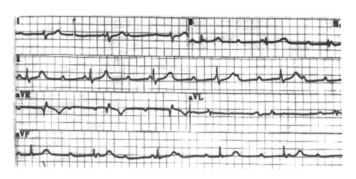

图 3 - 1 - 15 三度房室传导阻滞（交界性逸搏心律）

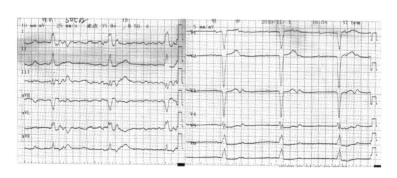

图 3 - 1 - 16 三度房室传导阻滞（室性逸搏心律），肢导联肌电干扰

阅图要点：

（1）P 波与 QRS 波无关。

（2）心房率快于心室率。

（3）常出现交界性逸搏心律（QRS 波形态正常，频率一般 40～60 次/分）或室性逸搏心律（QRS 波形态宽大、畸形，频率一般 20～40 次/分）。

七、束支传导阻滞

（一）完全性右束支传导阻滞（complete right bundle branch block，CRBBB）（图 3 – 1 – 17）

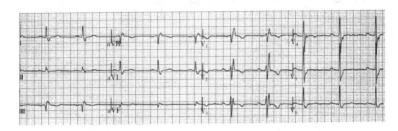

图 3 – 1 – 17　完全性右束支传导阻滞

阅图要点：

（1）V_1、V_2 呈 rsR' 型，或呈宽大切迹的 R 波；V_5、V_6 呈 qRs 型或 Rs 型，S 波增宽；I 导联终末宽钝 S 波、aVR 终末宽钝 R 波。

（2）QRS 波群时限≥0.12 秒。

（3）额面心电轴右偏。

（4）继发性 ST-T 改变：T 波与 QRS 波群主波方向相反。

（二）完全性左束支传导阻滞（complete left bundle branch block，CLBBB）（图3-1-18和图3-1-19）

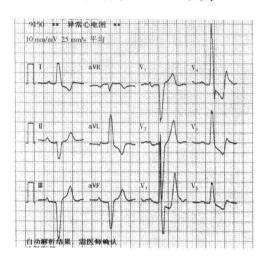

图3-1-18 完全性左束支传导阻滞（心电轴左偏）

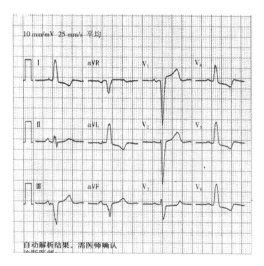

图3-1-19 完全性左束支传导阻滞（心电轴正常）

阅图要点：

（1）V_5、V_6 导联 R 波增宽，其前无 q 波；V_1、V_2 导联呈 QS 型或 rS 型，S 波宽钝；Ⅰ导联上 R 波宽大或有切迹。

（2）QRS 波群时限≥0. 12 秒。

（3）额面心电轴左偏，或正常，极少数右偏。

（4）继发性 ST-T 改变：T 波与 QRS 波群主波方向相反。

八、心室肥大（right ventricular hypertrophy）

（一）左心室肥大（left ventricular hypertrophy）（图 3 – 1 – 20）

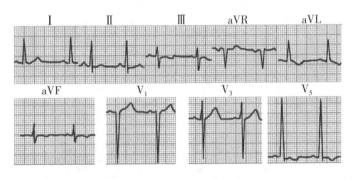

图 3 – 1 – 20　左心室肥大

阅图要点：

（1）左室高电压的表现：胸导联 V_5 或 V_6 的 R 波 >2. 5 mV 或 V_5 的 R 波 + V_1 的 S 波 >4. 0 mV（男性）或 >3. 5 mV（女性）。肢体导联Ⅰ导联的 R 波 >1. 5 mV，aVL 的 R 波 >1. 2 mV，aVF 的 R 波 >2. 0 mV 或Ⅰ导联 R 波 + Ⅲ导联 S 波 >2. 5 mV。

（2）额面心电轴左偏。

（3）QRS 波时间增宽到 0. 10 ～ 0. 11 秒（一般不超过

0.12 秒）。

（4）并存 ST-T 改变。

（二）右心室肥大（right ventricular hypertrophy）（图 3 - 1 - 21）

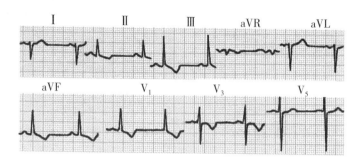

图 3 - 1 - 21　右心室肥大

阅图要点：

（1）V₁ 导联 R/S ≥1，V₅ 导联 R/S ≤1 或 S 波比正常加深。V₁ 的 R 波 + V₅ 的 S 波 >1.05 mV（重症可 >1.2 mV）。重度肥厚可见 V₁ 导联呈 qR 型（需除外心肌梗死），aVR 导联 R/S 或 R/q ≥1，R >0.5 mV。

（2）额面心电轴右偏 ≥90°（重症可 >110°）。

（3）ST-T 改变：右胸前导联（V₁、V₂）T 波双向、倒置，ST 段压低。

九、心肌缺血（myocardial ischemia）

心肌缺血（myocardial ischemia）主要包括心绞痛和心肌梗死。

（一）心绞痛（angina pectoris）（图 3 - 1 - 22 和图 3 - 1 - 23）

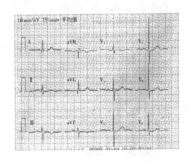

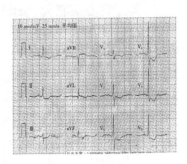

图 3 - 1 - 22　无心绞痛发作
时的心电图

图 3 - 1 - 23　同一患者心绞痛
发作时的心电图

阅图要点：

胸痛发作时心电图上多个导联出现一过性的 ST 段下移（呈水平或下斜形下移≥0.1 mV），T 波低平、双向或倒置，与平时心电图比较有明显差别，有助于诊断。含服硝酸甘油后 ST-T 改变可恢复正常。

（二）心肌梗死（myocardial infarction）（图 3 - 1 - 24 至图 3 - 1 - 26）

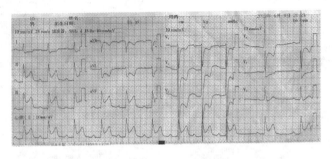

图 3 - 1 - 24　急性下壁 ST 段抬高型心肌梗死

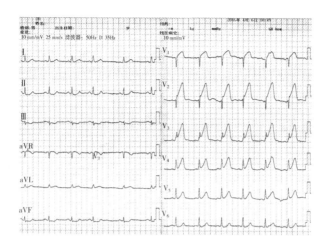

图 3 -1 -25　急性广泛前壁 ST 段抬高型心肌梗死

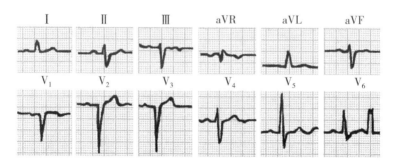

图 3 -1 -26　陈旧性前间壁心肌梗死并左前分支阻滞

　　阅图要点（急性 ST 段抬高型心肌梗死，acute ST elevation myocardial infarction，STEMI）：

　　（1）特征性改变。

　　1）ST 段抬高呈弓背向上型，在面向坏死区周围心肌损伤区的导联上出现。

　　2）病理性 Q 波，在面向透壁心肌坏死区的导联上出现。

　　3）T 波倒置，在面向损伤区周围心肌缺血区的导联上出现。

（2）动态性改变（表3-1-1）。

表3-1-1　急性 ST 段抬高型心肌梗死心电图动态性改变

分期	持续时间	心电图表现
早期（超急性期）	梗死发生后数分钟至数小时内	高耸的 T 波
急性期	开始于梗死后数小时或数日，可持续数周	ST 段逐渐抬高，与 T 波构成单向曲线，之后 ST 段又逐渐降低，最后回复到等电位线。随 ST 段演变，T 波逐渐倒置、加深。出现坏死型的 Q 波
亚急性期（近期）	出现于梗死后数周至数月	ST 段回复到等电位线后一般不再变动，但 T 波倒置逐渐加深，之后又逐渐变浅，回复至正常（T 波也可能恒定浅倒）
陈旧期（愈合期）	出现于梗死后3～6个月或更久	ST 段、T 波回复正常（或恒定浅倒），趋于不变，残留坏死的 Q 波

（柳俊）

第二章 医学影像学检查

一、中枢神经系统和头颈部（central nervous system and head and neck）

（一）正常头部 CT 和 MR 表现（normal head）（图 3 – 2 – 1 和图 3 – 2 – 2）

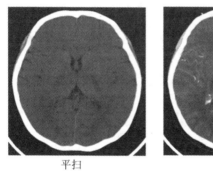

平扫　　　　　　　　增强扫描

图 3 – 2 – 1　正常头部 CT

阅片要点：

（1）脑实质形态、结构正常，灰白质分界清晰。

（2）脑实质内未见异常密度/信号灶。

（3）脑室系统、脑池、脑裂及脑沟大小、形态在正常范围，未见异常密度/信号影。

（4）中线结构居中，无移位。

（5）增强扫描未见异常强化灶。

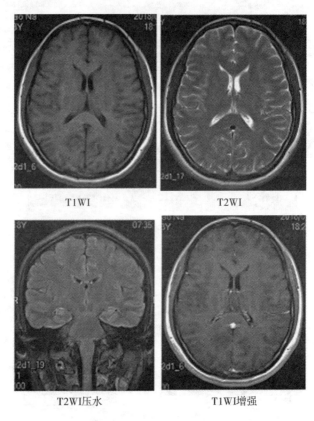

T1WI　　　　　　　　T2WI

T2WI压水　　　　　　T1WI增强

图 3 - 2 - 2　正常头部 MR

（6）颅骨骨质无异常（骨窗观察）。

（二）星形细胞瘤（astrocytoma）（图 3 - 2 - 3 和图 3 - 2 - 4）

阅片要点：

（1）部位：肿瘤位于右侧额叶脑白质，累及胼胝体膝部。

（2）CT 平扫：主要呈稍高密度（与脑白质相比），密度不

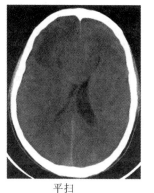
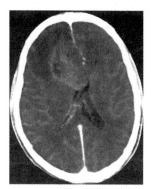

平扫　　　　　　　　　　　增强扫描

图3-2-3　星形细胞瘤CT

均匀，内见片状低密度坏死区。

（3）边界：不清。

（4）周围：占位效应明显，周围脑实质明显水肿，右侧侧脑室前角、体部及左侧侧脑室前角受压移位、变窄，中线结构向左侧移位。

（5）增强扫描：肿瘤呈不均匀、明显强化，肿瘤坏死区、周围水肿区无强化。

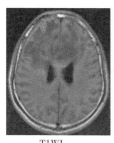
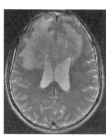
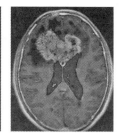

T1WI　　　　　　　　T2WI　　　　　　　T1WI增强

图3-2-4　星形细胞瘤MR

307

阅片要点：

（1）部位：肿瘤位于双侧额叶脑白质，累及胼胝体膝部。

（2）信号：信号不均匀，与白质相比，T1WI 呈等 – 稍低信号，T2WI 呈不均匀稍高信号。

（3）边界：不清。

（4）周围：占位效应明显，周围脑实质明显水肿（白质内指状 T2WI 高信号），右侧侧脑室前角、体部及左侧侧脑室前角受压移位、变窄，中线结构无移位。

（5）增强扫描：肿瘤呈不均匀明显强化，肿瘤坏死区、周围水肿区无强化。

（三）垂体瘤（pituitary tumor）（图 3 – 2 – 5）

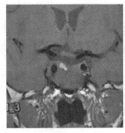 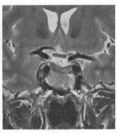 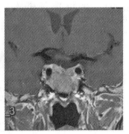

| T1WI | T2WI | T1WI增强 |

图 3 – 2 – 5　垂体瘤 MR

阅片要点：

（1）部位：垂体体积明显增大，肿瘤位于鞍内（大腺瘤可位于鞍上呈"束腰征"）。

（2）信号：T1WI 呈稍低信号（内有片状稍高信号，为瘤内出血），T2WI 呈稍高信号，增强后轻 – 中度强化，低于正常垂体强化程度。

（3）边界：清晰。

（4）周围：蝶鞍扩大，鞍底骨质吸收、变薄；侵犯海绵窦，包绕双侧颈内动脉（部分垂体瘤尚可侵入蝶窦）。

（四）脑膜瘤（meningoma）（图 3 - 2 - 6）

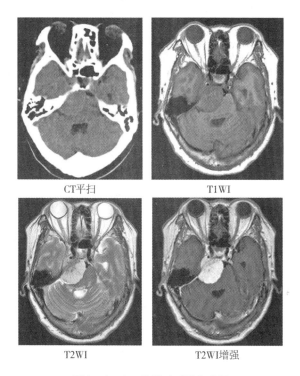

CT平扫   T1WI

T2WI   T2WI增强

图 3 - 2 - 6   脑膜瘤 CT 和 MR

阅片要点：

（1）部位：肿瘤位于脑外，以宽基底与右侧颞骨岩部硬膜相连。

（2）形状：半球形。

（3）密度：CT 平扫肿瘤呈略高密度，密度均匀。

（4）信号：T1WI 呈稍低信号，T2WI 呈稍高信号。

（5）边界：清晰，与脑实质分界清晰并可见脑脊液信号相隔。

（6）周围：邻近脑膜可增厚而呈"脑膜尾征"；瘤周水肿轻。

（7）增强扫描：肿瘤呈均匀性显著强化。

（五）高血压脑出血（hypertensive cerebral hemorrage）（图3-2-7）

阅片要点：

（1）部位：出血灶位于左侧基底节区。

（2）形状：肾形。

（3）密度：呈均匀高密度。

（4）边界：清晰。

（5）周围：出血灶周围见低密度水肿带环绕；左侧侧脑室受压移位、变窄；大脑中线结构稍向右侧移位。

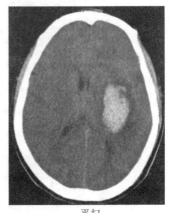

平扫

图3-2-7 高血压脑出血CT

（六）颅内动脉瘤（intracranial aneurysm）（图3-2-8）

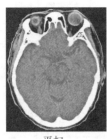
平扫

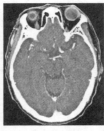
增强扫描

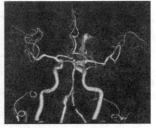
动脉重建

图3-2-8 颅内动脉瘤CT

阅片要点：

（1）基底动脉末端，大脑后动脉分支处。

（2）形态：结节状。

（3）密度：呈稍高密度，其内未见钙化。

（4）边界：清晰。

（5）增强扫描：呈均匀、显著强化。

（七）脑梗死（cerebral infarction）（图3－2－9和图3－2－10）

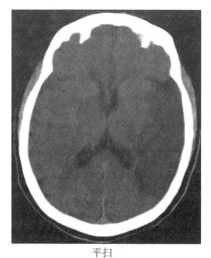

平扫

图3－2－9　脑梗死CT

阅片要点：

（1）部位：梗死区位于左侧颞叶，灰质和白质同时受累。

（2）形状：呈扇形，基底贴近脑膜。

（3）密度：呈低密度，密度均匀。

（4）边界：清楚。

（5）周围：梗死区脑回肿胀、脑沟界限消失，相邻脑室稍受压移位、变窄；大脑中线结构仍居中。

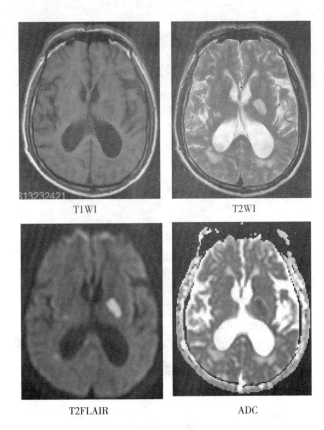

图 3 - 2 - 10　脑梗死 MR

阅片要点：

（1）部位：左侧基底节区，近内囊后肢。

（2）形状：呈团片状。

（3）信号：T1WI 呈低信号，T2WI 呈高信号，DWI（b = 1 000）上呈高信号，ADC 上呈暗色。

（4）边界：清楚。

（5）其他：右侧基底节区及侧脑室后方多发散在缺血灶。

（八）硬膜外血肿（epidural hematoma）（图3-2-11）

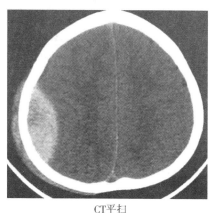

CT平扫

图3-2-11 硬膜外血肿CT

阅片要点：

（1）部位：血肿位于右侧额顶部颅骨内板下方，未跨越骨缝。

（2）形状：梭形。

（3）密度：呈不均匀高密度。

（4）边界：血肿与相邻脑实质分界清晰。

（5）周围：相邻脑实质受压、移位，大脑中线结构稍向左侧移位，右额顶部皮下软组织肿胀并密度增高（皮下血肿）。

（九）硬膜下血肿（subdural hematoma）（图3-2-12）

阅片要点：

（1）部位：血肿位于右侧额、顶部颅骨内板下方，血肿范围较广（但不跨越中线）。

（2）形状：呈新月形。

（3）密度：呈稍高密度（为急性期血肿）。

（4）边界：部分与相邻脑实质分界不清。

（5）周围：相邻脑实质受压，右顶部皮下软组织肿胀（外伤后改变）。

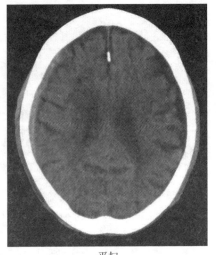

平扫

图3-2-12　硬膜下血肿CT

（十）鼻咽癌（nasopharyngeal carcinoma）（图3-2-13）

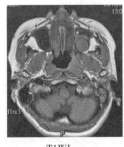
T1WI

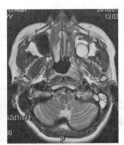
T2WI

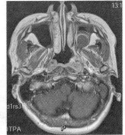
T1WI增强

图3-2-13　鼻咽癌CT

阅片要点：

（1）部位：肿瘤位于鼻咽左侧壁，并突向鼻咽腔；左侧咽隐窝消失，咽鼓管开口不清。

（2）形状：不规则形肿块。

（3）边界：不清。

（4）周围：侵犯左侧咽旁软组织间隙及翼内肌，使其信号不均，脂肪间隙消失，肌束轮廓不清，并破坏颅底骨质。

（5）增强扫描：不均匀明显强化。

二、呼吸系统（respiratory system）

（一）正常胸部 X 线和 CT 表现（normal chest）（图 3 – 2 – 14 和图 3 – 2 – 15）

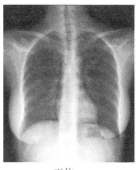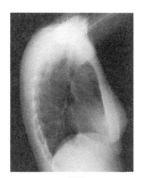

正位 侧位

图 3 – 2 – 14 正常胸部 X 线片

阅片要点：

（1）胸廓对称，肋间隙等宽。

（2）双侧肺纹理清晰，走形、分布正常。

（3）双侧肺野内未见异常密度影。

（4）双侧肺门位置、形态、大小及密度未见异常。

（5）纵隔无移位，气管居中，形态正常，未见增宽及肿块影。

（6）心影位置、形态、大小正常。

（7）双侧膈肌影位置、形态正常。

（8）双侧肋膈角锐利。

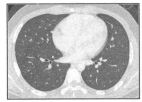 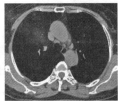 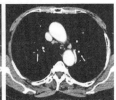

平扫肺窗　　　　　　平扫纵隔窗　　　　　增强纵隔窗

图 3 - 2 - 15　　正常胸部 CT

阅片要点：

（1）连续层面观察，双侧肺野清晰，未见异常密度影。

（2）双肺支气管血管束走行分布正常，气管、支气管通畅，管壁光滑，未见狭窄、扩张或受压改变。

（3）双侧肺门无增大，纵隔未见占位性病变。

（4）心脏大小形态正常，各大动脉充盈良好。

（5）胸廓形态正常，胸壁无异常改变，未见胸腔积液。

（6）增强后未见异常强化灶。

（二）支气管肺炎（bronchopneumonia/lobular pneumonia）（图3－2－16）

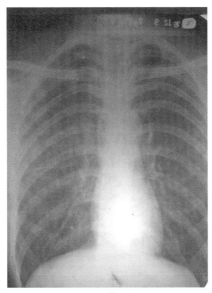

正位

图3－2－16 支气管肺炎X线片

阅片要点：

（1）部位：病变位于右侧中下肺野，沿肺纹理分布。

（2）形状：散在的斑片状、斑点状或云雾状高密度影。

（3）密度：不均匀。

（4）边缘：模糊不清。

（5）周围：肺纹理增粗、增多，边缘模糊。

（三）原发综合征（原发性肺结核）（primary complex/primary pulmonary tuberculosis）（图3－2－17）

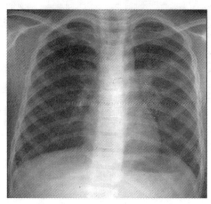

正位

图3－2－17　原发性肺结核X线片

阅片要点：

（1）部位：原发病灶位于左上肺野中带，左侧肺门增大。

（2）形状：原发病灶呈云絮状或类圆形稍高密度影，肺门或纵隔淋巴结肿大呈突出于纵隔的肿块影，两者间可见一条或数条模糊条状稍高密度影，呈典型的哑铃状。

（3）密度：原发病灶呈稍高密度，不均匀。

（4）边界：模糊不清。

（5）周围：肺纹理增多、增粗，边缘模糊。

（四）继发性肺结核（secondary pulmonary tuberculosis）（图3-2-18）

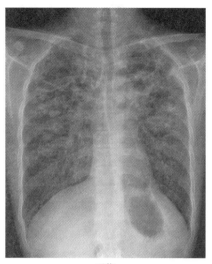

正位

图3-2-18 继发性肺结核X线片

阅片要点：

（1）部位：病变位于上、中肺野。

（2）形态：呈片状、条索状、小结节状，未见明确空洞形成。

（3）密度：高低混杂密度，不均匀，可见片状、不规则形高密度钙化影。

（4）边界：部分清楚，部分模糊。

（五）肺脓肿（pulmonary abscess）（图 3 – 2 – 19）

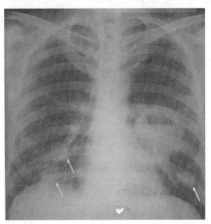

正位

图 3 – 2 – 19　肺脓肿 X 线片

阅片要点：

（1）部位：病变位于左中下肺野及右下肺野。

（2）数目：多发。

（3）形状：大小不一，球形。

（4）密度：片状高密度影，内可见空洞形成，并见液气平面。

（5）边界：模糊不清。

（6）其他：邻近肺纹理增多、增粗，右侧肋膈角变钝，为少量胸腔积液。

（六）胸腔积液（pleural effusion）（图 3 – 2 – 20）

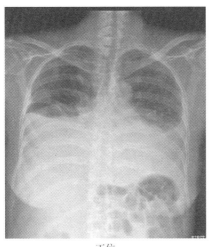

正位

图 3 – 2 – 20　胸腔积液 X 线片

阅片要点：

（1）部位：病变位于双侧胸腔内第 2 前肋水平以下，右侧明显。

（2）形状：上缘呈外高内低弧形影。

（3）边缘：上缘较清楚。

（4）密度：呈均匀高密度。双侧肋膈角、膈顶消失，双侧心缘显示不清。

（5）周围：患侧肋间隙稍较对侧增宽，纵隔略向左侧移位。

（七）液气胸（hydropneumothorax）（图3–2–21）

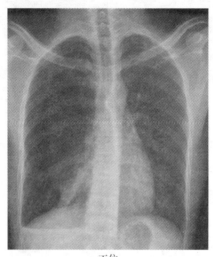

正位

图3–2–21　液气胸X线片

阅片要点：

（1）部位：右侧胸腔内。

（2）形状：条带状。

（3）密度：均匀低密度，其内无肺纹理显示。

（4）边界：清楚，内缘见被压缩的右肺边缘。

（5）边缘：锐利。

（6）周围：右侧肋膈角区见液气平面；右侧肺部分萎缩，密度稍增高，纹理聚拢；右侧肋间隙较对侧稍增宽；右侧膈面稍下移，纵隔略向左侧移位。

（八）中央型肺癌（central lung cancer）（图 3 – 2 – 22 和图 3 – 2 – 23）

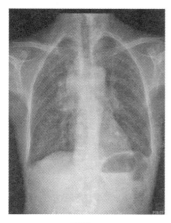
正位

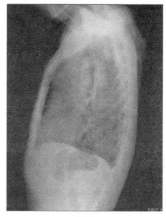
侧位

图 3 – 2 – 22　中央型肺癌 X 线片

阅片要点：

（1）部位：位于右侧肺门区。

（2）数目：单发。

（3）形状：类圆形肿块，边缘呈分叶状、结节状。

（4）密度：较均匀。

（5）边缘：清晰。

（6）周围：未见阻塞性炎症、肺不张或肺气肿等改变。

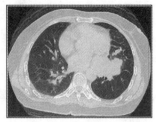
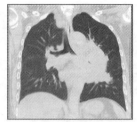

平扫横断位   平扫冠状位重建

图 3 - 2 - 23   中央型肺癌 CT

阅片要点：

（1）部位：位于左侧肺门区（起源于段及段以上支气管）。

（2）数目：单发。

（3）形状：类圆形肿块，边缘呈分叶状、结节状，可见短毛刺征、血管集束征。

（4）密度：较均匀。

（5）边缘：清晰。

（6）周围：局部见阻塞性炎症。

（九）周围型肺癌（peripheral lung cancer）（图 3 - 2 - 24 和图 3 - 2 - 25）

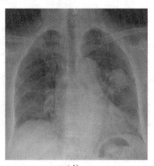
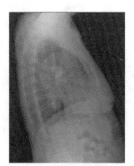

正位   侧位

图 3 - 2 - 24   周围型肺癌 X 线片

阅片要点：

（1）部位：病变位于左中肺野中、外带。

（2）数目：单发。

（3）形状：呈类圆形肿块，边缘未见明显分叶。

（4）密度：密度较均匀，未见钙化灶或空洞。

（5）边缘：边缘较光整，未见毛刺征。

（6）周围：可见胸膜牵拉征，未见阻塞性肺炎及肺不张表现。

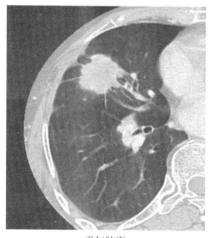

平扫肺窗

图3-2-25 周围型肺癌CT

阅片要点：

（1）部位：病变位于右肺中叶（起源于段以下支气管）。

（2）数目：单发。

（3）形状：呈类圆形肿块，边缘见深分叶。

（4）密度：密度较均匀，未见钙化灶或空洞。

（5）边缘：边缘清晰，欠光整，见毛刺征。

（6）周围：可见胸膜牵拉征及血管集束征，未见阻塞性肺炎及肺不张表现。

（十）肺转移瘤（metastatic tumor of lung）（图3-2-26）

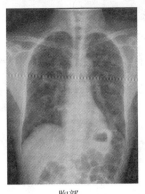
胸部

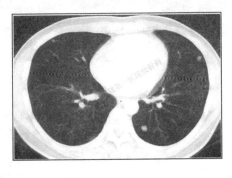
平扫

图3-2-26　肺转移瘤X线片和CT

阅片要点：

（1）部位：双侧肺叶散在分布。

（2）数目：多发。

（3）形状：呈小结节状或类圆形肿块，大小不等。

（4）边缘：清晰，较光整。

（5）密度：较均匀，未见钙化灶。

（十一）纵隔肿瘤、肿瘤样病变（tumor and tumor-like lesion of mediastinum）

1. 胸内甲状腺肿（Intrathoracic goiter）（图3-2-27）

阅片要点：

（1）部位：前上纵隔，向上与甲状腺相连。

（2）密度：不均匀稍高密度，可见钙化灶。

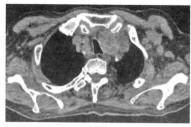
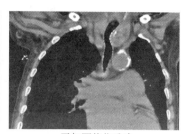

平扫　　　　　　　　　　　　　　平扫冠状位重建

图 3 - 2 - 27　胸内甲状腺肿 CT

（3）形状：类圆形团块状。

（4）边界：清晰。

（5）周围：压迫气管向右偏移，局部管腔受压变扁。

2. 胸腺瘤（thymoma）（图 3 - 2 - 28）

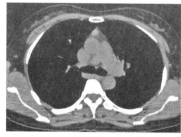
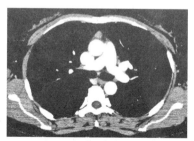

平扫　　　　　　　　　　　　　　增强扫描

图 3 - 2 - 28　胸腺瘤 CT

阅片要点：

（1）部位：前上纵隔，升主动脉前方。

（2）密度：平扫密度均匀，未见钙化灶。

（3）形状：类圆形、结节状。

（4）边界：清晰。

（5）增强：轻度均匀强化。

3. 畸胎瘤（teratoma）（图 3 - 2 - 29）

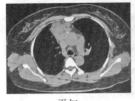
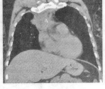
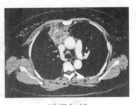

平扫　　　　　　平扫冠状位重建　　　　　增强扫描

图 3 - 2 - 29　畸胎瘤 CT

阅片要点：

（1）部位：前中上纵隔。

（2）密度：不均匀，内见点状钙化灶及脂肪密度及液性密度影。

（3）形状：不规则。

（4）边界：清晰。

（5）增强：增强后不均匀强化，脂肪密度及液性密度灶不强化。

（6）其他：局部包绕血管。

4. 神经源性肿瘤（neurogenic tumor）（图 3 - 2 - 30）

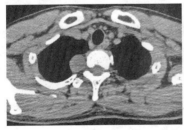
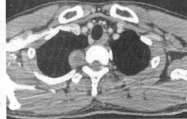

平扫　　　　　　　　　　　　增强扫描

图 3 - 2 - 30　神经源性肿瘤 CT

阅片要点：

（1）部位：右侧后上纵隔。

（2）形状：呈哑铃状，部分位于椎管内。

（3）边界：清晰。

（4）密度：均匀，未见钙化灶。

（5）增强：轻度不均匀强化。

（6）其他：右侧椎间孔扩大，胸椎骨质完整，未见骨质破坏征象。

（十二）肺动脉栓塞（pulmonary embolism）（图3-2-31）

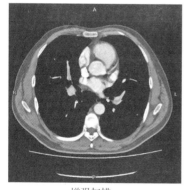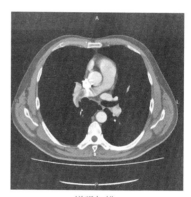

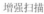 增强扫描　　　　　　　　　　增强扫描

图3-2-31　肺动脉栓塞CT

阅片要点：

（1）部位：双侧肺动脉主干及其分支。

（2）密度：管腔内充盈缺损。

（3）位置：中心性（急性肺栓塞表现）。

（4）其他：未见肺动脉扩张、右心室扩大、肺部马赛克征或肺梗死征象。

三、循环系统（circulatory system）

（一）正常循环系统 X 线表现（normal X-ray）（图 3 - 2 - 32）

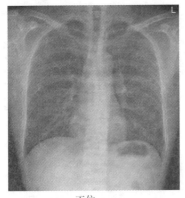
正位

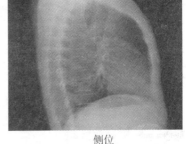
侧位

图 3 - 2 - 32　循环系统正常 X 线片

阅片要点：

（1）判断心影大小：心影增大的标准，正常心胸比率，成人≤0.5，儿童可达0.55。

（2）正侧位片相结合，判断心影形态改变。

1）正位片：左心缘见"三弓"，自上而下分别为主动脉结、肺动脉段、左室段；右心缘见两部分，自上而下分别为上腔静脉与升主动脉、右心房。

2）侧位片注意心前及心后间隙的变化。

（3）注意肺血的改变。

（二）先天性心脏病

1. 房间隔缺损（atrial septum defect）（图3－2－33）

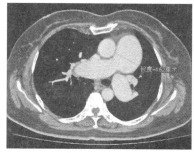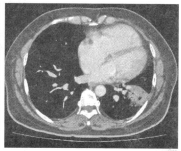

增强扫描　　　　　　　　　增强扫描

图3－2－33　房间隔缺损CT

阅片要点：

（1）部位：房间隔连续性中断。

（2）密度：增强早期可见对比剂连通（图中未显示）。

（3）其他：肺动脉增宽，提示肺动脉高压。

2. 室间隔缺损（ventricular septum defect）（图3－2－34）。

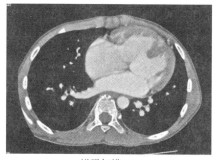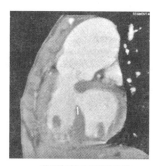

增强扫描　　　　　　　　增强扫描室间隔重建

图3－2－34　室间隔缺损CT

阅片要点：

（1）部位：室间隔膜周部连续性中断。

（2）密度：增强早期可见对比剂连通（图中未显示）。

（3）其他：右室心肌增厚。

（4）其他可能改变（该病例未显示）：左、右心室增大肺动脉高压。

（三）主动脉夹层（aortic dissection）（图3-2-35）

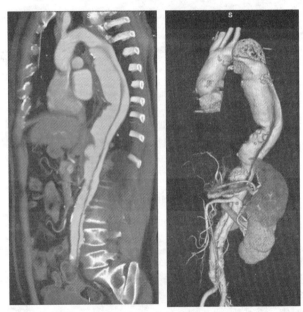

CTA血管重建

图3-2-35　主动脉夹层 CT

阅片要点：

（1）部位：主动脉夹层破口位于主动脉左锁骨下动脉开口远侧，夹层从降主动脉延续至髂动脉开口。

（2）密度：主动脉内真假双腔见内膜片。

（3）关系：真腔位于后方（小）；假腔位于前方（大）。

（4）其他：腹腔干、肠系膜上动脉、下动脉、双侧肾动脉发自假腔，充盈可。

（四）主动脉瘤（aortic aneurysm）（图3-2-36）

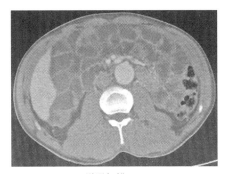

增强扫描　　　　　　　　　　　血管重建

图3-2-36　主动脉瘤 CT

阅片要点：

（1）部位：腹主动脉（双肾动脉以下至双侧髂动脉起始部）。

（2）形状：腹主动脉内径增宽，血管重建可见腹主动脉呈瘤样扩张。

（3）其他：腹主动脉内充盈良好，未见撕裂内膜片或血栓形成。

（五）心包积液（pericardial effusion）（图3-2-37）

阅片要点：

（1）部位：心包增厚。

（2）胸部正位片：心影增大，呈"普大"型；心缘正常弧

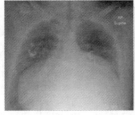 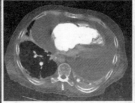 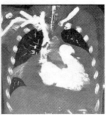

正位片　　　　　　　增强扫描　　　　　增强扫描冠状位重建

图 3 - 2 - 37　心包积液 X 线片和 CT

段消失，呈"烧瓶"状；主动脉影缩短，上腔静脉增宽；双肺淤血改变。

（3）密度：心包环状水样密度。

（4）其他：上腔静脉增宽。

（六）缩窄性心包炎（constrictive pericarditis）（图 3 - 2 - 38）

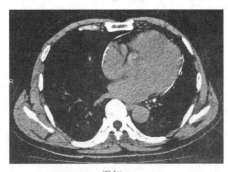 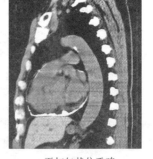

平扫　　　　　　　　　　　平扫矢状位重建

图 3 - 2 - 38　缩窄性心包炎 CT

阅片要点：

（1）部位：心包普遍增厚（增厚大于 4 mm）。

（2）密度：可见弧形高密度影，为心包钙化。

（3）其他：心室内径减小、心房增大。

（4）其他可能征象（该病例未显示）：腔静脉扩张、胸水、腹水。

（七）冠心病（coronary heart disease）（图3－2－39）

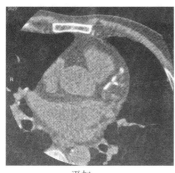
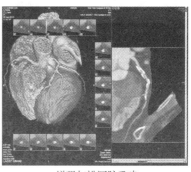

平扫　　　　　　　　　　　　　　增强扫描冠脉重建

图3－2－39　冠心病CT

阅片要点：

（1）部位：前降支近中段管腔重度狭窄（狭窄程度大于75%）。

（2）密度：斑块呈混合密度，部分见钙化影。

（3）其他：前降支远段充盈欠佳。

四、消化系统（digestive system）

（一）急腹症（acute abdomen）

1. 正常腹部X线表现（erecting and lying film of abdomen）（图3－2－40）

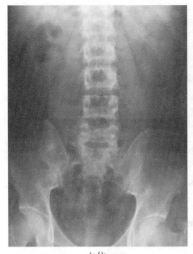
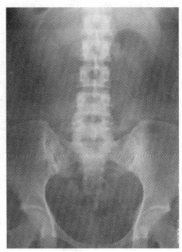

立位   卧位

图 3 - 2 - 40   正常腹部 X 线片

阅片要点：

（1）立位片双侧膈下未见游离气体。

（2）立位片大小肠腔未见扩张和气液平面。

（3）卧位结肠内见少量积气，大小肠腔未见扩张。

（4）双侧腹脂线清晰。

（5）腹部未见异常密度影。

（6）腹部未见软组织肿块影。

（7）片中所见诸骨未见异常。

2. 单纯性肠梗阻（simple intestinal obstruction）（图 3 - 2 - 41）

阅片要点：

（1）立位片：全腹可见多个气液平面，肠腔气柱高低不等，呈肠腔气柱渐高征；扩张的肠襻呈拱形，气柱高而液平窄，肠道

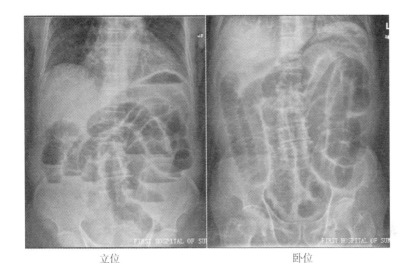

立位 卧位

图 3 - 2 - 41 单纯性肠梗阻 X 线片

张力高，液体少。

（2）卧位片：大小肠明显积气、扩张。空肠肠管内见环形皱襞，呈"弹簧"状；回肠肠管黏膜较少，呈光滑的管状透光影；结肠肠管内见结肠袋及半月皱襞。

3. **肠套叠**（intussusception）（图 3 - 2 - 42）

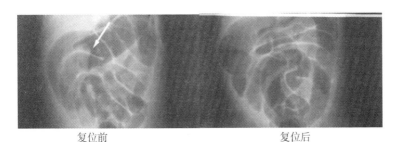

复位前 复位后

图 3 - 2 - 42 肠套叠 X 线片

阅片要点：

空气灌肠：套叠以远肠管充气时，套叠处出现软组织肿块影（箭头所示）。透视下观察到随肠腔气体压力增高，软组织肿块影缓缓向回盲部蠕动。空气灌肠复位成功时，软组织肿块影消失，小肠充气明显。

4. **胃肠道穿孔**（gastrointestinal tract perforation）（图3 – 2 –43）

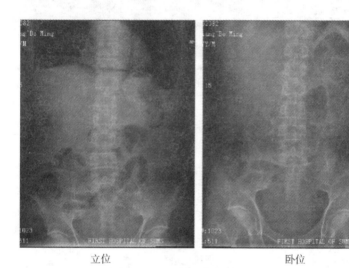

立位 　　　　　　　　　　卧位

图3 –2 –43　胃肠道穿孔 X 线片

阅片要点：

（1）腹部立位片：双侧膈面下方见新月形透亮影；右侧膈下见液气平面；左侧膈面抬高。

（2）腹部卧位片：结肠内见积气、积粪，未见明显扩张的肠管。

5. 急性阑尾炎（acute appendicitis）（图 3 – 2 – 44）

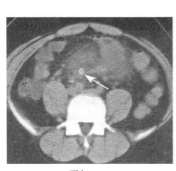
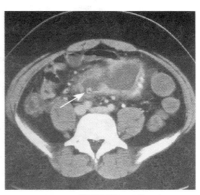

平扫　　　　　　　　　　　　　　增强扫描

图 3 – 2 – 44　急性阑尾炎 CT［阑尾脓肿（右图箭头所示）、粪石形成（左图箭头所示）］

阅片要点：

（1）阑尾内出现粪石（左图箭头所示），呈结节状高密度影。

（2）阑尾区及盲肠周围脂肪间隙模糊，密度增高，脂肪内出现条索状高密度影，形成局限性蜂窝织炎。

（3）阑尾区周围形成局限性脓肿（右图箭头所示），呈团块状影，中心为液性低密度，壁较厚且厚薄不均，增强扫描脓肿壁有不均匀性强化。

（二）肝脏、胆道、胰腺、脾脏（liver，billary tract，pancrea，spleen）

1. 正常上腹部（normal upper abdomen）（图 3 – 2 – 45）

阅片要点：

（1）肝脏外形规整，肝叶比例适中。肝实质密度均匀，未

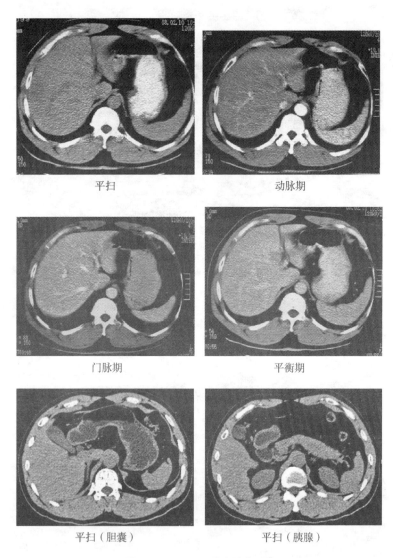

平扫　　　　　　　　　　　　　动脉期

门脉期　　　　　　　　　　　　平衡期

平扫（胆囊）　　　　　　　　平扫（胰腺）

图3-2-45　正常上腹部 CT

见异常密度影，增强后肝实质强化密度均匀，未见异常密度影及异常强化灶。门脉主干及其分支显示正常，肝内胆管未见扩张。

（2）脾脏形态、大小、密度未见异常，增强后未见异常强化灶；脾门及胃底未见异常血管影。

（3）胆囊形态、大小、密度未见异常，胆囊壁未见增厚，增强扫描未见异常强化灶。

（4）胰腺形态、大小、密度未见异常，增强扫描未见异常强化灶。

2. **肝海绵状血管瘤**（cavernous hemangioma of liver）（图3-2-46）

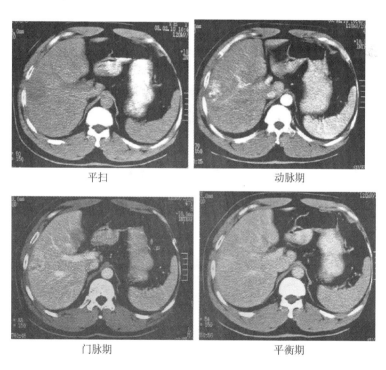

平扫 　　　　　　　　　　　动脉期

门脉期 　　　　　　　　　　平衡期

图3-2-46 肝海绵状血管瘤CT

阅片要点：

（1）部位：肝实质S5、S8交界处。

（2）形状：类圆形。

（3）密度：CT平扫呈均匀低密度，未见钙化灶。

（4）边界：边界清楚。

（5）增强扫描：增强扫描动脉期病灶边缘呈点状、结节状强化，密度高于肝，接近同层腹主动脉；门脉期强化范围逐渐向肿瘤中心扩展；平衡期呈全瘤范围强化，密度仍然高于肝。增强过程呈"快进慢退"表现。

3. 原发性肝细胞癌（primary hepatic cell carcinoma）（图3-2-47）

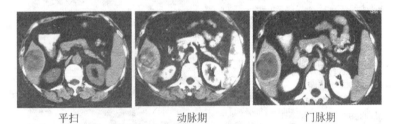

平扫　　　　　　　　动脉期　　　　　　　　门脉期

图3-2-47　原发性肝细胞癌CT

阅片要点：

（1）部位：肝S5、S6内。

（2）形状：类圆形。

（3）密度：CT平扫低密度，不均匀，内可见小斑片状更低密度影。

（4）边界：边界清晰、光滑。

（5）增强扫描：动脉期肿瘤内出现斑片状、结节状强化，密度高于周围肝实质，低于同层腹主动脉；门脉期强化密度低于周围肝实质，强化过程呈"快进快退"表现。

4. 肝转移瘤（metastatic tumor of liver）（图3-2-48）

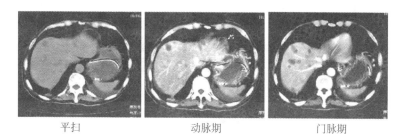

平扫　　　　　　　　动脉期　　　　　　　　门脉期

图3-2-48 肝转移瘤CT

阅片要点：

（1）部位：肝实质内散在分布。

（2）形状：呈类圆形。

（3）大小：多个大小不等。

（4）密度：CT平扫呈低密度或等密度，密度大致均匀。

（5）边界：部分边界清楚，部分边界不清。

（6）增强扫描：动脉期病灶周围出现不规则边缘强化，强化密度高于周围肝实质；门脉期病灶周围强化密度减低，病灶境界变清；肿瘤中央见无增强的低密度坏死区，呈"牛眼"征。

5. 肝囊肿（liver cyst）（图3-2-49）

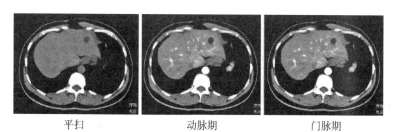

平扫　　　　　　　　动脉期　　　　　　　　门脉期

图3-2-49 肝囊肿CT

阅片要点：

（1）部位：肝实质 S2 内。

（2）形状：圆形。

（3）密度：CT 平扫呈水样密度，密度均匀。

（4）边界：边界清楚。

（5）增强扫描：动脉期、门脉期病灶无强化，边缘显示更加清楚。

6. 肝脓肿（liver abscess）（图 3 - 2 - 50）

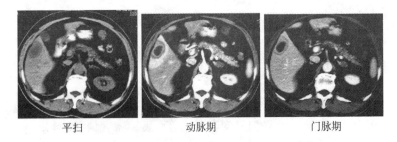

平扫　　　　　　　　动脉期　　　　　　　　门脉期

图 3 - 2 - 50　肝脓肿 CT

阅片要点：

（1）部位：肝实质 S5 内。

（2）形状：类圆形。

（3）密度：CT 平扫低密度，密度不均匀，中央为均匀低密度；边缘可见密度低于肝实质而高于脓腔的环状脓肿壁，壁较厚。

（4）边界：边界清楚。

（5）增强扫描：脓肿壁环形强化，脓腔及周围水肿带无强化，周围肝实质充血明显强化，构成靶环征；脓肿壁光滑，厚度欠均匀，未见结节状强化灶。

7. 肝硬化（liver cirrhosis）（图3-2-51）

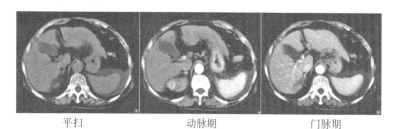

平扫　　　　　　动脉期　　　　　　门脉期

图3-2-51　肝硬化CT

阅片要点：

（1）肝脏大小的改变：肝各叶比例失调，尾叶、左外叶增大，右叶、方叶萎缩。

（2）肝脏形态、轮廓的改变：边缘凹凸不平，呈"波浪"状改变。

（3）肝密度的改变：肝呈弥漫性或不均匀密度，平扫及增强后强化密度均低于脾脏。

（4）其他：腹腔少量积液。

8. 局灶性脂肪肝（focal fatty liver）（图3-2-52）

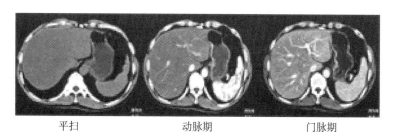

平扫　　　　　　动脉期　　　　　　门脉期

图3-2-52　局灶性脂肪肝CT

阅片要点：

（1）部位：肝实质 S7、S8 内。

（2）形状：不规则片状。

（3）密度：CT 平扫呈低密度，肝内血管影显示不清。

（4）边界：边界不清。

（5）增强扫描：病变强化密度低于正常肝实质，病变区内见正常走行的肝内血管影。

9. 胆石症（cholelithiasls）（图 3 - 2 - 53）

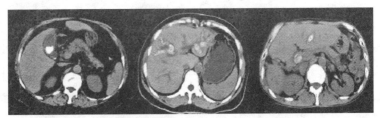

胆囊结石　　　　　肝内胆管结石　　　胆总管及肝内胆管结石

图 3 - 2 - 53　胆石症 CT

阅片要点：

（1）胆囊结石：CT 平扫显示为胆囊内可见 1 个类圆形高密度影，边界清楚，密度均匀。

（2）肝内胆管结石：肝内见多发结节状、长条状高密度影，与肝内胆管走行一致，伴有周围胆管扩张。

（3）胆总管及肝内胆管结石：胆总管上段管腔及肝左叶胆管内各可见 1 个类圆形高密度结石，边界清楚，密度均匀。

10. 胆囊炎（cholecystitis）（图 3 - 2 - 54）

阅片要点：

（1）胆囊体积增大。

（2）胆囊壁增厚，并见类圆形气体密度影；增强后，胆囊

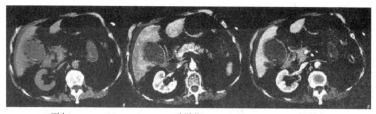

平扫   动脉期   门脉期

图 3 - 2 - 54 胆囊炎 CT

壁可见强化。

（3）胆囊周围脂肪间隙模糊，胆囊周围见少量液体潴留。

11. **急性胰腺炎（acute pancreatitis）（图 3 - 2 - 55）**

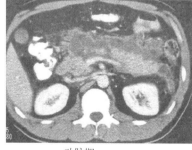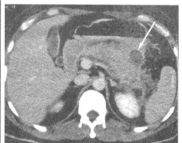

动脉期   门脉期

图 3 - 2 - 55 急性胰腺炎 CT

阅片要点：

（1）胰腺体积弥漫性明显增大，轮廓不清。

（2）胰腺密度不均匀，见斑片状不规则低密度影。

（3）胰腺周围脂肪间隙消失，胰腺边缘模糊不清，周围见液体潴留和假囊肿（箭头所指）。

（4）胰周出现脂肪坏死和胰周积液，肾周筋膜增厚。

12. 慢性胰腺炎（chronic pancreatitis）（图 3 - 2 - 56）

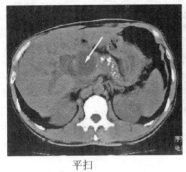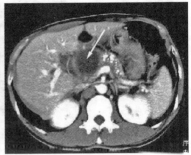

平扫 增强扫描

图 3 - 2 - 56　慢性胰腺炎 CT

阅片要点：

（1）胰腺体积萎缩。

（2）胰管扩张，扩张胰管内见结石。

（3）胰腺实质内亦见钙化灶。

（4）胰头实质内见假性囊肿（箭头所指）。

13. 胰头癌（carcinoma of head of pancrea）（图 3 - 2 - 57）

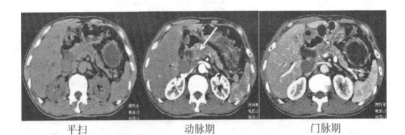

平扫 动脉期 门脉期

图 3 - 2 - 57　胰头癌 CT

阅片要点：

（1）部位：胰头部（箭头所指）。

（2）形态：不规则类圆形。

（3）密度：软组织密度。

（4）边界：与正常胰腺及十二指肠左侧壁分界不清。

（5）增强扫描：肿块轻度不均匀强化，密度低于正常胰腺实质，内可见斑片状无强化坏死区。

（6）其他：胰管、胆总管扩张；胰腺与肠系膜上静脉血管之间的脂肪间隙消失。

五、泌尿生殖系统（urogenital system）

（一）泌尿系统（urinary system）

1. 正常腹部 X 线表现（plain film of normal abdomen）（图 3 -2 -58）

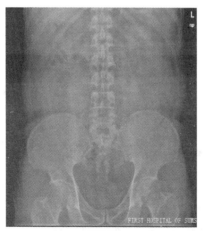

腹平片

图 3 -2 -58　正常腹部 X 线片

阅片要点：

（1）腹部未见异常密度影。

（2）腹部未见软组织肿块影。

（3）双侧肾影大小、形状、位置未见异常。

（4）双侧输尿管行程区未见异常密度影。

（5）膀胱区未见异常密度影。

（6）双侧腰大肌形态、大小正常。

（7）双侧腹脂线清晰。

2. 排泄性尿路造影（静脉肾盂造影） （excretory urography/Intravenous pyelography，IVP）（图3－2－59）

作用：显示肾盂、肾盏、输尿管和膀胱内腔形状以及双肾排泄功能。

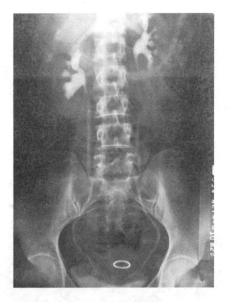

图3－2－59　静脉肾盂造影 X 线片

阅片要点：

（1）双肾位置、大小、形状正常。

（2）双侧肾盂、肾盏显影清晰，大小、形状正常，未见扩张、充盈缺损，未见受压改变。

（3）输尿管走行及形状、宽度正常，未见狭窄或扩张，未见充盈缺损。

3. 正常双肾（normal kidneys）（图3-2-60）

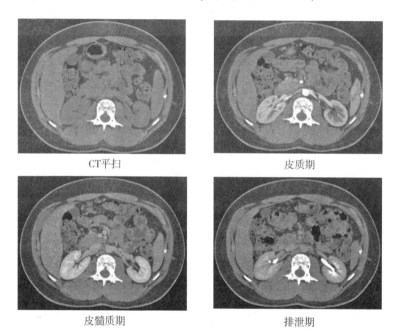

CT平扫　　　　　　　　皮质期

皮髓质期　　　　　　　　排泄期

图3-2-60　正常双肾CT

阅片要点：

（1）双肾位置、大小、形状正常，未见异常强化灶。

（2）双侧肾盂、肾盏大小、形状正常，未见扩张或充盈缺损，未见受压改变，未见异常强化灶。

（3）输尿管走行及形状、宽度正常，未见狭窄或扩张，未见充盈缺损。

4. 马蹄肾 （horseshoe kidney） （图 3 – 2 – 61）

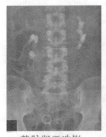
静脉肾盂造影

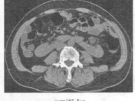
CT平扫

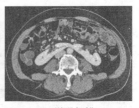
CT增强扫描

图 3 – 2 – 61　马蹄肾 X 线片及 CT

阅片要点：

（1）两肾下极相互融合如马蹄状。

（2）静脉肾盂造影：两肾轴向异常，肾盂和肾盏影像重叠。

（3）CT：双肾门朝外，肾轴旋转不良，双肾下极融合。

（4）可伴有肾盂积液、肾盂结石等异常（图中未显示）。

5. 肾结石 （nepholith） （图 3 – 2 – 62）

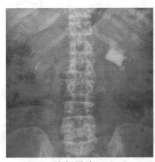
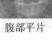
腹部平片

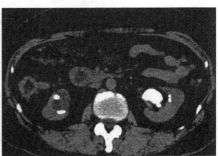
CT平扫

图 3 – 2 – 62　肾结石 X 线片及 CT

阅片要点：

（1）部位：双肾投影区内（平片）；双肾肾盂内（CT）。

（2）形状：左侧呈鹿角状，轮廓不光整；右侧呈结节状。

（3）密度：高密度。

（4）边界：边界清楚。

（5）膀胱以上余泌尿系区未见异常高密度影。

6. 肾结核（肾自截）（kidney tuberculosis/Autonephrecto-my）（图3-2-63）

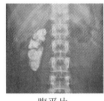 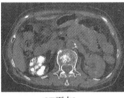 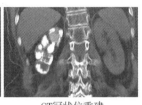

腹平片　　　　　　　　CT平扫　　　　　　　CT冠状位重建

图3-2-63　肾结核X线片及CT

阅片要点：

（1）部位：右侧肾区。

（2）腹部平片：不规则形钙化影，充填整个肾影区。

（3）CT：右肾实质广泛钙化，部分呈环形。

（4）密度：不均匀高密度。

（5）边界：大部分边界较清。

7. 肾盂癌（静脉肾盂造影）[renal pelvic carcinoma（IVP）]（图3-2-64）

阅片要点：

（1）部位：右肾盂。

（2）形状：不规则结节状。

（3）边界：部分与肾实质分界欠清。

（4）密度：软组织密度，均匀。

（5）强化：轻度强化，排泄期可见肾盂内呈充盈缺损。

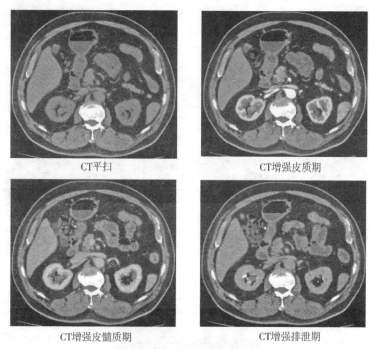

CT平扫

CT增强皮质期

CT增强皮髓质期

CT增强排泄期

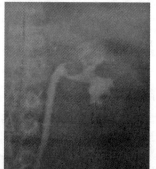

静脉肾盂造影（另一患者）

图3-2-64　肾盂癌CT及X线片

（6）静脉肾盂造影：左侧肾盂及上盏内充盈缺损，充盈缺损的形状不规则，边界欠光整，肾盂扩张。

8. 肾癌（renal carcinoma）（图 3 –2 –65）

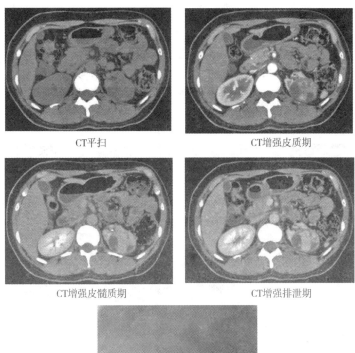

CT平扫　　　　　　　　　　　CT增强皮质期

CT增强皮髓质期　　　　　　　CT增强排泄期

静脉肾盂造影

图 3 –2 –65　肾癌 CT 及 X 线片

阅片要点：

（1）部位：左肾下极。

（2）形状：巨大类圆形肿块。

（3）密度：不均匀，见弧形、斑点状钙化灶。

（4）边界：肿块大部分边界较清。

（5）周围：左肾盂、肾盏受压移位、变形。

9. 膀胱癌（urinary bladder carcinoma）（图3-2-66）

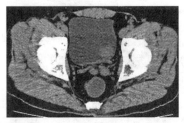

CT平扫

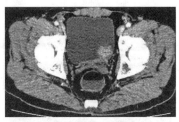

CT增强

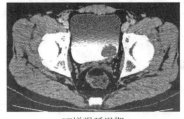

CT增强延迟期

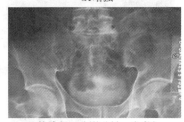

静脉肾盂造影（另一患者）

图3-2-66 膀胱癌CT及X线片

阅片要点：

（1）部位：膀胱左后壁肿块。

（2）形状：菜花状。

（3）边缘：边缘清晰欠光整。

（4）密度：均匀，未见钙化灶或结石附着。

（5）增强：中度均匀强化，延迟期膀胱内见液平，肿瘤显示为"菜花"状充盈缺损。

（6）静脉肾盂造影：膀胱内分叶状充盈缺损，边缘欠光整。

（二）肾上腺（adrenal gland）

1. 正常肾上腺影像解剖（normal adrenal gland）（图3 - 2 - 67）

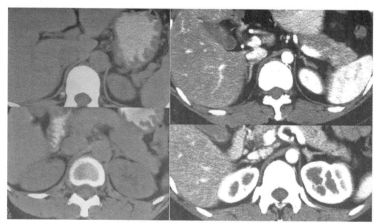

CT平扫　　　　　　CT增强扫描

图 3 - 2 - 67　正常肾上腺 CT

阅片要点：

（1）部位：右肾上腺位于肝的内后方、右膈肌脚外侧和前方；左肾上腺位于左肾上极、脾与腹主动脉之间。

（2）形状：右侧肾上腺呈斜线状、倒"V"或倒"Y"形，左侧成倒"Y"形。

（3）密度：平扫密度均匀，未见结节或肿块，增强扫描均匀强化。

（4）周围：双侧肾上腺周围脂肪间隙清楚。

2. 肾上腺皮质腺瘤（adrenocortical adenoma）（图3-2-68）

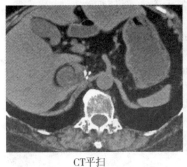 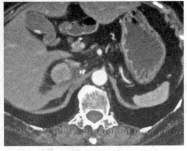

CT平扫　　　　　　　　　　　　　增强扫描

图3-2-68　肾上腺皮质腺瘤CT

阅片要点：

（1）部位：右侧肾上腺区。

（2）形状：类圆形肿块。

（3）边界：清楚。

（4）密度：平扫密度不均匀。

（5）增强扫描：不均质强化。

3. 嗜铬细胞瘤（pheochromocytoma）（图3-2-69）

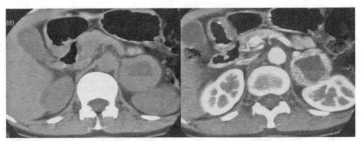

CT平扫　　　　　　　　　　　　　增强扫描

图3-2-69　嗜铬细胞瘤CT

阅片要点：

（1）部位：左侧肾上腺区。

（2）形状：类圆形肿块。

（3）边界：清楚。

（4）密度：CT 平扫密度不均匀，中央见更低密度区。

（5）增强扫描：实性部分明显强化，中间为坏死区。

（6）周围：肿块与左肾分界清楚，左肾轻度受压。

（三）女性生殖系统（female reproductive system）

1. 正常子宫表现（normal uterus）（图 3 - 2 - 70）

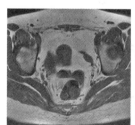
T1WI轴位

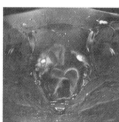
T2WI压脂相轴位

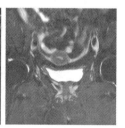
T2WI压脂相冠状位

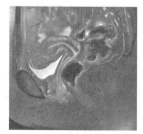
T2WI压脂相矢状位

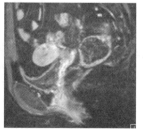
T1WI压脂相增强

图 3 - 2 - 70　正常子宫 MR

阅片要点：

（1）位置：盆腔内，前倾前屈位，前方为膀胱，后方为直肠。

（2）形状：子宫体为横行的梭形，大小、形态正常，子宫壁厚度正常。

（3）信号：子宫内膜于 T1WI 上呈低信号，T2WI 上呈高信号，信号均匀；子宫内膜连接带于 T2WI 上呈稍低信号，连接带完整，信号均匀；子宫壁内信号均匀。

（4）增强扫描：子宫肌层明显均匀强化，中心的宫腔部分无强化。

2. **子宫肌瘤**（hysteromyoma）（图 3 - 2 - 71）

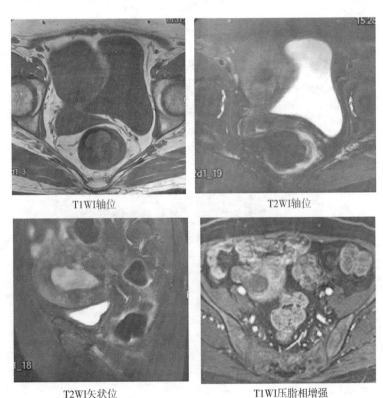

T1WI轴位　　　　　　　　T2WI轴位

T2WI矢状位　　　　　　T1WI压脂相增强

图 3 - 2 - 71　子宫肌瘤 CT

阅片要点：

（1）部位：子宫下方肌壁间。

（2）形状：类圆形肿块。

（3）边界：与子宫分界清晰。

（4）信号：T1WI 与子宫肌层信号相仿，T2WI 呈低信号。

（5）增强扫描：增强后轻度不均匀强化，强化程度低于正常子宫肌层。

3. 宫颈癌（cervical cancer）（图 3 - 2 - 72）

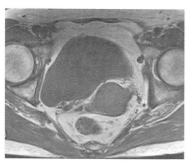 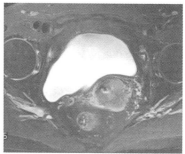

T1WI轴位　　　　　　　　　　T2WI压脂轴位

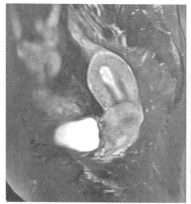 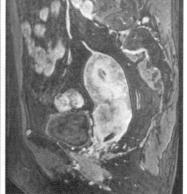

T2WI压脂矢状位　　　　　　　T1WI压脂增强

图 3 - 2 - 72　宫颈癌 CT

阅片要点：

（1）部位：肿块位于子宫颈部偏后方。

（2）形状：子宫颈管增粗、扩大。

（3）边界：于正常宫颈分界欠清，侵犯宫体下部，与宫体分界尚清晰。

（4）信号：信号不均匀，T1WI 呈低信号，T2WI 压脂相呈稍高信号。

（5）增强扫描：明显不均匀强化。

（6）周围：向宫体、阴道后壁浸润，与膀胱分界尚清晰，子宫直肠间隙尚清晰。

（四）男性生殖系统（male reproductive system）

1. 正常前列腺影像解剖（image anatomy of prostate）（图3 -2 -73）

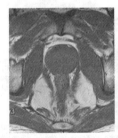 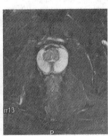 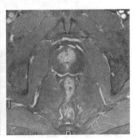

T1WI压脂　　　　　T2WI压脂　　　　　T1WI压脂增强

图3 -2 -73　正常前列腺 MR

阅片要点：

（1）位置：前列腺位于膀胱后方、直肠前方。

（2）形状：轮廓光整，双侧对称，大小正常，呈椭圆形。

（3）信号：T1WI 呈低信号，T2WI 呈高信号，外周带比中央带密度更高，信号均匀。

（4）增强扫描：不均匀强化，中央带强化较明显。

（5）周围：与膀胱、直肠分界清楚，包膜完整，周围脂肪组织间隙清晰。

2. 前列腺癌（prostatic cancer）（图 3 - 2 - 74）

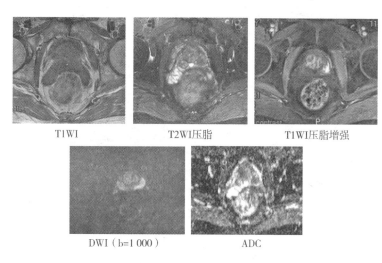

T1WI　　　　　　　　T2WI压脂　　　　　　　T1WI压脂增强

DWI（b=1 000）　　　　　　　ADC

图 3 - 2 - 74　前列腺癌 MR

阅片要点：

（1）部位：发生于前列腺外周带。

（2）形状：前列腺明显增大，呈不规则结节状、浅分叶状。

（3）边界：与正常前列腺组织分界清晰，尚位于前列腺包膜内。

（4）信号：T1WI 呈低信号，T2WI 呈不均匀稍高信号。

（5）增强：不均匀明显强化，强化程度高于正常前列腺。

（6）弥散：DWI 呈高信号，ADC 呈暗色，提示弥散受限。

（7）其他：前列腺中央带体积增大呈结节状，T1WI 呈低信号，T2WI 上呈不均匀稍高信号，增强后结节状强化，弥散不受限，提示前列腺增生。

六、骨骼肌肉系统（bone and muscle system）

（一）骨（bone）

1. 正常骨的X线表现（plain film of normal bone）（图3 – 2 – 75）

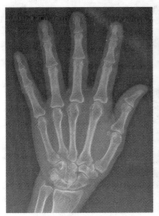
短骨：掌、指骨

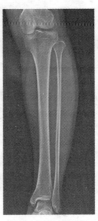
长骨：胫腓骨 正位

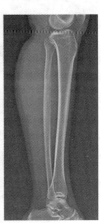
侧位

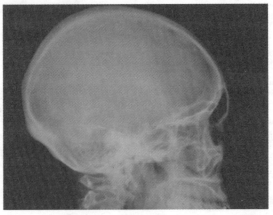
扁骨：颅盖骨

图3 – 2 – 75　正常骨的X线片

阅片要点：

（1）骨骼形态、大小在正常范围。

（2）骨皮质光滑、连续，无骨膜新生骨。

（3）骨小梁分布、结构正常。

（4）骨性关节面光滑整齐，关节间隙正常，无增宽或变窄。

（5）软组织影正常。

2. 完全性骨折（complete fracture）（图 3 - 2 - 76）

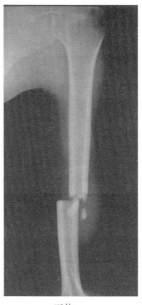
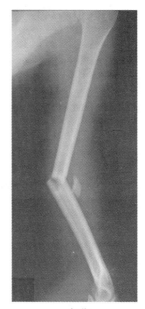

正位　　　　　　　　　　侧位

图 3 - 2 - 76　完全性骨折 X 线片

阅片要点：

（1）部位：肱骨中段。

（2）骨折线贯穿肱骨横径。

（3）骨皮质、骨小梁中断。

（4）远折端向内侧移位及向前成角，断端可见小碎骨片。

3. 不完全性骨折——青枝骨折（incomplete fracture—greenstick fracture）（图 3 −2 −77）

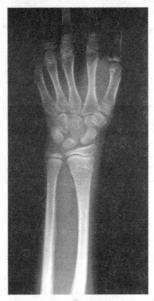 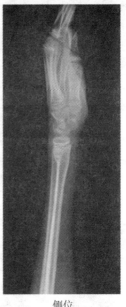

正位　　　　　　　　侧位

图 3 −2 −77　不完全性骨折 X 线片

阅片要点：

（1）部位：桡骨远端干骺端。

（2）骨皮质扭曲、皱褶。

（3）未见骨折线。

4. Colles 骨折（colles fracture）（图 3 −2 −78）

阅片要点：

（1）部位：桡骨远端关节面下 2 cm，并累及桡骨远端关节面。

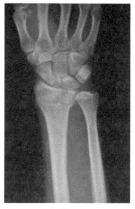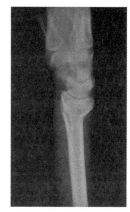

正位　　　　　　　　　　　侧位

图3-2-78　Colles骨折X线片

（2）远折段向背侧、桡侧移位，向掌侧成角。

（3）伴有尺骨茎突骨折。

（4）周围软组织肿胀。

5. 骨肉瘤（osteosarcoma）（图3-2-79）

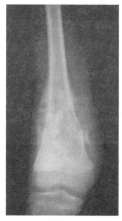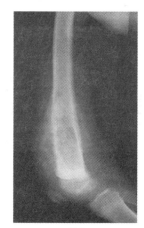

正位　　　　　　　　　　　侧位

图3-2-79　骨肉瘤X线片

阅片要点：

（1）部位：股骨远侧干骺端。

（2）瘤骨：呈"云絮"状高密度影，边界不清，密度不均匀。

（3）骨质破坏：表现为骨皮质和骨小梁的斑片状破坏，边界不清。

（4）骨膜新生骨形成，骨膜被掀起，部分破坏形成骨膜三角。

（5）软组织肿块形成。

6. 骨巨细胞瘤（giant-cell tumor of bone）（图3-2-80）

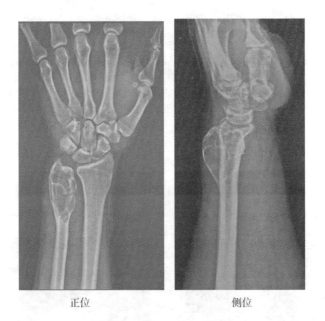

正位　　　　　　　　　　侧位

图3-2-80　骨巨细胞瘤X线片

阅片要点：

（1）部位：尺骨远侧骨端。

（2）关节面下偏侧膨胀性骨质破坏，边界清楚，常见分房征，分隔较纤细；关节面完整，未见突破。

（3）瘤内无钙化、骨化，无反应性骨质增生及骨膜反应。

（4）包壳完整，未见中断；无软组织肿块。

7. 骨囊肿（bone cyst）（图 3 – 2 – 81）

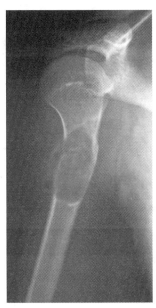

正位

图 3 – 2 – 81　骨囊肿 X 线片

阅片要点：

（1）部位：肱骨骨干。

（2）数量：单发。

（3）骨内长轴与骨干平行的卵圆形骨破坏区，密度均匀，无骨化或钙化。

（4）轻度膨胀，边界清楚，边缘骨质轻度增生硬化；骨壳完整，单房，无骨性间隔。

（5）未见骨膜新生骨以及软组织肿块。

8. 化脓性骨髓炎（purulent osteomyelitis）

（1）急性化脓性骨髓炎（acute purulent osteomyelitis）（图 3 - 2 - 82）。

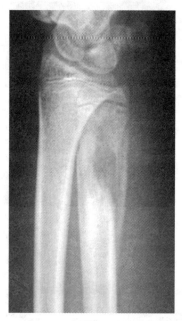

正位

图 3 - 2 - 82 急性化脓性骨髓炎 X 线片

阅片要点：

1）部位：尺骨。

2）干骺端松质骨内出现局限性骨质疏松及片状的不规则破坏区。

3）骨质破坏向骨干方向发展，不穿过骺软骨侵入关节。

4）骨膜新生骨，与骨干平行，呈条状或花边状密影，未见中断。

（2）慢性化脓性骨髓炎（chronic purulent osteomyelitis）（图3－2－83）。

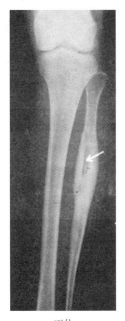

正位

图3－2－83 慢性化脓性骨髓炎 X 线片

阅片要点：

1）部位：腓骨骨干。

2）髓腔密度增高，髓腔变窄，消失，密度不均匀，其内见片状死骨形成（箭头所示）。

3）骨皮质增厚，骨干增粗变形，骨皮质未见中断。

10. 骨转移瘤（metastatic tumor of bone）（图3-2-84）

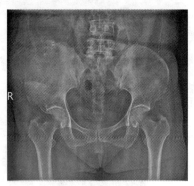

骨盆正位

图3-2-84 骨转移瘤X线片

阅片要点：

（1）病史：甲状腺癌。

（2）部位：髂骨。

（3）右侧髂骨溶骨性骨质破坏，边界模糊，可见肿瘤骨形成及骨膜新生骨。

（4）邻近软组织肿块形成。

11. 多发性骨髓瘤（multiple myeloma）（图3-2-85）

阅片要点：

（1）部位：颅骨。

（2）数量：多发。

（3）表现为穿凿样骨质破坏，边界清楚，无硬化边及骨膜新生骨。

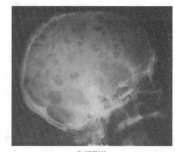

头颅侧位

图3-2-85 多发性骨髓瘤

（二）脊柱（vertebral column）

1. 正常脊柱 X 线表现（plain film of normal vertebral column）（图 3 - 2 - 86）

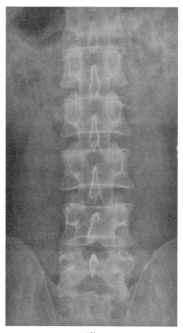
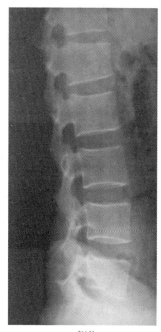

正位　　　　　　　　　　　　　　侧位

图 3 - 2 - 86　正常脊柱 X 线片

阅片要点：

（1）正位片腰椎序列正常，侧位生理曲度存在。

（2）各椎体形态、位置、大小及密度未见异常。

（3）各椎间小关节间隙、椎间隙清晰，未见增宽或狭窄。

（4）椎旁软组织影正常。

2. 脊柱结核（vertebral tuberculosis）（图3-2-87）

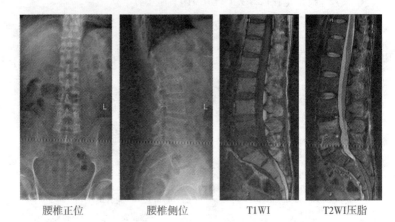

| 腰椎正位 | 腰椎侧位 | T1WI | T2WI压脂 |

图3-2-87 脊柱结核X线片及MR

阅片要点：

（1）部位：第4、5腰椎，累及相邻两个椎体。

（2）正侧位片：椎体骨质破坏，骨质密度增高，骨皮质模糊中断。

（3）椎间隙变窄、消失。

（4）MR示腰4、5椎体内T1WI信号减低，T2WI压脂相上呈稍高信号，椎间盘破坏。

3. 脊柱转移瘤（metastatic tumor of vertebral column）（图3-2-88和图3-2-89）

阅片要点：

（1）病史：甲状腺癌。

（2）位置：腰4椎体。

（3）形态：呈成骨性骨质破坏，轻度膨胀，边界清晰，骨皮质尚完整。

（4）相邻椎间隙形态正常，未见明确软组织肿块形成。

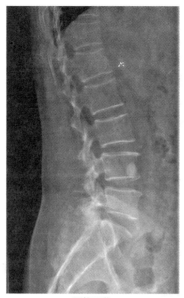

腰椎正位

图 3 - 2 - 88　脊柱转移瘤 X 线片

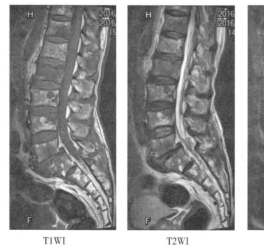

T1WI　　　　　　　　　T2WI　　　　　　　　T1WI压脂增强

图 3 - 2 - 89　脊柱转移瘤 MR

375

阅片要点：

（1）多个腰骶椎及附件。

（2）形态：结节状，T1WI 呈低信号，T2WI 呈稍高信号，部分边界清晰，部分边界欠清。

（3）增强：显著强化。

（4）椎间盘形态正常，破坏区周围形成软组织肿块。

4. 椎间盘突出 （protruded intervertebral disc）（图3－2－90）

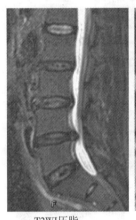 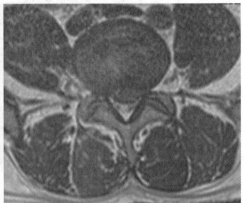

T2WI压脂   T2WI

图3－2－90 椎间盘突出 MR

阅片要点：

（1）部位：腰 4、5 椎间盘。

（2）椎间盘向正后方突出。

（3）硬膜外脂肪间隙受压、移位。

（4）双侧椎间孔变窄。

（6）其他：腰 2、3 至腰 5、骶 1 椎间盘 T2WI 上信号减低，提示椎间盘变性。

5. 强直性脊柱炎（ankylosing spondylitis）（图 3 - 2 - 91）

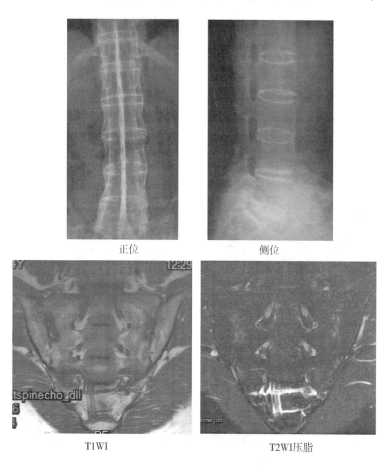

正位 侧位

T1WI T2WI压脂

图 3 - 2 - 91　强直性脊柱炎 X 线片及 MR

阅片要点：

（1）部位：胸、腰椎、骶髂关节。

（2）腰椎正侧位片椎：椎体前方的凹面变平直，呈"方椎"；椎间小关节间隙狭窄、消失；平行脊柱的韧带骨化，形成"竹节状脊柱"。

（3）骶髂关节 MR：骶髂关节间隙变窄，关节面毛糙，关节面下多发 T1WI 信号，T2WI 压脂高信号影，边界模糊，提示疾病活动。

6. **脊柱压缩性骨折**（compressed fracture of vertebral column）（图 3 - 2 - 92）

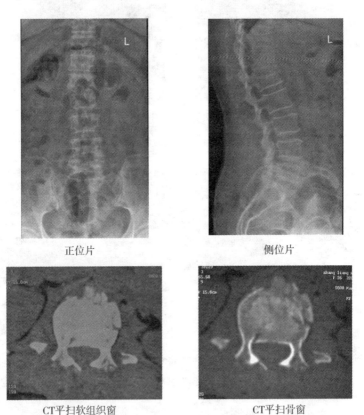

正位片	侧位片

CT平扫软组织窗	CT平扫骨窗

图 3 - 2 - 92　脊柱压缩性骨折 X 线片及 CT

阅片要点：

（1）部位：腰 1 椎体。

（2）平片显示病变椎体压缩呈楔形改变，上缘、前缘骨皮质中断；其上方椎间隙增宽。

（3）CT 显示椎体前面和两侧骨皮质皱折、中断、嵌入，骨小梁嵌压密集，边缘可见骨折块；椎弓环断裂；关节突骨折、横突骨折；椎体后移，椎管狭窄；周围软组织肿胀。

（三）关节（joint）

1. 正常关节的 X 线表现（plain film of normal joint）（图 3 -2 -93）

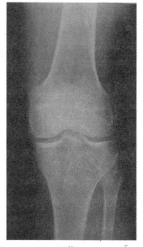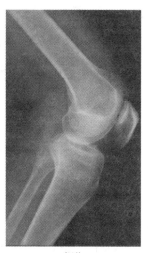

正位　　　　　　　　　　　　侧位

图 3 -2 -93　正常关节 X 线片

阅片要点：

（1）部位：膝关节。

（2）关节间隙清晰，无增宽或狭窄。

（3）骨性关节面骨皮质光滑、连续。

（4）骨端骨小梁密度正常。

（5）关节囊、韧带厚度及密度正常。

2. **关节结核**（joint tuberculosis）（图 3 - 2 - 94）

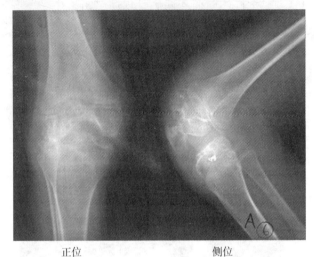

正位　　　　　　　　　　　　　侧位

图 3 - 2 - 94　关节结核 X 线片

阅片要点：

（1）部位：膝关节。

（2）关节软组织肿胀、密度增高、层次模糊，关节面边缘性骨质破坏、吸收。

（3）关节间隙变窄。

（4）邻近关节骨质疏松。

3. **退行性骨关节病**（degenerative osteoarthropathy）（图 3 - 2 - 95）

阅片要点：

（1）部位：膝关节。

（2）关节间隙变窄。

（3）骨性关节面增生硬化。

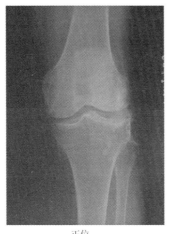 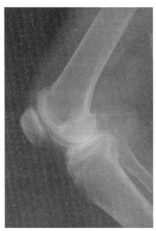

正位　　　　　　　　　　　　　　　　侧位

图3-2-95　退行性骨关节病X线片

（4）骨赘形成。

4. 关节脱位（dislocation of joint）（图3-2-96）

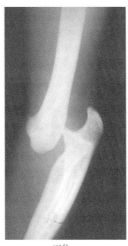 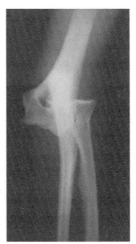

正位　　　　　　　　　　　　　　侧位

图3-2-96　关节脱位X线片

阅片要点：

（1）部位：肘关节。

（2）尺骨鹰嘴与鹰嘴窝对位不良，尺桡骨相对肱骨向后外移位。

（3）周围软组织肿胀。

（陈颖茜　冯仕庭）

第三章 实验室检查

一、血、尿、粪常规（blood，urine and stool routine）

（一）血常规（blood routine）

1. 红细胞（red blood cell，RBC）和血红蛋白（hemoglobin，Hb）检验

正常值：成年男性：红细胞（4.0～5.5）×10^{12} L^{-1}，血红蛋白 120～160 g/L；成年女性：红细胞（3.5～5.0）×10^{12} L^{-1}，血红蛋白 110～150 g/L；新生儿：红细胞（6.0～7.0）×10^{12} L^{-1}，血红蛋白 170～200 g/L。

（1）红细胞及血红蛋白增多是指单位容积血液中红细胞数及血红蛋白量高于参考值高限。

成年男性：红细胞 >6.0×10^{12} L^{-1}，血红蛋白 >170 g/L。

成年女性：红细胞 >5.5×10^{12} L^{-1}，血红蛋白 >160 g/L。

（2）红细胞及血红蛋白减少是指单位容积循环血液中红细胞数，血红蛋白量及血细胞比容低于参考值低限，称为贫血。成年男性血红蛋白 <120 g/L，女性血红蛋白 <110 g/L，根据血红蛋白减低的程度分轻、中、重及极重度。

（3）红细胞形态学的改变包括大小异常、形态异常。

2. 白细胞（white blood cell，WBC）计数和白细胞分类（WBC differential）

（1）正常白细胞数：成人（4～10）×$10^9$$L^{-1}$，新生儿（15～20）×$10^9$$L^{-1}$，6个月至2岁（11～12）×$10^9$$L^{-1}$。

（2）白细胞分类计数：中性杆状核粒细胞0～5%，中性分叶核粒细胞50%～70%，嗜酸性分叶核粒细胞0.5%～5%，嗜碱性分叶核粒细胞0～1%，淋巴细胞20%～40%，单核细胞3%～8%。

白细胞数>10×$10^9$$L^{-1}$为白细胞增多，白细胞数<4×$10^9$$L^{-1}$为白细胞减少。

3. 网织红细胞（reticular cell）计数

网织红细胞是晚幼红细胞发育到成熟红细胞之间尚未完全成熟的红细胞，网织红细胞计数对估计骨髓造血功能有一定的意义。

正常范围的百分数为0.5%～1.5%，绝对值为（24～84）×$10^9$$L^{-1}$。

4. 血小板（platelet）检测

正常值为（100～300）×$10^9$$L^{-1}$。

<100×$10^9$$L^{-1}$为血小板减少，>400×$10^9$$L^{-1}$为血小板增多。

5. 红细胞沉降率（erythrocyte sedimentation rate，ESR）测定

参考值（魏氏法）：成年男性0～15 mm/1 h末，成年女性0～20 mm/1 h末。

6. 血细胞比容测定（hematocrit determination，Hct）和红细胞有关参数（RBC-related parameters）的应用

（1）血细胞比容测定又称血细胞压积，是指血细胞在血液中所占容积的比值，血细胞比容主要与血中红细胞的数量，大小

及血浆容量有关。

（2）红细胞平均值。

1）平均红细胞容积（MCV）。

MCV＝每升血液中血细胞比容/每升血液中红细胞数

参考值：手工法82～92 μm^3，血细胞分析仪80～100 fL。

2）平均红细胞血红蛋白量（MCH）。

MCH＝每升血液中血红蛋白量/每升血液中红细胞数

参考值：手工法27～31 pg，血细胞分析仪27～34 pg。

3）平均红细胞血红蛋白浓度（MCHC）。

MCHC＝每升血液中血红蛋白量/每升血液中血细胞比容

参考值：320～360 g/L（32%～36%）。

根据上述三项红细胞平均值进行贫血的形态学分类。

（二）尿液检验（urine test）

1. 一般性状检查

正常成人尿液尿量为1 000～2 000 mL/24 h，新鲜尿液清澈透明。

2. 化学检查

正常成人尿液尿蛋白呈阴性、尿糖呈阴性、酮体的检测呈阴性。

3. 显微镜检查

正常成人尿液红细胞：玻片法平均0～3 个/HP，定量检查0～5 个/μL。

镜下血尿（microscopic hematuria）：外观清亮，显微镜可见红细胞＞3 个/HP。

肉眼血尿（gross hematuria）：＞1 mL 血液/1 000 mL 尿。

RBC＋与定量/HP：

＋：＞5 个/HP；

＋＋：＞10 个/HP；

＋＋＋：＞15 个/HP；

＋＋＋：＞20 个/HP。

白细胞：玻片法平均 0～5 个/HP，定量检查 0～10 个/μL。

脓细胞：炎症时破坏了的中性粒细胞，见于感染、肾盂肾炎、尿路感染、结核、肾小球炎症、妇科疾病、阴道分泌物混入。

上皮细胞：肾小管上皮细胞来自远曲小管和近曲小管，见于肾盂肾炎、急性肾小球肾炎、排斥反应。发现管型、结晶体应注意病理情况。

红细胞管型（RBC cast）：临床意义与血尿相似，见于急性肾小球肾炎、慢性肾炎急性发作、狼疮性肾炎、肾静脉血栓、紫癜性肾炎。

白细胞管型（WBC cast）：见于肾盂肾炎、间质性肾炎，也可见于急性肾小球肾炎和肾病综合征。

颗粒管型（granular cast）：肾脏病变性细胞产生，为肾实质性病变，见于急慢性肾炎，某些药物中毒肾损害。

蜡样管型（wax cast）：提示严重的肾小管变性坏死。

透明管型（hyaline cast）：可见于肾小球肾炎、肾病综合征、肾盂肾炎、恶性高血压等肾实质病变。

脂肪管型（fatty cast）：少见，可出现于肾病综合征、慢性肾小球肾炎急性发作及其他肾小管损伤疾病患者尿中。

（三）粪便检查（stool test）

1. 一般性状检查

正常粪便量每天 100～300 g，成人为黄褐色圆柱状形软便，婴儿粪便呈黄色或金黄色糊状便。

2. 显微镜检查

偶见白细胞，无红细胞、巨噬细胞、肠黏膜上皮细胞、肿瘤细胞。食物残渣已消化，无寄生虫（卵）。

3. 化学检查

隐血试验阴性。

4. 细菌学检查

细菌极多，为正常菌群。

二、痰液检验（sputum test）

1. 一般性状检查

正常人无痰或仅少量泡沫或黏液样痰，无色或灰白色。

大量脓痰见于支气管扩张症、肺脓肿和脓胸支气管胸膜瘘；血性痰常见疾病有肺结核、支气管扩张、肺癌等；铁锈色痰见于大叶性肺炎、肺梗死等；烂桃样灰黄色痰见于肺吸虫病；棕褐色痰见于阿米巴肺脓肿及慢性充血性心力衰竭；厌氧菌感染时痰有恶臭味；肺炎球菌肺炎和慢性支气管炎可见支气管管型。

2. 显微镜检查

正常痰涂片内可见少量白细胞、红细胞，少量上皮细胞。在低倍镜视野里上皮细胞 < 10 个、白细胞 > 25 个为相对污染少的痰标本。应注意有无寄生虫及虫卵、有无炭末细胞和心力衰竭细胞。

3. 细菌培养

根据需要做细菌培养加药物敏感试验、真菌培养、结核菌培养和支原体培养等。

4. 痰液检查的临床应用

可用于肺部感染性疾病的病原学诊断，开放性肺结核的诊断，肺癌的诊断和肺部寄生虫病的诊断。

387

三、血液生化检验（blood biochemical test）

（一）血糖及其代谢物（blood glucose and its metabolite）检测

1. 空腹葡萄糖（fasting blood glucose）检测

参考值：邻甲苯胺法 3.9～6.4 mmol/L，葡萄糖氧化酶法 3.9～6.1 mmol/L。

临床意义：

（1）增高见于：①各型糖尿病。②内分泌疾病，如巨人症或肢端肥大症、皮质醇增多症、甲状腺功能亢进症、嗜铬细胞瘤、胰高血糖素瘤等。③应激性高血糖，如颅脑损伤、脑卒中、心肌梗死等。④药物影响，如噻嗪类利尿剂、口服避孕药、可的松等。⑤肝脏和胰腺疾病。⑥其他，如妊娠呕吐、麻醉、脱水、缺氧、窒息等。⑦生理性增高，如饱食、高糖饮食、剧烈运动、情绪紧张等。

（2）减低见于：①胰岛素过多。②缺乏抗胰岛素激素。③肝糖原贮存缺乏性疾病。④急性乙醇中毒。⑤先天性糖原代谢酶缺乏。⑥消耗性疾病。⑦非降糖药物影响，如磺胺药、水杨酸、吲哚美辛等。⑧特发性低血糖。⑨生理性减低，如饥饿、长期剧烈运动、妊娠期。

2. 口服葡萄糖耐量试验（oral glucose tolerance test，OGTT）

参考值：① FPG 3.9～6.1 mmol/L。②口服葡萄糖后30分钟至1小时，血糖达高峰（一般为 7.8～9.0 mmol/L），峰值<11.1 mmol/L。③2小时血糖<7.8 mmol/L。④3小时血糖恢复至空腹水平。⑤各检测时间点的尿糖为阴性。

临床意义：

（1）诊断糖尿病。临床上有以下条件者，可诊断为糖尿病：①有糖尿病症状，空腹血糖≥7.0 mmol/L。②OGTT 血糖峰值>11.1 mmol/L，或 2 小时值>11.1 mmol/L。③有临床症状，随机血糖≥11.1 mmol/L，且伴尿糖阳性。需重复一次确认，诊断才能成立。

（2）糖耐量减低。指空腹血糖<7.0 mmol/L，2 小时血糖在 7.8～11.1 mmol/L，且血糖到达峰值时间延长至 1 小时后，血糖恢复正常时间延长至 2～3 小时后，同时伴有尿糖阳性者为糖耐量减低。

（3）低血糖现象。①肝源性低血糖。空腹血糖常低于正常，口服糖后血糖高峰提前出现并高于正常值，2 小时后不能降至正常；2 型糖尿病早期也可出现低血糖症状。②功能性低血糖。空腹血糖正常，服糖后血糖高峰也在正常范围内，但服糖后 2～3 小时可发生低血糖。

（4）葡萄糖耐量曲线低平。常见于胰岛 B 细胞瘤、腺垂体功能减退症及肾上腺皮质功能减退症等。

3. 血清胰岛素检测和胰岛素释放试验（serum insulin and insulin release test）

参考值：①空腹血胰岛素为 10～20 mU/L；胰岛素（mU/L）/血糖值（mg/dL）<0.3。②释放试验：口服葡萄糖后胰岛素高峰在 30 分钟至 1 小时，峰值为空腹胰岛素的 5～10 倍。2 小时胰岛素<30 mU/L，3 小时后达到空腹水平。

临床意义：

（1）糖尿病。1 型糖尿病患者空腹胰岛素浓度明显减低，呈低平曲线，胰岛素与血糖的比值也明显降低。2 型糖尿病患者空腹胰岛素水平可正常、稍低或稍高，服糖后高峰延迟。

（2）高胰岛素血症或胰岛 β 细胞瘤。空腹血糖降低，胰岛素/血糖比值 >0.4，提示高胰岛素血症或胰岛 β 细胞瘤。

（3）肝、肾功能衰竭、排泄功能受阻、肥胖等，血清胰岛素浓度也可升高。

4. 血清 C 肽（serum C peptide）检测

参考值：①空腹 C 肽 0.3 ～ 1.3 nmol/L。② C 肽释放试验：口服葡萄糖后 30 分钟至 1 小时出现高峰，峰值为空腹 C 肽的 5 ～ 6 倍。

临床意义：

（1）C 肽水平升高可见于胰岛 β 细胞瘤、肝硬化。

（2）C 肽水平减低可见于糖尿病。

5. 糖化血红蛋白（glycosylated hemoglobin）检测

参考值：HbA1c 4%～6%，HbA1 5%～8% 。

临床意义：反映患者抽血前 2 ～ 3 个月内的平均血糖水平，可评价糖尿病的控制程度、筛查糖尿病、预测血管并发症、鉴别高血糖。

（二）血清脂质和脂蛋白（serum lipid and lipoprotein）检测

1. 血清脂质检测

（1）总胆固醇（total cholesterol，TC）测定。

参考值：比色法或酶法，成人 <5.20 mmol/L 为合适水平，5.23 ～ 5.69 mmol/L 为边缘水平，>5.72 mmol/L 为升高。

临床意义：

1）增高见于甲状腺功能减退、冠状动脉粥样硬化症、高脂血症、糖尿病、肾病综合征、类脂质肾病、慢性肾炎肾病期、胆总管阻塞、长期高脂饮食、精神紧张、妊娠期或使用某些药物。

2）降低见于严重的肝脏疾病、严重的贫血、甲亢或营养不良。

（2）三酯甘油（triglyceride）测定。

参考值：荧光法或酶法，0.56～1.70 mmol/L；≤1.70 mmol/L 为合适水平，＞1.70 mmol/L 为升高。

临床意义：

1）增高见于动脉粥样硬化性心脏病、原发性高脂血症、肥胖症、阻塞性黄疸、糖尿病、肾病综合征等。

2）降低见于甲状腺功能亢进症、肾上腺功能减退及严重肝衰竭。

2. 血清脂蛋白检测

（1）乳糜微粒（chylomicron）测定。

参考值：阴性。

临床意义：常见于Ⅰ型和Ⅴ型高脂蛋白血症。

（2）高密度脂蛋白胆固醇（high density lipoprotein）测定。

参考值：1.03～2.07 mmol/L；＞1.04 mmol/L 为合适水平，≤0.91 mmol/L 为减低。电泳法30%～40%。

临床意义：HDL-C 与 TG 呈负相关，也与冠心病发病呈负相关。动脉粥样硬化、糖尿病、肝损害和肾病综合征时 HDL-C 减低。

（3）低密度脂蛋白胆固醇（low density lipoprotein）测定。

参考值：≤3.12 mmol/L 为合适水平，3.15～3.61 mmol/L 为边缘升高，＞3.64 mmol/L 为升高。

临床意义：LDL-C 水平升高与冠心病呈正相关。

（4）脂蛋白（a）（lipoprotein a）测定。

参考值：ELISA 法：＜300 mg/L。

临床意义：LP（a）为动脉粥样硬化的独立危险因素，在动脉粥样硬化性疾病中，LP（a）与 ApoB 起协同作用。LP（a）增高也可见于 1 型糖尿病、肾脏疾病、炎症、手术、创伤等。

3. 血清载脂蛋白（serum apolipoprotein）检测

（1）载脂蛋白 A I（apolipoprotein A I）测定。

参考值：ELISA 法：男性为 1.42 ± 0.17 g/L，女性为 1.45 ± 0.14 g/L。

临床意义：血清 Apo-A I 是诊断冠心病一种较敏感的指标，其血清水平与冠心病发病率呈负相关。急性心肌梗死时，Apo-A I 水平降低。2 型糖尿病 Apo-A I 值常偏低，其心血管并发症的发生率增高。脑血管病变、肾病综合征、肝衰竭及 Apo-A I 缺乏症时 Apo-A I 水平也降低。

（2）载脂蛋白 B（apolipoprotein B）测定。

参考值：ELISA 法：男性为 1.01 ± 0.21 g/L，女性为 1.07 ± 0.23 g/L。

临床意义：血清 Apo-B 水平升高与动脉粥样硬化、冠心病发病呈正相关，Apo-B 的上升较 LDL-C 和 CHO 的上升对冠心病风险度的预测更有意义，Apo-B 降低见于低 β – 脂蛋白血症、Apo-B 缺乏症。

（3）载脂蛋白 A I/B 比值（ration of apolipoprotein A I/B）。

参考值：计算法：Apo-A I/B 值为 1.0～2.0。

临床表现意义：应用 Apo-A I/B 比值 < 1.0 时对诊断冠心病的危险度，较 TC、TG、HDL-C 和 LDL-C 更重要。

（三）血清电解质（serum electrolyte）检测

1. 血清阳离子（serum cation）测定

（1）血钾（serum potassium）测定。

参考值：3.5～5.5 mmol/L。< 3.5 mmol/L 为低血钾症，> 5.5 mmol/L 为高血钾症。

临床意义：

1）低血钾症（hypokalemia）见于：①摄取不足。②丢失过多。③分布异常，如细胞外钾内移、细胞外液稀释。④假性低钾。

2）高血钾症（hyperkalemia）见于：①摄入过多。②排出减少。③细胞内钾外移增多。④假性高钾。

（2）血钠（serum sodium）测定。

参考值：135～145 mmol/L。＜135 mmol/L 为低血钠症，＞145 mmol/L为高血钠症。

临床意义：

1）低钠血症（hyponatremia）见于：①消耗性低钠或摄入不足。②丢失过多。③细胞外液稀释。

2）高钠血症（hypernatremia）见于：①摄入水分过少。②水分丢失过多。③内分泌病变。④摄入过多。

（3）血钙（serum calcium）测定。

参考值：总钙为2.25～2.58 mmol/L。＜2.25 mmol/L 为低钙血症，＞2.58 mmol/L 为高钙血症。

临床意义：

1）低钙血症（hypocalcemia）见于：①摄入不足和吸收不良。②成骨作用增强，如甲状旁腺功能减退症、恶性肿瘤骨转移。③吸收减少。④其他，如肾脏疾病、急性坏死性胰腺炎。

2）高钙血症（hypercalcemia）见于：①摄入钙过多。②溶骨作用增强，如原发性甲状旁腺功能亢进症、某些肿瘤（肾癌、肺癌、急性白血病等）。③肾功能损害。④吸收增加，如大量服用维生素。

2. 血清阴离子（serum anion）测定

（1）血氯（serum chloride）测定。

参考值：95～105 mmol/L。＜95 mmol/L 为低血氯症，＞105 mmol/L为高血氯症。

临床意义：

1）低氯血症（Hypochloremia）见于：①摄入不足。②丢失过多。③肾上腺皮质功能减退。④呼吸性酸中毒。

2）高氯血症（hyperchloremia）见于：①低蛋白血症。②血液浓缩。③排出减少，如肾功能衰竭。④吸收增加，如肾上腺皮质功能亢进。⑤代偿性增高，如呼吸性碱中毒。⑥摄入过多。

（2）血无机磷（serum inorganic phosphorus）测定。

参考值：成人 0.97～1.61 mmol/L，儿童 1.29～1.94 mmol/L。

临床意义：

1）低磷血症（hypophosphatemia）见于：①摄入不足和吸收减少。②磷转移入细胞内。③磷的丧失。④其他，如酒精中毒。

2）高磷血症（hyperphosphatemia）见于：①内分泌疾病，如甲状旁腺功能减退症。②肾排泄受阻。③维生素过多症。④其他，如肢端肥大症、多发性骨髓瘤等。

（四）血清铁及其代谢物（serum iron and its metabolite）检测

1. 血清铁指标检测

包括血清铁、总铁结合力、转铁蛋白饱和度、转铁蛋白和血清铁蛋白的测定。

（1）血清铁检测。

参考值：男性 11～30 μmol/L，女性 9～27 μmol/L，儿童 9～22 μmol/L。

临床意义：

1）增多见于：①肝细胞损害疾病。②肝细胞性和溶血性黄疸，有利于黄疸鉴别诊断。③某些血液系统疾病。

2）降低见于：①缺铁性贫血。②慢性炎症或感染。胆汁淤积性黄疸时血清铁正常或降低。

（2）总铁结合力检测。

参考值：男性 50～77 μmol/L，女性 54～77 μmol/L。

临床意义：

1）增高见于：①生理性：女青年、妊娠妇女。②病理性：缺铁性贫血、急性肝炎、肝细胞坏死。

2）降低见于：①生理性：新生儿。②病理性：肝硬化、血色病、肾病综合征、脓毒症、肿瘤、海洋性贫血、慢性感染。

（3）转铁蛋白饱和度检测。

参考值：33%～55%。

临床意义：增高见于铁利用障碍，铁负荷过重；降低见于缺铁。

（4）转铁蛋白检测。

参考值：28.6～51.9 μmol/L。

临床意义：增高见于铁缺乏；降低见于炎症、肿瘤、营养不良、肝肾疾病。

（5）铁蛋白检测。参考值：男性 15～200 μg/L，女性 12～150 μg/L。

临床意义：

1）增高见于：①体内贮存铁增加。②铁蛋白合成增加。③组织内铁蛋白释放增加。

2）降低见于：①体内贮存铁减少，如缺铁性贫血、妊娠。②铁蛋白合成减少、维生素 C 缺乏。

2. 红细胞内游离原卟啉（FEP）检测

参考值：男性 0.56～1.00 μmol/L，女性 0.68～1.32 μmol/L。

临床意义：

增高见于：缺铁性贫血、阵发性睡眠性血红蛋白尿、铁粒幼细胞性贫血、铅中毒。缺铁性贫血时，FEP/Hb 比值＞4.5 μg/gHb，铅中毒时比值更高。

（五）心肌酶和心肌蛋白（myocardial enzyme and myocardial protein）检测

1. 肌酸激酶（creatine kinase）测定

参考值：酶偶联法（30 ℃），男性 15～105 U/L，女性 10～80 U/L。

临床意义：

（1）心肌梗死时血清 CK 浓度显著升高。CK 是心肌梗死患者血清中出现最早的酶之一，心肌梗死发生后 3～4 小时内 CK 浓度开始上升，12～24 小时达到高峰，且不受肝脏疾病影响，3～5 天即可恢复正常。所以，CK 测定有利于心肌梗死患者的早期诊断，其增高的程度与心肌损坏的程度基本相一致，且心电图不易诊断的心内膜下心肌梗死和复发性心肌梗死时 CK 浓度亦增高。

（2）进行性肌营养不良、多发性肌炎、严重肌肉创伤等 CK 浓度亦显著增高。

2. 肌酸激酶同工酶（isoenzymes of creatine kinase）测定

参考值：CK-MM：94%～96%；CK-MB：<5%；CK-BB：极少或无。

临床意义：

（1）CK-MB 升高常被当作心肌损害的特异性指标，对急性心肌梗死早期诊断很有价值，CK-MB 大幅度增加往往提示心肌梗死面积大，顶后较差。

（2）脑外伤、脑血管意外、脑手术后均可出现 CK-BB 增高。

（3）肌肉损伤及肌内注射时 CK 同工酶 CK-MM 增高，故血清 CK-MM 是骨骼肌损伤的特异性指标。

3. 乳酸脱氢酶（lactic dehydrogenase，LD）测定

乳酸脱氢酶以心肌、骨骼肌、肾脏含量最为丰富，其次为

肝、脾、胰、肺等，肿瘤组织、血液中均可检出。红细胞内 LD 含量较血清中高 100 倍至数百倍，正常人血清中 LD 主要来自红细胞、肝和骨骼肌。

参考值：150～450 U/L。

临床意义：此项测定目前常用于诊断心肌梗死、肝病和某些恶性肿瘤。在诊断心肌梗死时虽然活性增高的时间比 CK 要迟，阳性率也较低，但持续时间较 CK 长。

（1）心肌疾病。心肌梗死时 LD 增高，心肌梗死发病后 8～10 小时开始上升，2～3 天达高峰，持续 1～2 周恢复正常。若 LD 增高后恢复迟缓，或在病程中再次升高者，提示梗死范围扩大，预后不良。

（2）肝脏疾病。急性肝炎或慢性肝炎活动期 LD 常显著或中度增高，其灵敏度低于 ALT，肝癌时 LD 活性明显增高，尤其转移性肝癌时 LD 活性增高更明显。

（3）恶性肿瘤。白血病、恶性淋巴瘤、肺癌、结肠癌、乳腺癌、胃癌等 LD 活性增高。

（4）其他。肌营养不良、横纹肌损伤、胰腺炎、肺梗死等 LD 活性也增高。

4. 乳酸脱氢酶同工酶（isoenzymes of lactic dehydrogenase）测定

参考值：连续检测法：104～245 U/L；速率法：95～200 U/L。

由于 LD 存在于很多组织中，其总活性测定不能特异地反映某一组织或器官的情况，为了进一步了解某一器官的病变，可测定 LD 同工酶有助于区别不同组织来源。

人血清中含有五种 LD 同工酶，它们是由 H（心肌型）和 M（骨骼肌型）两类亚基组成的不均一的五种四聚体。按其在琼脂电泳中泳动的快慢，由正极向负极依次为 LDl、LD2、LD3、LD4、LD5。心脏、脑、红细胞等富含 LDl 和 LD2，而肝脏及骨髂则含 LD4 和 LD5 最多。因此，测定 LD 同工酶有助于病变器官的定位。

5. 心肌肌钙蛋白 T（cardiac troponin T，cTnT）测定

参考值：$0.02 \sim 0.13 \ \mu g/L$。$>0.2 \ \mu g/L$ 为临界值，$>0.5 \ \mu g/L$ 可以诊断 AMI。

临床意义：cTnT 既有 CK-MB 升高时间早的优点，又有 LD_1 诊断时间长的优点。

（1）诊断 AMI。cTnT 是诊断 AMI 的确定性标志物。AMI 发病后 $3 \sim 6$ 小时的 cTnT 即升高，$10 \sim 24$ 小时达峰值，其峰值可为参考值的 $30 \sim 40$ 倍，恢复正常需要 $10 \sim 15$ 天。对非 Q 波性、亚急性心肌梗死或 CK-MB 无法诊断的患者更有价值。

（2）判断微小心肌损伤（MMD）。

（3）预测血液透析患者心血管事件。

（4）其他。判断 AMI 后溶栓治疗是否出现冠状动脉再灌注，评价围手术期和经皮腔内冠状动脉成形术心肌受损，钝性心肌外伤、心肌挫伤、甲状腺功能减退症患者的心肌损伤、药物损伤、严重脓毒血症所致的左心衰时，cTnT 也可升高。

6. 心肌肌钙蛋白 1（cardiac troponin I，cTn I）测定

参考值：$<0.2 \ \mu g/L$。$>1.5 \ \mu g/L$ 为临界值。

临床意义：

（1）诊断 AMI。cTn I 对诊断 AMI 与 cTnT 无显著性差异。与 cTnT 比较，cTn I 具有较低的初始灵敏度和较高的特异性。

（2）判断 MMD。

（3）急性心肌炎。

7. 肌红蛋白（myoglobin，Mb）测定

肌红蛋白是一种存在于骨骼肌和心肌中的含氧结合蛋白，正常人血清 Mb 含量极少，当心肌或骨骼肌损伤时，血液中的 Mb 水平升高，对诊断 AMI 和骨骼肌损害有一定价值。

参考值：定性：阴性。定量：ELISA 法 50～85 μg/L，RIA 法 6～85 μg/L，＞75 μg/L 为临界值。

临床意义：

（1）早期诊断 AMI 的指标。AMI 发病后 30 分钟至 2 小时即可升高，5～12 小时达到高峰，18～30 小时恢复正常。

（2）判断 AMI 病情。发病后一般 18～30 小时时血清 Mb 即可恢复正常，如果此时 Mb 持续增高或反复波动，提示心肌梗死持续存在，或再次发生梗死以及梗死范围扩展等。

（3）其他。①骨骼肌损伤，如急性肌肉损伤、肌病。②休克。③急性或慢性肾衰竭。

（六）其他血清酶检测（other serum enzymes）

1. 酸性磷酸酶（acid phosphatase，ACP）检测

参考值：化学法：0.9～1.9 U/L。

临床意义：

前列腺疾患、骨病、肝病、血液病可出现升高。酒石酸抑制试验可鉴别前列腺酸性磷酸酶（PAP）与非 PAP。

2. 淀粉酶同工酶（isoemsymes of amylase）检测

参考值：S-AMS：45%～70%；P-AMS：39%～55%。

临床意义：

淀粉酶同工酶 S 型增高见于腮腺炎等；P 型增高多为胰腺疾患，如急性胰腺炎、慢性胰腺炎急性发作、胰腺癌、胰腺囊肿、胰管阻塞。

3. 脂肪酶（lipase，LPS）检测

参考值：比色法：0～79 U/L；浊度法：0～1 602 U/L；滴度法：＜1 500 U/L。

临床意义：急性胰腺炎明显升高，胰腺癌、慢性胰腺炎、肠梗阻等亦可出现升高。

4. 胆碱酯酶的（cholinesterase，CHE）检测

参考值：血清胆碱酯酶，比色法 3 000～8 000 U/L。连续检测法（37 ℃），620～1 370 U/L。

全血胆碱酯酶：80 000～12 000 U/L；连续检测法（37 ℃）为血清的 1.5～2.5 倍。

临床意义：有机磷中毒、肝实质损伤可出现降低，精神分裂症、老年性痴呆可出现升高。

四、血、尿淀粉酶

（一）血淀粉酶（blood amylase）检测

正常范围：Somogyi 法 800～1 800 U/L。

临床意义：

（1）增高见于：胰腺肿瘤引起的胰腺导管阻塞、胰腺脓肿、胰腺损伤、肠梗阻、胃溃疡穿孔、流行性腮腺炎、腹膜炎、胆道疾病、急性阑尾炎、胆囊炎、消化性溃疡穿孔、肾功能衰竭或肾功能不全、输卵管炎、创伤性休克、大手术后、肺炎、肺癌、急性酒精中毒、吗啡注射后，以及口服避孕药、磺胺、噻嗪类利尿剂、鸦片类药物（可待因、吗啡）、麻醉止痛剂等。

（2）降低见于：肝硬化、肝炎、肝癌、急性或慢性胆囊炎等。

（二）尿淀粉酶（urine amylase）检测

正常范围：Somogyi 法 <1 000 U/L。

临床意义：尿淀粉酶较血清淀粉酶增高较迟，于急性胰腺炎起病后 12～24 小时始可增高，下降亦较慢（多持续 3～10 天）。慢性胰腺炎急性发作时，可有中等程度增高。此外，胰腺

癌、胰腺损伤、急性胆囊炎等，此酶活性亦增高。

五、肝功能（liver function）

（一）蛋白质代谢功能（protein metabolism）检查

1. **血清总蛋白和白蛋白、球蛋白比值**（serum total protein and albumin，globulin ration）测定

参考值：正常成人血清总蛋白 60～80 g/L，白蛋白 40～55 g/L，球蛋白 20～30 g/L，A/G 为（1.5～2.5）∶1。

临床意义：

（1）血清总蛋白及白蛋白增高，主要由于血清水分减少，使单位容积总蛋白浓度增加，而全身总蛋白量并未增加，如急性失水、肾上腺皮质功能减退。

（2）血清总蛋白及白蛋白的减低见于：①常见肝脏疾病，如亚急性重症肝炎、慢性肝炎、肝硬化、肝癌等。总量 <60 g/L 或白蛋白 <25 g/L 称为低蛋白血症。②营养不良。③蛋白丢失过多。④消耗增加。⑤血清水分增加。

（3）血清总蛋白及球蛋白增高，当血清总蛋白 >80 g/L 或球蛋白 >35 g/L，称高蛋白血症或高球胆白血症血症，见于：①各种慢性肝病。②M 球蛋白血症，如多发性骨髓瘤淋巴瘤等。③自身免疫性疾病，如 SLE、风湿热等。④慢性炎症与慢性感染，如 Tb 病、疟疾等。

（4）A/G 倒置见于严重肝功能损伤及 M 蛋白血症等。

2. **血浆凝血因子**（plasma coagulation factors）测定

（1）凝血酶原时间（prothrombin time，PT）测定。

参考值：11～13 秒，较正常对照值延长 3 秒以上为异常。PT 延长是肝硬化失代偿期的特征，也是诊断胆汁淤积及肝脏合

成维生素 K 依赖因子 Ⅱ、Ⅴ、Ⅶ、Ⅹ 是否减少的重要检查。

（2）活化部分凝血活酶时间（activated partial thromboplastin time，APTT）测定。

参考值：31～43 秒，较正常对照值延长 10 秒以上为异常。严重肝病时，维生素 K 缺乏时 APTT 延长。

（3）凝血酶凝固时间（thrombin clotting time，TT）测定。

参考值：16～18 秒，较正常对照值延长 3 秒以上为异常。肝硬化或急性暴发性肝功能衰竭合并 DIC 时，TT 可延长。

（4）肝促凝血酶原激酶（hepaplastin test，HPT）试验。能反应因子 Ⅱ、Ⅶ、Ⅹ 的综合活性。

（5）抗凝血酶Ⅲ（antithrombin，AT-Ⅲ）测定。主要在肝合成，70%～80% 凝血酶由其灭活，它与凝血酶形成 1：1 共价复合物而抑制凝血酶。严重肝病时 AT-Ⅲ 活性明显降低，合并 DIC 时更低。

3. 血氨（blood ammonia）测定

肝脏将氨合成尿素，是保证血氨正常的关键，在肝硬化及暴发性肝衰竭时，如果 80% 以上肝组织破坏，氨就不能被分解，氨在中枢神经系统积聚，引起肝性脑病。

参考值：18～72 μmol/L。

（二）脂类代谢功能（lipid metabolism）检查

血清脂类包括胆固醇、胆固醇酯、磷脂、三酯甘油及游离脂肪酸。血液中的胆固醇及磷脂主要来源于肝脏。

血清胆固醇和胆固醇酯的测定的临床意义：

（1）肝细胞受损，如肝硬化、暴发性肝功能衰竭时，血中总胆固醇降低。

（2）胆汁淤积时，血中胆固醇增加，其中以游离胆固醇增加为主。胆固醇酯与游离胆固醇比值降低。

（3）营养不良及甲亢时血中总胆固醇降低。

（三）胆红素代谢（bilirubin metabolism）检查

当红细胞破坏过多（溶血性贫血）、肝细胞膜对胆红素转运缺陷（Gilbert 综合征）、结合缺陷（Crigler – Najjar 综合征），排泄障碍（Dubin – Johnson 综合征）、胆道阻塞（各型肝炎、胆管炎症等），均可引起胆红素代谢障碍，临床上通过检测血清总胆红素、结合胆红素，非结合胆红素、尿内胆红素及尿胆原，借以诊断有无溶血及判断肝、胆病在胆红素与代谢中的功能状态。

1. **总胆红素**（serum total bilirubin，STB）测定

参考值：新生儿：0 ～ 1 天，34 ～ 103 μmol/L；1 ～ 2 天，103 ～ 171 μmol/L；3 ～ 5 天，68 ～ 137 μmol/L。成人：3.4 ～ 17.1 μmol/L。

临床意义：

（1）判断有无黄疸、黄疸程度及演变过程：STB > 17.1 μmol/L，但 < 34.2 μmol/L 为隐性黄疸或亚临床黄疸，34.2 ～ 171 μmol/L 为轻度黄疸，171 ～ 342 μmol/L 为中度黄疸，> 342 μmol/L 为高度黄疸。在病程中检测可以判断疗效和指导治疗。

（2）根据黄疸程度推断黄疸病因：溶血性黄疸 < 85.5 μmol/L，肝细胞性黄疸 17.1 ～ 171 μmol/L，不完全梗阻性黄疸 171 ～ 265 μmol/L，完全梗阻性黄疸通常 > 342 μmol/L。

（3）总胆红素、结合及非结合胆红素升高程度判断黄疸类型：若 STB 增高伴非结合胆红素明显升高提示为溶血性黄疸，总胆红素增高伴结合胆红素明显升高为胆汁淤积性黄疸，三者均增高为肝细胞性黄疸。

2. **血清结合胆红素与非结合胆红素**（serum conjugative bilirubin and unconjugative bilirubin）测定

原理：血清中不加溶解剂，当血清与重氮盐试剂混合后快速

发生颜色改变，在 1 分钟时测得胆红素即为结合胆红素（CB）。总胆红素减去结合胆红素即为非结合胆红素（UCB）。

参考值：CB：0～6.8 μmol/L；UCB：1.7～10.2 μmol/L。

临床意义：根据 CB 与 STB 比值，可协助鉴别黄疸类型。如 CB/STB <20% 提示溶血性黄疸，20%～50% 为肝细胞性黄疸，比值 ≥50% 为胆汁淤积性黄疸。某些肝胆疾病的早期、肝炎的黄疸前期之黄疸型肝炎、失代偿肝硬化、肝癌等，30%～50% 的患者表现为 CB 增加，而 STB 正常。

3. 尿胆原（urobilinogen）检查

参考值：定量，0.84～4.2 μmol/（L·24 h）。定性，阴性或弱阳性。

原理：在胆红素肠、肝循环过程中，仅有极少量尿胆原逸入血循环，从肾脏排除。

临床意义：

（1）尿胆原增多见于：①肝细胞受损。②循环中红细胞破坏增加及红细胞前体细胞在骨髓内破坏增加，如溶血性贫血。③内出血时胆红素生成增加。④其他，如肠梗阻顽固性便秘时重吸收增多。

（2）尿胆原减少和缺如见于：①胆道梗阻。②新生儿及长期服用抗生素时，由于肠道细菌缺乏或受到药物抑制，使尿胆原生成减少。

4. 尿胆红素（urine bilirubin）检查

原理：非结合胆红素不能透过肾小球屏障，因此不能在尿中出现，而结合胆红素为水溶性能够透过肾小球基底膜在尿中出现（肾阈 <34 μmol/L）。

参考值：阴性。

临床意义：尿胆红素试验阳性提示血中结合胆红素增加，见于：①胆汁排泄受阻。②肝细胞损害。③鉴别黄疸。溶血性黄疸为阴性，上述二种为阳性。先天性黄疸中 Dubin – Johnson 和 Rotor 综合征为阳性，而 Gilbert 和 Crigler – Najjar 综合征则为阴性。④碱中毒。

（四）胆汁酸代谢（bile acid metabolism）检查

原理：胆汁酸在肝脏中由胆固醇合成，随胆汁分泌入肠道，经肠菌分解后小肠重吸收，经门静脉入肝，被肝细胞摄取，少量进入血循环，因此胆汁酸测定能反映肝细胞合成，摄取及分泌功能，并与胆道排泄功能有关。

参考值：总胆汁酸 0 ～ 10 μmol/L；胆酸 0.08 ～ 0.91 μmol/L；鹅脱氧胆酸 0 ～ 1.61 μmol/L；甘氨胆酸 0.05 ～ 1.0 μmol/L；脱氧胆酸 0.23 ～ 0.89 μmol/L。

临床意义：胆汁酸增高见于：①肝细胞损害。②胆道阻塞。③门脉分流肠道中次级胆汁酸经分流的门脉系统直接进入体循环。④生理性：进食后可一过性增高。

（五）摄取、排泄功能（ingestion and excretion function）检查

肝脏有两条输出通路，即除肝静脉与体循环联系外，还通过胆道系统与肠道相连接，位于肝细胞之间的毛细胆管，互相连接成网并与小叶间胆管相通，接受肝细胞分泌出来的胆汁。体内物质代谢的终末产物由外界进入体内的药物，染料、毒物或从肠道吸收来的非营养物质，以及一些肝内代谢产物（如胆色素、胆汁酸盐、胆固醇）均经过肝细胞的摄取、代谢、转运，最后随胆汁的分泌而排入肠腔，并随粪便排出体外。当肝脏受损及肝血流量减少时，上述物质排泄功能降低，因此，外源性给予人工色素（染料）、药物来检测肝脏排泄功能是经常应用的肝功能检查方法之一。临床上常运用静脉注射靛氰绿（ICG）、利多卡因或磺

溴酞钠来了解肝脏的摄取与排泄功能。

（六）血清酶和同工酶（serum enzymes and isoenzymes）检查

肝脏是人体含酶最丰富的器官，有数百种之多，而常用于临床诊断的不过 10 余种。有些酶存在于肝细胞内，当肝脏损伤时，酶释放入血，使血清中这些酶活力增加，如丙氨酸氨基转移酶（ALT）、天门冬氨酸氨基转移酶（AST）、醛缩酶、乳酸脱氢酶（LDH）。有些酶是肝细胞合成，当患肝病时，这些酶活性降低，如凝血酶。当胆道阻塞时，血清中这些酶的活性增加，如碱性磷酸酶（ALP）、谷氨酰转移酶（γ-GT）。有些酶与肝纤维组织增生有关，当肝纤维化时，血清中这些酶的活性升高，如单胺氧化酶（MAO）、Ⅲ型前胶原肽（PⅢP）、透明质酸酶（HA）、脯氨酰羟化酶（PH）等。同工酶是指具有相同催化活性，但分子结构、理化性质及免疫学反应等都不相同的一组酶，因此，又称同工异构酶。这些酶存在于人体的不同组织，或同一组织同一细胞的不同细胞器中，因此，同工酶的测定增加对肝胆系统疾病的鉴别诊断能力。

1. **血清氨基转移酶**（serum aminotransferase，ALT、AST）

参考值：ALT 10～49 U/L；AST 10～49 U/L；ALT/AST≤1。

临床意义：

（1）急性病毒性肝炎 ALT、AST 均显著升高，可达正常20～50 倍，但 ALT 更高，ALT/AST >1。

（2）慢性病毒性肝炎，轻度上升或正常，ALT/AST >1；若 ALT/AST <1，提示慢性肝炎进入活动期可能。

（3）酒精性肝病、药物性肝炎、脂肪肝、肝癌等非病毒性肝病，可轻度升高或正常。ALT/AST <1。酒精性肝病 AST 显著

升高。

（4）肝硬化、肝内外胆汁淤积，转氨酶活性可正常或轻度升高，肝硬化终末期可降低。

（5）急性心肌梗死后6～8小时AST增高。

2. 碱性磷酸酶（alkaline phosphatase，ALP）

参考值：男性：1～12岁＜500 U/L；12～15岁，＜700 U/L；25岁以上，＜40～150 U/L。女性：1～12岁，＜500 U/L；15岁以上，＜40～150 U/L。

临床意义：

（1）肝胆系统疾病。各种肝内、外胆管阻塞性疾病，ALP明显升高，与血清胆红素升高相平行，累及肝实质细胞的肝胆疾病（肝炎、肝硬化）ALP轻度升高。

（2）黄疸的鉴别。①胆汁淤积性黄疸，ALP和血清胆红素升高，转氨酶轻度升高。②肝细胞性黄疸，血清胆红素中度增加，转氨酶很高，ALP正常或稍高。③肝内局限性胆道阻塞（如肝癌、肝脓肿），ALP明显增高，ALT无明显增高，血清胆红素大多正常。

（3）骨骼疾病。

（4）生长中儿童、妊娠中、晚期、可生理性增加。

3. γ–谷氨酰转移酶（γ-glutamyltransferase，γ-GT）

原理：γ-GT主要存在于细胞膜和微粒体上，参与谷胱甘肽的代谢，肾、肝和胰含量丰富，但血清中γ-GT主要来自肝胆系统。

参考值：男性10～50 U/L；女性7～32 U/L。

临床意义：

（1）胆道阻塞性疾病。

（2）急、慢性病毒性肝炎、肝硬化。

（3）急、慢性酒精性肝炎、药物性肝炎。

（4）其他，如脂肪肝、胰腺炎、胰腺肿瘤、前列腺肿瘤等可轻度增加。

4. 单氨氧化酶（monoamine oxidase，MAO）测定

参考值：0～3 U/L。

临床意义：

（1）肝脏病变。80% 的重症肝硬化及伴有肝硬化的肝癌 MAO 增高。但对早期肝硬化不敏感，急性肝炎多正常。中、重度慢性肝炎有 50% 血清 MAO 增高，表明有肝细胞坏死和纤维化形成。

（2）肝外疾病，如慢性心衰、糖尿病、甲状腺功能亢进、系统性硬化等可升高。

5. 脯氨酰羟化酶（prolyl hydroxylase，PH）测定

参考值：（39.5±11.87）μg/L。

临床意义：

（1）肝纤维化的诊断。

（2）肝脏病变随访及预后判断，慢性肝炎、肝硬化其 PH 活性进行性增高，提示肝细胞坏死及纤维化状态加重，若治疗后 pH 活性下降，提示治疗有效，疾病在康复当中。

六、肾功能（kidney function）

（一）内生肌酐清除率（creatinine clearance，Ccr）

血肌酐计算法：

男性：Ccr（mL/min）=（140－年龄）×体重（kg）/72×血肌酐浓度（mg/dL）

女性：Ccr（mL/min）=（140－年龄）×体重（kg）/85×血肌酐浓度（mg/dL）

参考值：80～120 mL/min。

临床意义：

（1）是判断肾小球损害的敏感指标，评估肾功能损害程度，指导治疗。

（2）分期。1 期：51～80 mL/min；2 期：50～20 mL/min；3 期：19～10 mL/min；4 期：<10 mL/min。

（二）血清肌酐（serum creatinine）

参考值：全血：88.4～176.8 μmol/L；血清或血浆：男性 53～106 μmol/L，女性 44～97 μmol/L。

临床意义：

（1）血清肌酐增高见于各种原因引起的肾小球滤过功能减退。

（2）鉴别肾前性和肾实质性少尿。

（三）血尿素氮（blood urea nitrogen）

参考值：成人 3.2～7.1 mmol/L，婴儿、儿童 1.8～6.5 mmol/L。

临床意义：血尿素氮升高见于器质性肾功能损害、肾前性少尿、蛋白质分解或摄入过多。血尿素氮可作为肾衰透析充分性指标。

（四）尿渗透压（urine osmotic pressure）测定

参考值：血浆渗透压：272～320 mOsm/kg H_2O；尿渗透压：600～1 000 mOsm/kg H_2O；尿/血浆渗透压比值：（3～4.5）：1。

临床意义：

（1）尿渗透压测定可判断肾小管浓缩功能。

（2）鉴别肾前性与肾性肾功能衰竭。

（五）肾脏浓缩和稀释功能（concentration and dilution function of kidney）试验

又叫昼夜尿比密试验或莫氏试验（Morse test）。

参考值：正常成人 24 h 尿量 1 000～2 000 mL；少尿 ＜400 mL/24 h；无尿 ＜100 mL/24 h；多尿 ＞2 500 mL/24 h；12 h 夜尿量 ＜750 mL；最高一次比重 ＞1.020；最高比重与最低比重之差不少于 0.009。

七、乙型肝炎病毒免疫标志物（immunological markers of hepatitis B virus）

（一）乙型肝炎病毒感染血清标志物检测意义与分析（表 3-3-1）

表 3-3-1 乙型肝炎病毒性肝炎标志物及其意义

HBsAg	HBeAg	抗-HBc	抗-HBc-IgM	抗-HBe	抗-HBs	临床意义
＋	＋	－	－	－	－	急性 HBV 感染早期，HBV 复制活跃
＋	＋	＋	＋	－	－	急性或慢性 HB、HBV 复制活跃
＋	－	＋	＋	－	－	急性或慢性 HB、HBV 复制减弱
＋	－	＋	＋	＋	－	急性或慢性 HB、HBV 复制减弱

续表 3 - 3 - 1

HBsAg	HBeAg	抗 - HBc	抗 - HBc - IgM	抗 - HBe	抗 - HBs	临床意义
+	-	+	-	+	-	HBV 复制停止
-	-	+	+	-	-	HBsAg/抗 - HBs 空白期，可能 HBV 处于平静携带中
-	-	+	-	-	-	既往 HBV 感染，未产生抗 - HBs
-	-	+	+	+	-	抗 - HBs 出现前阶段，HBV 低度复制
-	-	+	-	+	+	HBV 感染恢复阶段
-	-	+	-	-	+	HBV 感染恢复阶段
+	+	+	+	-	+	不同亚型 HBV 再感染
+	-	-	-	-	-	HBV-DNA 处于整合状态
-	-	-	-	-	+	HB 病后或接种 HB 疫苗后获得性免疫
-	+	+	-	-	-	HBsAg 变异的结果
+	-	-	-	+	+	HBsAg、HBeAg 变异

　　若能结合 HBV-DNA 分析更能说明问题。HBeAg、HBcAg、抗 - HBc-IgM、Pre-S2、HBV-DNA 阳性提示病毒复制活跃，具有较强的传染性。育龄妇女 HBeAg 阳性提示母婴传播概率高。抗 - HBs具有保护作用。

（二）其他病毒性肝炎血清标志物（表3－3－2）

表3－3－2　其他病毒性肝炎标志物及其意义

病毒性肝炎类别	标志物名称	临床意义
甲型病毒性肝炎	HAV-RNA	早期诊断甲型肝炎
	抗 HAV-IgM（＋）	机体正感染 HAV，是早期诊断甲型肝炎的特异性指标
	粪便抗 HAV-IgA（＋）	早期诊断甲型肝炎的特异性指标之一
	抗 HAV-IgG（＋）	提示既往感染，可作流行病学调查指标
丙型病毒性肝炎	HCV-RNA（＋）	提示 HCV 复制活跃，传染性强
	抗 HCV-IgM（＋）	急性丙型肝炎，6 个月内不转阴则为慢性丙型肝炎
	抗 HCV-IgG（＋）	提示已受 HCV 感染
丁型病毒性肝炎	抗 HDV-IgM（＋）	用于丁型肝炎的早期诊断
	抗 HDV-IgG（＋）	诊断丁型肝炎的可靠指标
戊型病毒性肝炎	抗 HEV-IgM（＋）	早期诊断戊型肝炎
	抗 HEV-IgG（＋）	双份血清效价增加达 4 倍以上时提示新近感染
庚型病毒性肝炎	抗 HGV（＋）	曾感染过庚型肝炎

八、浆膜腔积液（胸水、腹水）（effusion of serous cavity-hydrothorax，ascites）的常规及生化检查

根据浆膜腔积液的产生原因及性质不同，可将其分为漏出液（transudate）和渗出液两大类。

　　漏出液（exudate）为非炎性积液，其形成的主要原因有：①血浆胶体渗透压降低。②毛细血管内流体静脉压升高。③淋巴管阻塞，此时积液可以是乳糜样的。

　　渗出液为炎性积液，其形成的主要原因有：①感染性。②非感染性，如外伤、化学性刺激、恶性肿瘤、风湿性疾病。渗出液常表现为单一浆膜腔积液，甚至是一侧胸膜腔积液。

　　通过浆膜腔积液的常规及生化检查可初步区别积液性质是漏出液还是渗出液（表3-3-3），再结合病史、体征和辅助检查如细菌学、细胞学、血生化、酶学、肿瘤标志物、内窥镜检查、影像学检查进一步明确病因。

表3-3-3　渗出液和漏出液鉴别要点

鉴别要点	漏出液	渗出液
原因	非炎症所致	炎症、肿瘤、化学或物理因素
外观	淡黄、浆液	不定，可为血性、脓性、乳糜性等
透明度	透明或微混	多混浊
比重	<1.018	>1.018
凝固	不自凝	能自凝
黏蛋白定性	阴性	阳性
蛋白定量	<25 g/L	>30 g/L
葡萄糖定量	与血糖接近	常低于血糖
细胞计数	常 $<100 \times 10^6 \text{ L}^{-1}$	常 $>500 \times 10^6 \text{ L}^{-1}$
细胞分类	以淋巴细胞、间皮细胞为主	以中性粒细胞或淋巴细胞为主
细菌学	阴性	可找到病原菌
积液/血清总蛋白	<0.5	>0.5
积液/血清 LDH 比	<0.6	>0.6
LDH	<200 IU/L	>200 IU/L

（一）一般性状检查

（1）颜色。漏出液多为淡黄色，渗出液的颜色随病因而变化，如血性积液可为淡红色、红色或暗红色，见于恶性肿瘤、急性结核性胸、腹膜炎、风湿性及出血性疾病、外伤或内脏损伤等；淡黄色脓性见于化脓菌感染；绿色可能系铜绿假单胞菌感染；乳白色系胸导管或淋巴管阻塞引起的真性乳糜液，如积液中乳糜微粒增加，或含有大量脂肪变性细胞，也呈乳糜样，称假性乳糜液。真、假乳糜液可用脂蛋白电泳、乙醚试验及镜检加以区别。

（2）透明度。漏出液多为清晰透明，渗出液呈不同程度混浊。

（3）比重。漏出液比重多 <1.018，渗出液比重多 >1.018。

（4）凝固性。漏出液一般不易凝固，渗出液往往自行凝固或有凝块出现。

（二）化学检查

（1）黏蛋白定性试验（Rivalta 试验）。漏出液多为阴性反应，渗出液多呈阳性反应。

（2）蛋白定量试验。漏出液常 <25 g/L，渗出液常 >30 g/L。蛋白质如为 $25\sim30$ g/L，则难以判明其性质。

（3）葡萄糖测定。漏出液中葡萄糖含量与血糖相似，渗出液中葡萄糖常因细菌或细胞酶的分解而减少。

（4）乳酸脱氢酶（LDH）。反映胸膜炎症程度的指标。LDH测定有助于漏出液与渗出液的鉴别诊断，渗出液 LDH >200 U/L，或胸水/血清 LDH 比值 >0.6。

（三）显微镜检查

（1）细胞计数。漏出液白细胞数常 $< 100 \times 10^6 L^{-1}$，渗出液白细胞数常 $> 500 \times 10^6 L^{-1}$。

（2）细胞分类。漏出液中细胞主要为淋巴细胞和间皮细胞。渗出液中各种细胞增多的临床意义不同：①中性粒细胞为主，常见于化脓性积液及结核性积液的早期。②淋巴细胞为主，多见于慢性炎症如结核性、梅毒性、肿瘤性以及结缔组织病引起的积液。③嗜酸性粒细胞增多，常见于气胸、血胸、过敏性疾病或寄生虫病所致的积液。④其他细胞，在炎性积液时，出现大量中性粒细胞的同时，常伴有组织细胞出现；浆膜刺激或受损时，间皮细胞增多；在狼疮性浆膜炎中，偶可查见狼疮细胞。陈旧性出血的积液中可见含铁血黄素细胞。

（3）脱落细胞检测。查恶性肿瘤细胞。

（4）寄生虫检测。

（四）细菌学检查

培养出细菌后做药物敏感试验以供临床用药参考。

（五）胸腔积液的常见病因与胸水生化、常规检查特点

胸腔积液的常见病因应应从漏出液和渗出液两方面考虑。

（1）漏出液的主要病因：上腔静脉受阻、充血性心力衰竭、缩窄性心包炎、低蛋白血症（肝硬化、肾病综合征），其他如腹膜透析和黏液性水肿等。充血性心衰多为双侧胸腔积液，右侧多于左侧，利尿后可能变成假性渗出液，肝硬化胸水多有腹水，肾病综合征多为双侧胸腔积液以及全身水肿，腹膜透析的胸水类似于腹透液。

胸水特点：外观清澈透明，无色或浅黄色，不凝固，比重

< 1.018，黏蛋白定性阴性，蛋白含量 < 25 g/L，细胞计数常 < 100×10^6 L^{-1}，积液/血清总蛋白 < 0.5，积液/血清 LDH 比值 < 0.6，LDH < 200 IU/L。

（2）渗出液的主要病因：结核性胸膜炎、各类肺部感染、隔下炎症；肿瘤循环系统疾病如癌肿、胸膜间皮细胞瘤、肺梗死；其他如系统性红斑狼疮、胸部手术、气胸等。

胸水特点：外观多呈草黄色，稍混浊，比重 > 1.018，容易凝固，黏蛋白阳性，蛋白含量 > 30 g/L，葡萄糖定量常低于血糖，细胞计数常 > 500×10^6 L^{-1}，以中性粒细胞或淋巴细胞为主，脓胸白细胞多达 10×10^9 L^{-1}，以中性粒细胞为主，结核或肿瘤多以淋巴细胞为主，嗜酸性粒细胞增多提示寄生虫感染或结缔组织病等，红细胞超过 10×10^{10} L^{-1} 提示创伤、肿瘤或肺梗死，而红细胞 5×10^9 L^{-1} 呈淡红色由恶性肿瘤和结核病引起。积液/血清总蛋白 > 0.5，积液/血清 LDH 比值 > 0.6，LDH > 200 IU。恶性肿瘤特别是腺癌胸水 CEA > 10 μg/L。

（3）其他胸积液的主要病因：脓胸见于肺结核、各类肺感染、外伤、食管漏、胸腔穿刺术后感染；血胸见于肺结核、癌肿、动脉瘤破裂、肺梗死、外伤和气胸伴胸膜粘连带撕裂；乳糜胸见于胸导管受阻、丝虫病、外伤致胸导管破裂。

（六）腹水的常见病因与腹水生化、常规检查特点

腹水的常见病因亦从漏出液和渗出液两个方面考虑。

（1）漏出液，主要病因：①肝硬化。②蛋白丢失性疾病（慢性肾炎、蛋白丢失性胃肠病、溃疡、克罗恩病等）。③中心静脉压升高引起的腹水，多见于充血性心力衰竭、三尖瓣闭锁不全、缩窄性心包炎。④下腔静脉、肝静脉阻塞（Budd – Chiari 综合征）所致的腹水。

腹水特点：外观呈淡黄色，清澈透明，比重 < 1.018，蛋白

定量＜25 g/L，黏蛋白定性阴性，细胞数＜100×10^6 L^{-1}，主要是内皮细胞和淋巴细胞。

（2）渗出液，主要病因：①急性化脓性腹膜炎（胃肠穿孔）。②慢性炎症，以结核性腹膜炎、原发性腹膜炎最为多见。③恶性肿瘤，是引起渗出性腹水主要原因，以转移性肿瘤为多，男性以肝及胃肠道肿瘤、女性以卵巢、子宫、乳腺肿瘤为主。其他尚有淋巴瘤、腹膜间皮瘤等。④霉菌性、寄生虫性及胰胆疾病所致的腹膜炎，较为少见。

腹水特点：色较深，常混浊，有时脓性、血性、乳糜性，总蛋白＞30 g/L，细胞数＞500×10^6 L^{-1}，以中性粒细胞或淋巴细胞为主，黏蛋白阳性，比重＞1.018。如果腹水葡萄糖＜3.4 mmol/L、pH＜7.35，提示细菌感染，腹水腺苷脱胺酶活性增高可能为结核性腹膜炎，腹水细胞学检查可以排除癌性腹水，腹水/血清LDH 比值＞0.6，腹水/血白蛋白比值＞0.5。腹水淀粉酶升高提示胰性腹水。

（3）血性腹水：结核肿瘤以外，肝硬化凝血机制异常和肝表面结节破裂，重症胰腺炎。

（4）乳糜性腹水：见于恶性肿瘤，需辨别真伪，主要为胸导管损伤、纵隔肿瘤、丝虫病等。肝硬化，因肠淋巴管扩张破裂，淋巴液外漏也可引起乳糜性腹水。

（5）黏液性腹水：见于黏液性水肿（毛细血管通透性增加）、非肿瘤性卵巢病（Megs 综合征）、卵巢过度刺激综合征、卵巢甲状腺肿等。

（6）其他：胰液、胆汁外渗及膀胱破裂、慢性透析等均可引起腹水。

九、脑脊液（cerebrospinal fluid）的常规及生化检查

（一）脑脊液一般形状

（1）压力：成人，$80 \sim 180$ mmH$_2$O 或 $40 \sim 50$ 滴/分钟；儿童，$40 \sim 100$ mmH$_2$O；婴儿，$30 \sim 80$ mmH$_2$O。

（2）颜色：无色。

（3）透明度：清晰透明。

（4）凝固物：正常脑脊液不含纤维蛋白原，静置 24 小时，不会出现凝块或薄膜。

（二）脑脊液生化检查

（1）蛋白质检查。定性：正常为阳性。定量：成人 $0.2 \sim 0.45$ g/L；儿童：$0.2 \sim 0.4$ g/L。

（2）葡糖糖检查。定量：儿童 $2.8 \sim 4.5$ mmol/L；成人 $2.5 \sim 4.5$ mmol/L。

（3）氯化物检查。正常：$120 \sim 130$ mmol/L。

（三）脑脊液显微镜检查

（1）细胞计数：正常脑脊液中无红细胞，仅有少量白细胞。成人 $(0 \sim 8) \times 10^6$ L^{-1}；儿童 $(0 \sim 15) \times 10^6$ L^{-1}。

（2）细胞分类：多为淋巴细胞及单核细胞，两者之比为 7：3。

（四）脑脊液细菌学检查

细菌：正常脑脊液中无细菌。

常见脑及脑膜疾病的脑脊液特点见表 3 - 3 - 4。

表3-3-4　常见脑及脑膜疾病的脑脊液特点

	压力/kPa	外观	蛋白质定性定量/g·L⁻¹	葡萄糖/mmol·L⁻¹	氯化物/mmol·L⁻¹	细胞计数及分类/×10⁶ L⁻¹	细菌
正常人	0.69～1.76	透明	(－) 0.2～0.4	2.5～4.5	120～130	(0～8) 多为淋巴细胞	无
化脓性脑膜炎	显著增高	混浊，脓性，可有凝块	(＋＋＋) 以上显著增加	明显减少	稍低	显著增加，数十、数千，以中性粒细胞为主	可发现致病菌
结核性脑膜炎	增高	微混，呈毛玻璃样，静置后有薄膜形成	(＋～＋＋＋) 增加	减少	明显减少	增加，数十或数百，以淋巴细胞为主	抗酸染色可找到抗酸杆菌
病毒性脑膜炎	稍增高	清晰或微浊	(＋～＋＋) 轻度增加	正常或稍高	正常	增加，数十或数百，以淋巴细胞为主	无
流行性乙型脑膜炎	稍增高	多清晰或微浊	(＋) 增加	正常或稍高	正常	增加，数十或数百，早期以中性粒细胞为主，其后则以淋巴细胞为主	无
脑肿瘤	增高	无色或黄色	(＋～＋＋) 轻度增加	正常	正常	正常或稍增加，以淋巴细胞为主	无
脑室及蛛网膜下腔出血	稍增高	血性	(＋～＋＋) 轻度增加	多增高	正常	增加，以红细胞为主	无

十、动脉血气分析（arterial blood gas analysis）

准确的血气分析结果取决于可靠的血液标本：合理的采血部位（桡动脉、肱动脉和股动脉）；严格隔绝空气；海平面大气压安静状态下肝素抗凝；标本立即送检，否则 4 ℃保存（<2 小时）；病情许可停吸氧30 分钟，否则标记吸氧浓度。另外，还要注明患者体温和血红蛋白浓度。

血气分析的指标中可以直接测定的有动脉氧分压、动脉二氧化碳分压、动脉氢离子浓度，由此通过方程式算出其他多项指标。综合指标判断肺换气功能及酸碱平衡状况。

（一）动脉血氧分压（arterial partial pressure of oxygen，PaO_2）

参考值：95～100 mmHg。

临床意义：

（1）判断有无缺氧及其程度。低氧血症分为：轻度 80～60 mmHg；中度 60～40 mmHg；重度 <40 mmHg。

在海平面安静状态呼吸空气 PaO_2 <60 mmHg，除外其他因素导致的低氧血症即可诊断呼吸衰竭。

（2）分 I 型和 II 型。I 型 PaO_2 <60 mmHg，$PaCO_2$ 正常或略降低；II 型 PaO_2 <60 mmHg，$PaCO_2$ >50 mmHg。

（二）动脉血二氧化碳分压（arterial partial pressure of carbon dioxde，$PaCO_2$）

参考值：35～45 mmHg，平均40 mmHg。

临床意义：

（1）判断呼吸衰竭的类型与程度。Ⅰ型 $PaCO_2$ 正常或略降低；Ⅱ型 $PaCO_2$ 必须 >50 mmHg；肺性脑病一般 >70 mmHg。

（2）判断呼吸性酸碱平衡失调。$PaCO_2$ >50 mmHg 提示呼吸性酸中毒；$PaCO_2$ <50 mmHg 提示呼吸性碱中毒。

（3）判断代谢性酸碱失调的代偿反应。代谢性酸中毒时经肺代偿后 $PaCO_2$ 降低，最大代偿极限为 $PaCO_2$ 降至 10 mmHg。代谢性碱中毒经肺代偿后 $PaCO_2$ 升高，最大代偿极限为 55 mmHg。

（三）pH

参考值：7.35～7.45，平均7.40。

临床意义：可以判断酸碱失调的代偿程度。pH <7.35 为失代偿性酸中毒，存在酸血症；pH >7.45 为失代偿性碱中毒，有碱血症；pH 正常有三种情况：无酸碱中毒、代偿性酸碱失衡、混合性酸碱失衡。

（四）肺泡－动脉血氧分压差［pulmonary alveoli-artery partial pressure of oxygen，P(A-a)O_2］

参考值：青年人 15～20 mmHg，随年龄而增大最大 <30 mmHg。

临床意义：

（1）P(A-a)O_2增大伴有 PaO_2 降低，提示肺受累所致氧合障碍，见于：①肺内动静脉分流或心脏右向左分流。②弥漫性间质性肺病、肺水肿和 ARDS 等。③通气血流比例严重失调。

（2）P(A-a)O_2增大无 PaO_2 降低，见于肺泡通气量增加，而大气压、吸入氧浓度与机体耗氧量不变时。

（五）动脉血氧饱和度（saturation of artery oxygen，SaO$_2$）

参考值：95%～98%。

临床意义：判断机体缺氧的指标之一，因受氧合血红蛋白解离曲线呈"S"形的特性影响，敏感性差，且有掩盖缺氧的潜在危险。但无创脉搏－氧饱和度法（NPO），因无创、连续监测动脉氧饱和度，所以广泛用于临床。

（六）标准碳酸氢盐（standard bicarbonate，SB）

参考值：22～27 mmol/L，平均24 mmol/L。

临床意义：为代谢性酸碱失调的指标，一般不受呼吸影响。

（七）实际碳酸氢盐（actual bicarbonate，AB）

参考值：22～27 mmol/L，平均24 mmol/L。

临床意义：AB 同样反映代谢性酸碱平衡的指标，但不同于SB 受呼吸因素影响。

AB 增高可见于代谢性碱中毒，亦可见于呼吸性酸中毒经肾脏代偿时的反应，慢性呼吸性酸中毒时，AB 最低代偿可升至45 mmol/L。

AB 降低可见于代酸，亦见于呼碱经肾脏代偿的结果。

AB 与 SB 的差数：呼酸时 AB > SB，呼碱时 AB < SB；代酸时 AB = SB < 正常值，代碱时 AB = SB > 正常值。

（八）缓冲碱（buffer base，BB）

参考值：44～55 mmol/L，平均50 mmol/L。

临床意义：BB 不受呼吸和 CO$_2$ 改变的影响，减少提示代酸，增加提示代碱。

（九）剩余碱（base excess，BE）

参考值：0±2.3 mmol/L。

临床意义：不受呼吸影响，与 SB 意义相当，升高提示代碱，降低提示代酸。

（十）阴离子间隙（anion gap，AG）

参考值：8～16 mmol/L。

临床意义：主要有 AG 正常和增高性代谢性酸中毒，以及三重酸碱失衡中 AG 增大的代谢性酸中毒（>30 mmol/L 时肯定为酸中毒；20～30 mmol/L 时酸中毒可能性很大；17～19 mmol/L 只有 20% 有酸中毒）。

（陈燕铭　穆攀伟　彭朝权　马丽萍　周汉建　彭穗伟　朱碧连）

第四编

临床常用药物与处方书写规范

第一章 临床常用药物分类及中英文对照

一、抗微生物药物（antimicrobial drugs）

（一）抗生素（antibiotics）

1. **青霉素类**（penicillins）

青霉素 G（benzylpenicillin）

阿莫西林（amoxicillin）

氨苄西林（ampicillin）

苄星青霉素（benzathine benzylpenicillin）

哌拉西林（piperacillin）

2. **头孢菌素类**（cephalosporins）

头孢氨苄（cefalexin）

头孢唑啉钠（cefazolin sodium）

头孢拉定（cefradine）

头孢羟氨苄（cefadroxil）

头孢呋辛（cefuroxime）

头孢克洛（cefaclor）

头孢噻肟钠（cefotaxime sodium）

头孢曲松（ceftriaxone）

头孢他啶（ceftazidime）

头孢地秦（cefodizime）

头孢吡肟（cefepime）

头孢匹罗（cefpirome）

3. 其他 β - 内酰胺类（beta-lactam）

氨曲南（aztreonam）

头孢西丁（cefoxitin）

头孢美唑钠（cefmetazole sodium）

氟氧头孢（flomoxef）

拉氧头孢（latamoxef）

亚胺培南 - 西司他丁钠（imipenem/cilastatin sodium）

帕尼培南 - 倍他米隆（panipenem/betamipron）

美罗培南（meropenem）

厄他培南（ertapenem）

法罗培南（faropenem）

4. β - 内酰胺酶抑制剂（beta-lactamase inhibitors）

氨苄西林钠 - 舒巴坦钠（ampicillin sodium/sulbactam sodium）

阿莫西林 - 克拉维酸钾（amoxicillin/clavulanate potassium）

替卡西林钠 - 克拉维酸钾（ticarcillin disodium/clavulanate potassium）

哌拉西林 - 他唑巴坦（piperacillin/tazobactam）

头孢哌酮 - 舒巴坦（cefoperazone/sulbactam）

5. 氨基糖苷类（aminoglycoside）

庆大霉素（gentamicin）

阿米卡星（amikacin）

依替米星（etimicin）

异帕米星（isepamicin）

链霉素（streptomycin）

6. 四环素类（tetracyclines）

四环素（tetracycline）

多西环素（doxycycline）

米诺环素（minocycline）

7. 大环内酯类（macrolides）

红霉素（erythromycin）

罗红霉素（roxithromycin）

克拉霉素（clarithromycin）

阿奇霉素（azitromycin）

8. 酰胺醇类（amphenicols）

氯霉素（chloramphenicol）

9. 其他抗菌抗生素

克林霉素（clindamycin）

磷霉素（fosfomycin）

去甲万古霉素（norvancomycin）

万古霉素（vancomycin）

替考拉宁（teicoplanin）

利奈唑胺（linezolid）

夫西地酸（fusidic acid）

利福昔明（rifaximin）

黏菌素（colistin）

（二）磺胺类（sulfanilamide）

复方磺胺甲噁唑（compound sulfamethoxazole）

磺胺嘧啶（sulfadiazine）

（三）硝基呋喃类（nitrofurans）

呋喃妥因（nitrofurantoin）

呋喃唑酮（furazolidone）

（四）硝咪唑类（nitroimidazoles）

甲硝唑（metronidazole）

替硝唑（tinidazole）

奥硝唑（ornidazole）

（五）喹诺酮类（quinolones）

诺氟沙星（norfloxacin）

环丙沙星（ciprofloxacin）

左氧氟沙星（levofloxacin）

莫西沙星（moxifloxacin）

吉米沙星（gemifloxacin）

（六）抗结核病及抗麻风病药（anti-tuberculosis and anti-lepra drugs）

异烟肼（isoniazid）

链霉素（streptomycin）

吡嗪酰胺（pyrazinamide）

利福平（rifampicin）

乙胺丁醇（ethambutol）

（七）抗真菌药（anti-fungus drugs）

两性霉素 B（amphotericin b）

氟康唑（fluconazole）

伏立康唑（voriconazole）

伊曲康唑（itraconazole）

特比萘芬（terbinafine）

制霉菌素（nystatin）

卡泊芬净（caspofungin）

（八）抗病毒药（anti-viral drugs）

利巴韦林（ribavirin）

阿昔洛韦（aciclovir）

更昔洛韦（ganciclovir）

拉米夫定（lamivudine）

奥司他韦（oseltamivir）

二、抗寄生虫病药物（anti-parasite drugs）

磷酸哌嗪（piperazine）

左旋咪唑（levamisole）

三、主要作用于中枢神经系统的药物［drugs used in central nervous system（CNS）］

（一）中枢兴奋药（CNS stimulants）

尼可刹米（nikethamide）

洛贝林（lobeline）

贝美格（bemegride）

多沙普仑（doxapram）

甲氯芬酯（meclofenoxate）

（二）镇痛药（analgesics）

吗啡（morphine）

哌替啶（pethidine）

芬太尼（fentanyl）

喷他佐辛（pentazocine）

曲马朵（tramadol）

罗通定（rotundine）

（三）解热、镇痛抗炎药（antipyretic，analgesic and anti-inflammation drugs）

阿司匹林（aspirin）

对乙酰氨基酚（paracetamol）

吲哚美辛（indomethacin）

布洛芬（ibuprofen）

洛索洛芬（loxoprofen）

氯诺昔康（lornoxicam）

塞来昔布（celecoxib）

尼美舒利（nimesulide）

（四）抗痛风药（anti-gout drugs）

秋水仙碱（colchicine）

苯溴马隆（benzbromarone）

别嘌醇（allopurinol）

丙磺舒（probenecid）

非布司他（febuxostat）

（五）抗癫痫药（anti-epilepsy drugs）

苯妥英钠（phenytoin sodium）

卡马西平（carbamazepine）

托吡酯（topiramate）

丙戊酸钠（sodium valproate）

拉莫三嗪（lamotrigine）

（六）镇静药、催眠药及抗惊厥药（sedative，hypnotic and anti-convulsion drugs）

咪达唑仑（midazolam）

苯巴比妥（phenobarbital）

唑吡坦（zolpidem）

（七）抗震颤麻痹药（anti-parkinsonism drugs）

左旋多巴（levodopa）

多巴丝肼（levodopa/benserazide hydrochloride）

卡比多巴 – 左旋多巴（carbidopa/levodopa）

溴隐亭（bromocriptine）

培高利特（pergolide）

吡贝地尔（piribedil）

普拉克索（pramipexole）

司来吉兰（selegiline）

苯海索（trihexyphenidyl）

金刚烷胺（amantadine）

美金刚（memantine）

（八）抗精神病药（anti-psychopathy drugs）

氯丙嗪（chlorpromazine）

奋乃静（perphenazine）

氟哌啶醇（haloperidol）

氟哌噻吨 – 美利曲辛（flupenthixol-melitracen）

舒必利（sulpiride）

氯氮平（clozapine）

（九）抗焦虑药（anti-anxiety drugs）

地西泮（diazepam）

氯硝西泮（clonazepam）

劳拉西泮（lorazepam）

艾司唑仑（estazolam）

阿普唑仑（alprazolam）

谷维素（oryzanol）

（十）抗躁狂药（anti-manic drugs）

碳酸锂（lithium carbonate）

（十一）抗抑郁药（anti-depression drugs）

阿米替林（amitriptyline）

氟西汀（fluoxetine）

帕罗西汀（paroxetine）

舍曲林（sertraline）

哌甲酯（methylphenidate）

米氮平（mirtazapine）

多塞平（doxepin）

文拉法辛（venlafaxine）

西酞普兰（citalopram）

（十二）影响脑血管、脑代谢药及促智药（cerebral and metabolic drugs & nootropics）

尼莫地平（nimodipine）

氟桂利嗪（flunarizine）

法舒地尔（fasudil）

尼麦角林（nicergoline）

多奈哌齐（donepezil）

石杉碱甲（huperzine a）

吡拉西坦（piracetam）

奥拉西坦（oxiracetam）

甲磺酸二氢麦角毒碱（ergoloid mesylate）

吡硫醇（pyritinol）

艾地苯醌（idebenone）

卡巴拉汀（rivastigmine）

胞磷胆碱（citicoline）

单唾液酸四己糖神经糖苷脂（trisialoganglioside-GT1b）

桂哌齐特（cinepazide）

依达拉奉（edaravone）

尤瑞克林（urinary kallidinogenase）

（十三）其他

甲钴胺（mecobalamin）

利鲁唑（riluzole）

替扎尼定（tizanidine）

乙哌立松（eperisone）

四、麻醉药及其辅助药物（anaesthetic and adjuvant drugs）

（一）全身麻醉药（generalized anaesthetic drugs）

异氟烷（isoflurane）

七氟烷（sevofrane）

地氟烷（desflurane）

氯胺酮（ketamine）

丙泊酚（propofol）

（二）局部麻醉药（local anaesthetic drugs）

普鲁卡因（procaine）

丁卡因（tetracaine）

利多卡因（lidocaine）

布比卡因（bupivacaine）

左布比卡因（levobupivacaine）

罗哌卡因（ropivacaine）

阿替卡因肾上腺素（articaine/epinephrine）

达克罗宁（dyclonine）

（三）骨骼肌松弛药（muscle relaxants）

罗库溴铵（rocuronium）

维库溴铵（vecuronium）

阿曲库铵（atracurium）

氯琥珀胆碱（succinylcholine chloride）

五、主要作用于自主神经系统的药物（drugs used in vegetative nervous system）

（一）拟胆碱药（cholinomimetic）

新斯的明（neostigmine）

溴吡斯的明（pyridostigmine bromide）

加兰他敏（galantamine）

毛果芸香碱（pilocarpine）

（二）抗胆碱药（anticholinergic agent）

阿托品（atropine）

东莨菪碱（scopolamine）

山莨菪碱（anisodamine）

（三）拟肾上腺素药（adrenomimetic durgs）

米多君（midodrine）

（四）抗肾上腺素药（anti-adrenergic drugs）

阿罗洛尔（arotinolol）

酚苄明（phenoxybenzamine）

卡维地洛（carvedilol）

普萘洛尔（propranolol）

美托洛尔（metoprolol）

比索洛尔（bisoprolol）

艾司洛尔（esmolol）

六、主要作用于循环系统的药物（drugs used in circulatory system）

（一）钙拮抗药（calcium antagonist）

维拉帕米（verapamil）

硝苯地平（nifedipine）

尼卡地平（nicardipine）

尼群地平（nitrendipine）

非洛地平（felodipine）

氨氯地平（amlodipine）

左氨氯地平（levamlodipine）

乐卡地平（lercanidipine）

拉西地平（lacidipine）

贝尼地平（benidipine）

地尔硫卓（diltiazem）

（二）治疗慢性心功能不全的药物（drugs used in chronic cardiac dysfunction）

地高辛（digoxin）

去乙酰毛花苷（deslanoside）

米力农（milrinone）

（三）抗心律失常药（antiarrhythmic drugs）

莫雷西嗪（moracizine）

普罗帕酮（propafenone）

胺碘酮（amiodarone）

（四）防治心绞痛药（anti-angina drugs）

硝酸甘油（nitroglycerin）

硝酸异山梨酯（isosorbide dinitrate）

单硝酸异山梨酯（isosorbide mononitrate）

曲美他嗪（trimetazidine）

尼可地尔（nicorandil）

（五）周围血管扩张药（peripheral vasodilators）

罂粟碱（papaverine）

长春西丁（vinpocetine）

倍他司汀（betahistine）

地芬尼多（difenidol）

前列地尔（alprostadil）

重组人脑利钠肽（recombinant human brain natriuretic peptide）

（六）降血压药（antihypertensive drugs）

乌拉地尔（urapidil）

地巴唑（bendazol）

硝普钠（sodium nitroprusside）

卡托普利（captopril）

依那普利（enalapril）

贝那普利（benazepril）

培哚普利（perindopril）

西拉普利（cilazapril）

雷米普利（ramipril）

福辛普利（fosinopril）

氯沙坦（losartan）

氯沙坦-氢氯噻嗪（losartan/hydrochlorothiazide）

缬沙坦（valsartan）

厄贝沙坦（irbesartan）

厄贝沙坦-氢氯噻嗪（irbesartan/hydrochlorothiazide）

替米沙坦（telmisartan）

奥美沙坦酯（olmesartan medoxomil）

坎地沙坦酯（candesartan cilexetil）

吲达帕胺（indapamide）

（七）升压药及抗休克药（pressor agents and anti-shock drugs）

去甲肾上腺素（noradrenaline）

间羟胺（metaraminol）

肾上腺素（adrenaline）

多巴胺（dopamine）

多巴酚丁胺（dobutamine）

酚妥拉明（phentolamine）

异丙肾上腺素（isoprenaline）

（八）调节血脂药（blood lipid-regulating drugs）

阿昔莫司（acipimox）

非诺贝特（fenofibrate）

辛伐他汀（simvastatin）

普伐他汀（pravastatin）

氟伐他汀（fluvastatin）

阿托伐他汀（atorvastatin）

瑞舒伐他汀（rosuvastatin）

依折麦布（ezetimibe）

角鲨烯（squalene）

（九）其他循环系统药物

左卡尼汀（L-carnitine）

磷酸肌酸（creatine phosphate）

1，6 - 二磷酸果糖［fructose（FDP）］

七、主要作用于呼吸系统的药物（drugs used in respiratory system）

（一）平喘药（antiasthmatic drugs）

麻黄素（ephedrine）

沙丁胺醇（salbutamol）

特布他林（terbutaline）

班布特罗（bambuterol）

丙卡特罗（procaterol）

福莫特罗（formoterol）

布地奈德－福莫特罗（budesonide/formoterol）

沙美特罗－氟替卡松（salmeterol/ fluticasone propionate）

异丙托溴铵（ipratropium bromide）

异丙托溴铵－沙丁胺醇（ipratropium bromide/salbutamol）

噻托溴铵（tiotropium bromide）

氨茶碱（aminophylline）

多索茶碱（doxofylline）

茶碱（theophylline）

布地奈德（budesonide）

氟替卡松（fluticasone propionate）

丙酸倍氯米松（beclomethasone dipropionate）

孟鲁司特（montelukast）

扎鲁司特（zafirlukast）

复方甲氧那明（methoxyphenamine compound）

（二）祛痰药（expectorant drugs）

溴己新（bromhexine）

氨溴索（ambroxol）

乙酰半胱氨酸（acetylcysteine）

标准桃金娘油（myrtol standardized）

桉柠蒎肠溶软胶囊（eucalyptol limonene and pinene）

（三）镇咳药（antibechic drugs）

复方可待因（compound codeine）

可待因（codeine）

枸橼酸喷托维林（pentoxyverine citrate）

八、主要作用于消化系统的药物（drugs used in digestive system）

（一）抗酸药及治疗消化性溃疡药（anti-acid and pep-ticulcer drugs）

碳酸氢钠（sodium bicarbonate）

大黄碳酸氢钠（rheum/sodium bicarbonate）

铝碳酸镁（hydrotalcite）

铝镁加（almagate）

西咪替丁（cimetidine）

雷尼替丁（ranitidine）

法莫替丁（famotidine）

奥美拉唑（omeprazole）

兰索拉唑（lansoprazole）

泮托拉唑（pantoprazole）

雷贝拉唑（rabeprazole）

艾司奥美拉唑（esomeprazole）

枸橼酸铋钾（bismuth potassium citrate）

胶体果胶铋（colloidal bismuth pectin）

复方氢氧化铝（compound aluminum hydroxide）

硫糖铝（sucralfate）

谷氨酰胺（glutamine）

替普瑞酮（teprenone）

吉法酯（gefarnate）

依卡倍特钠（ecabet sodium）

（二）胃肠解痉药（gastrointestinal anti-spasmodic drugs）

溴丙胺太林（propantheline）

曲美布汀（trimebutine maleate）

匹维溴铵（pinaverium bromide）

奥替溴铵（otilonium bromide）

屈他维林（drotaverine）

（三）助消化药（digestive drugs）

胰酶（pancreatin）

多酶（multienzyme）

米曲菌胰酶（oryz-aspergillus enzyme and pancreatin）

复方消化酶（compound digestive enzyme）

复方阿嗪米特（compound azintamide）

（四）促胃肠动力药及止吐药（**gastrointestinal kinetic drugs and antiemetic drugs**）

甲氧氯普胺（metoclopramide）

多潘立酮（domperidone）

莫沙必利（mosapride）

伊托必利（itopride）

氯波必利（clebopride）

昂丹司琼（ondansetron）

托烷司琼（tropisetron）

格拉司琼（granisetron）

阿扎司琼（azasetron）

雷莫司琼（ramosetron）

（五）泻药（**lapactic drugs**）

比沙可啶（bisacodyl）

酚酞（phenolphthalein）

开塞露（glycerine enema）

聚乙二醇4000（macrogol 4000）

复方聚乙二醇电解质（compound polyethylene glycol electrolyte）

磷酸钠盐口服溶液（sodium phosphates oral solution）

磷酸钠盐灌肠液（sodium phosphate rectal solution）

葡甘聚糖（glucomannan）

（六）止泻药（**antidiarrheal agents**）

洛哌丁胺（loperamide）

蒙脱石（dioctahedral smectite）

（七）肝胆疾病辅助用药 （adjuvant drugs for liver and gallbladder diseases）

谷氨酸钠 （sodium glutamate）

氨酪酸 （aminobutyric acid）

精氨酸 （arginine）

门冬氨酸鸟氨酸 （ornithine aspartate）

乳果糖 （lactulose）

联苯双酯 （bifendate）

双环醇 （bicyclol）

门冬氨酸钾镁 （potassium magnesium aspartate）

多烯磷脂酰胆碱 （polyene phosphatidylcholine）

甘草酸二铵 （diammonium glycyrrhizinate）

复方甘草酸苷 （compound glycyrrhizin）

异甘草酸镁 （magnesium isoglycyrrhizinate）

硫普罗宁 （tiopronin）

葡醛内酯 （glucurone）

谷胱甘肽 （glutathione）

熊去氧胆酸 （ursodesoxycholic acid）

腺苷蛋氨酸 （ademetionine）

二羟二丁基醚 （dihydroxydibutylether）

（八）微生态药物 （microecology drugs）

双歧杆菌、乳杆菌、嗜热链球菌三联活菌 （live combined bifidobacterium，lactobacillus，streptococcus thermophilus）

双歧杆菌、嗜酸乳杆菌、肠球菌三联活菌 （live combined bifidobacterium，lactobacillus acidophilus and enterococcus）

双歧杆菌、乳杆菌、肠球菌、蜡样芽孢杆菌四联活菌 （live

combined bifidobacterium, lactobacillus, enterococcus and bacillus)

双歧杆菌活菌（live bifidobaterium preparation）

枯草杆菌、肠球菌二联活菌（live combined bacillus subtilis and enterococcus faecium）

酪酸梭菌活菌（clostridium butyricum）

布拉氏酵母菌（saccharomyces boulardii）

（九）其他消化系统药物

奥曲肽（octreotide）

生长抑素（somatostatin）

特利加压素（terlipressin）

加贝酯（gabexate）

乌司他丁（ulinastatin）

西甲硅油（simethicone）

美沙拉秦（mesalazine）

巴柳氮钠（balsalazide sodium）

柳痰磺吡啶（sulfasalazine）

九、主要作用于泌尿系统的药物（drugs used in urinary system）

（一）利尿药及脱水药（diuretic drugs）

呋塞米（furosemide）

托拉塞米（torasemide）

氢氯噻嗪（hydrochlorothiazide）

螺内酯（spironolactone）

乙酰唑胺（acetazolamide）

甘露醇（mannitol）

甘油果糖（glycerin fructose）

（二）治疗尿崩症用药（anti-diabetes insipidus drugs）

去氨加压素（desmopressin）

（三）其他泌尿系统药物

阿魏酸哌嗪（piperazine ferulate）

枸橼酸氢钾钠（potassium sodium hydrogen citrate）

酒石酸托特罗定（tolterodine tartrate）

非那吡啶（phenazopyridine）

十、主要作用于生殖系统的药物（drugs used in reproductive system）

（一）男性生殖系统药（male reproductive system）

1. 前列腺疾病用药（prostatic disease）

特拉唑嗪（terazosin）

阿夫唑嗪（alfuzosin）

甲磺酸多沙唑嗪（doxazosin mesylate）

坦洛新（tamsulosin）

非那雄胺（finasteride）

依立雄胺（episteride）

普适泰（prostat）

2. 治疗性功能障碍药（anti-sexual dysfunction drugs）

伐地那非（vardenafil）

他达拉非（tadalafei）

西地那非（sildenafil）

（二）女性生殖系统药（female reproductive system）

1. **子宫收缩药及引产药**（uterine contraction drugs and odinopoeia drugs）

垂体后叶素（pituitrin）

缩宫素（oxytocin）

卡贝缩宫素（carbetocin）

地诺前列酮（dinoprostone）

卡前列素氨丁三醇（carboprost tromethamine）

乳酸依沙吖啶（ethacridine lactate）

2. **抗早产药物**（anti-premature drugs）

盐酸利托君（ritodrine hydrochloride）

硫酸镁（magnesium sulfate）

十一、影响血液和造血系统的药物（drugs used in blood and hematopoietic drugs）

（一）促凝血药（coagulant drugs）

氨基己酸（aminocaproic acid）

氨甲苯酸（aminomethylbenzoic acid）

血凝酶（hemocoagulase atrox）

白眉蛇毒血凝酶（agkistrodon snake venom hemocoagulase）

蝰蛇毒血凝酶（viper hemagglutination）

酚磺乙胺（etamsylate）

二乙酰氨乙酸乙二胺（ethylenediamine diaceturate）

卡巴克洛（carbazochrome）

维生素 K_1 （vitamin K_1）

甲萘氢醌 （menadiol）

氨甲环酸 （tranexamic acid）

鱼精蛋白 （protamine）

人纤维蛋白原 （human fibrinogen）

人纤维蛋白黏合剂 （human fibrin adhesive）

凝血酶原复合物 （prothrombin complex）

凝血酶 （thrombin）

重组人凝血因子Ⅶa （recombinant coagulation Ⅶa factor）

（二）抗凝血药（anticoagulant drugs）

肝素钠 （heparin sodium）

低分子肝素钠 （low molecular weight heparin sodium）

低分子肝素钙 （low molecular weight heparin calcium）

达肝素钠 （dalteparin sodium）

华法林 （warfarin）

重组链激酶 （recombinant streptokinase）

尿激酶 （urokinase）

阿替普酶 ［alteplase（组织型纤溶酶原激活剂，human tissue-type plasminogen activator）］

阿加曲班 （argatroban）

舒洛地特 （sulodexide）

（三）血浆代用品（serum substitute）

右旋糖酐40 （dextran 40）

琥珀酰明胶 （succinylated gelatin）

羟乙基淀粉 （hydroxyethyl starch）

（四）抗贫血药（anti-anemia drugs）

多糖铁复合物（polysaccharide iron complex）
叶酸（folic acid）
腺苷钴胺（cobamamide）
红细胞生成素（erythropoietin）
右旋糖酐铁（iron dextran）
琥珀酸亚铁（ferrous succinate）
蛋白琥珀酸铁（iron protein succinylate）
蔗糖铁（iron sucrose）

（五）促白细胞增生药（WBC proliferation-promoted drugs）

非格司亭（filgrastim）
维生素 B_4（vitamin B_4）
鲨肝醇（batilol）
利血生（leucogen）
脱氧核苷酸钠（sodium deoxyribonucleotide）

（六）抗血小板药（anti-platelet drugs）

双嘧达莫（dipyridamole）
西洛他唑（cilostazol）
噻氯匹定（ticlopidine）
氯吡格雷（clopidogrel）
奥扎格雷（ozagrel）
沙格雷酯（sarpogrelate）
贝前列素（beraprost）
替罗非班（tirofiban）

（七）促血小板增生药（Plt proliferaton-promoted drugs）

重组人白细胞介素 – 11（recombinant human interleukin eleven）

重组人血小板生成素（recombinant human throbopoietin）

十二、激素及其有关药物（hormone and related drugs）

（一）脑垂体激素及其有关药物（pituitary hormone and related drugs）

基因重组人生长激素（recombinant somatropin）

（二）肾上腺皮质激素及促肾上腺皮质激素 [adrenocortic hormone（ach）and adrenocorticotropic hormone（acth）]

氢化可的松（hydrocortisone）

泼尼松（prednisone）

泼尼松龙（prednisolone）

甲泼尼龙（methylprednisolone）

地塞米松（dexamethasone）

倍他米松 – 二丙酸倍他米松（betamethasone compound）

促皮质素（corticotrophin）

（三）性激素及促性激素（sex hormone and sex releasing hormone）

甲睾酮（methyltestosterone）

丙酸睾酮（testosterone propionate）

十一酸睾酮（testosterone undecanoate）

戊酸雌二醇（estradiol valerate）

戊酸雌二醇 – 环丙孕酮（estradiol valerate/cyproterone）

雌二醇/雌二醇 – 地曲孕酮（estradiol/estradiol and dydrogesterone）

雌三醇（estriol）

己烯雌酚（diethylstilbestrol）

替勃龙（tibolone）

普瑞马林（premarin）

黄体酮（progesterone）

甲羟孕酮（medroxyprogesterone acetate）

甲地孕酮（megestrol acetate）

地屈孕酮（dydrogesterone）

西曲瑞克（cetrorelix）

绒促性素（chorionic gonadotrophin）

促卵泡激素（follicle-stimulating hormone）

尿促卵泡素（urofollitropin）

亮丙瑞林（leuprorelin）

戈舍瑞林（goserelin）

曲普瑞林（triptorelin）

氯米芬（clomifene）

（四）避孕药（prophylactic drugs）

炔诺酮（norethisterone）

左炔诺孕酮炔雌醇（三相）（levonorgestrel and ethinylestradiol）

去氧孕烯 – 炔雌醇（desogestrel and ethinyl estradiol）

环丙孕酮 – 炔雌醇（cyproterone/ethinylestradiol）

孕三烯酮（gestrinone）

米非司酮（mifepristone）

米非司酮－米索前列醇（mifepristone/misoprostol）

（五）胰岛激素及其他抗糖尿病药物 insulin and antidiabetic drugs

高血糖素（biosynthetic glucagon）

胰岛素（insulin）

人正规胰岛素（human regular insulin）

人低精蛋白锌胰岛素（human isophane insulin）

50－50 混合人胰岛素（50% human insulin isophane and 50% human insulin）

70－30 混合人胰岛素（70% human insulin isophane and 30% human insulin）

门冬胰岛素（insulin aspart）

70－30 混合门冬胰岛素

赖脯胰岛素（insulin lispro）

精蛋白锌重组赖脯胰岛素混合注射液

甘精胰岛素（insulin glargine）

格列本脲（glibenclamide）

格列吡嗪（glipizide）

格列喹酮（gliquidone）

格列齐特（gliclazide）

格列美脲（glimepiride）

二甲双胍（metformin）

阿卡波糖（acarbose）

伏格列波糖（voglibose）

罗格列酮（rosiglitazone）

吡格列酮（pioglitazone）

瑞格列奈（repaglinide）

那格列奈（nateglinide）

依帕司他（epalrestat）

α-硫辛酸（α-lipoic acid）

（六）甲状腺激素类药物及抗甲状腺药物（thyroid hormone and antithyroid drugs）

甲状腺片（thyroid tablets）

左甲状腺素（levothyroxine）

卵磷脂络合碘（iodized lecithin）

丙硫氧嘧啶（propylthiouracil）

甲巯咪唑（methimazole）

十三、抗变态反应药物（anti-allergy drugs）

（一）抗组胺药（anti-histone drugs）

氯苯那敏（chlorphenamine）

苯海拉明（benadryl）

异丙嗪（phenergan）

赛庚啶（cyproheptadine）

氯雷他定（loratadine）

地氯雷他定（desloratadine）

西替利嗪（cetirizine）

左西替利嗪（levocetirizine）

咪唑斯汀（mizolastine）

依巴斯汀（ebastine）

曲普利啶（triprolidine）

（二）过敏反应介质阻释剂（anaphylactic reaction medium prohibitant）

酮替芬（ketotifen）

（三）其他抗变态反应药

粉尘螨滴剂（dermatophagoides farinae drops）

十四、维生素类药物（vitamin drugs）

（一）多种维生素及微量元素制剂（multiple vitamins and microelement）

儿童维生素
多维元素
多种微量元素
葡萄糖酸锌（zinc gluconate）
水溶性维生素（water-soluble vitamin）
脂溶性维生素（fat-soluble vitamin）

（二）维生素 A、D 属药物（vitamin A and D）

维生素 A（vitamin A）
维生素 AD（vitamin AD）

（三）维生素 B 属药物（vitamin B）

复合维生素 B
三维 B
复方三维 B（Ⅱ）

维生素 B_1（vitamin B_1）

维生素 B_2（vitamin B_2）

维生素 B_6（vitamin B_6）

维生素 B_{12}（vitamin B_{12}）

泛酸钙（calcium pantothenate）

（四）维生素 C 及其他（vitamin C and others）

维生素 C（vitamin C）

维生素 C 钙（calcium ascorbate）

维生素 E（vitamin E）

天然维生素 E

十五、酶类及其他生化制剂（enzymes and other biochemical drugs）

（一）酶类药物（enzymes）

糜蛋白酶（chymotrypsin）

抑肽酶（aprotinin）

玻璃酸酶（hyaluronidase）

辅酶 I（coenzyme I）

辅酶 Q10（coenzyme Q10）

复合辅酶 coenzyme（complex）

溶菌酶（lysozyme）

（二）其他生化制剂

三磷酸胞苷二钠（cytidine-5-triphosphate disodium）

三磷酸腺苷二钠（dinatrii adenosine triphosphate）

十六、调节水、电解质及酸碱平衡用药（drugs regulating water，electrolyte and acid-base equilibrium)

（一）电解质平衡调节药（drugs regulating electrolytes）

氯化钠（sodium chloride）

复方氯化钠注射液（compound sodium chloride injection）

氯化钾（potassium chloride）

枸橼酸钾（potassium citrate）

氯化钙（calcium chloride）

葡萄糖酸钙（calcium gluconate）

（二）酸碱平衡调节药（drugs regulating acid-base equilibrium）

乳酸钠林格注射液（sodium lactate Ringer's injection）

碳酸氢钠（sodium bicarbonate）

（三）葡萄糖及其他类（glucose and others）

葡萄糖（glucose）

葡萄糖氯化钠（glucose sodium chloride）

果糖（fructose）

小儿电解质补给注射液（pediatric electrolyte supplements injection）

腹膜透析液（peritoneal dialysis solution）

注射用水（water for injection）

十七、营养药物（nutritional drugs）

（一）肠内营养用药（**intraintestinal nutritional drugs**）

肠内营养乳剂（TP）［enteral nutritional emulsion（TP）］

肠内营养乳剂（TP-HE）［（enteral nutritional emulsion（TP-HE）］

肠内营养乳剂（TPF-D）［（enteral nutritional emulsion（TPF-D）］

肠内营养乳剂（TPF-T）［（enteral nutritional emulsion（TPF-T）］

肠内高营养多聚合剂（nutrison multifibre）

肠内营养粉剂（enteral nutritional powder）

（二）脂肪乳制剂（**fat-milk preparation**）

中/长链脂肪乳（medium and long chain fat emulsion）

脂肪乳（fat emulsion）

长链脂肪乳（long chain fat emulsion）

（三）氨基酸制剂及其他营养素（**amino acid and other nutrient**）

10%复方氨基酸注射液（10% compound amino acids injection）

复方氨基酸（18AA）［compound amino acids injection（18AA）］

复方氨基酸（18AA-Ⅶ）［compound amino acids injection（18AA-Ⅶ）］

复方氨基酸（18AA-N）［compound amino acids injection（18AA-N）］

复方氨基酸（17AA-H）［compound amino acids injection（17AA-H）］

甘油磷酸钠（sodium glycerophosphate）

十八、抗肿瘤药物（anti-tumor drugs）

（一）烷化剂（alkylating drugs）

环磷酰胺（cyclophosphamide）

异环磷酰胺（ifosfamide）

尼莫司汀（nimustine）

白消安（busulfan）

替莫唑胺（temozolomide）

（二）抗代谢药（anti-metabolic drugs）

甲氨蝶呤（methotrexate）

氟尿嘧啶（fluorouracil）

氟尿苷（floxuridine）

脱氧氟尿苷（doxifluridine）

阿糖胞苷（cytarabine）

吉西他滨（gemcitabine）

卡培他滨（capecitabine）

培美曲塞（pemetrexed）

（三）抗肿瘤抗生素（anti-tumor antibiotics）

放线菌素 D（dactinomycin）

丝裂霉素（mitomycin）

平阳霉素（pingyangmycin）

柔红霉素（daunorubicin）

多柔比星（doxorubicin）

表柔比星（epirubicin）

吡柔比星（pirarubicin）

伊达比星（idarubicin）

博来霉素（bleomycin）

（四）植物来源的抗肿瘤药及其衍生物（vegetative anti-tumor drugs and derivant）

长春地辛（vindesine）

长春瑞滨（vinorelbine）

依托泊苷（etoposide）

替尼泊苷（teniposide）

羟喜树碱（hydroxycamptothecin）

托泊替康（topotecan）

伊立替康（irinotecan）

紫杉醇（paclitaxel）

多西他赛（docetaxel）

（五）抗肿瘤激素类药（anti-tumor hormone）

他莫昔芬（tamoxifen）

托瑞米芬（toremifene）

来曲唑（letrozole）

依西美坦（exemestane）

氟他胺（flutamide）

（六）其他抗恶性肿瘤及辅助治疗药（other anti-tumor and adjuvant drugs）

达卡巴嗪（dacarbazine）

顺铂（cisplatin）

卡铂（carboplatin）

洛铂（lobaplatin）

奥沙利铂（oxaliplatin）

奈达铂（nedaplatin）

甲磺酸伊马替尼（imatinib mesylate）

吉非替尼（gefitinib）

厄洛替尼（erlotinib）

硼替佐米（bortezomib）

利妥昔单抗（rituximab）

曲妥珠单抗 trastuzumab）

米托蒽醌（mitoxantrone）

三氧化二砷（arsenic trioxide）

氟达拉滨（fludarabine）

门冬酰胺酶（asparaginase）

比卡鲁胺（bicalutamide）

阿那曲唑（anastrozole）

安吖啶（amsacrine）

A 群链球菌（A streptococcus）

氨磷汀（amifostine）

唑来膦酸（zoledronic acid）

氯膦酸二钠（clodronate disodium）

美司钠（mesna）

右丙亚胺（dexrazoxane）

十九、影响免疫功能药（drugs used in immune function）

（一）免疫抑制剂 immunosuppressant

环孢素（ciclosporin）

他克莫司（tacrolimus）

西罗莫司（sirolimus）

吗替麦考酚酯（mycophenolate mofetil）

咪唑立宾（mizoribine）

硫唑嘌呤（azathioprine）

羟基脲（hydroxycarbamide）

青霉胺（penicillamine）

抗 Tac 单抗（daclizumab）

巴利昔单抗（basiliximab）

英夫利西单抗（infliximab）

抗胸腺细胞免疫球蛋白（antithymocyte globulin）

抗人 T 细胞猪免疫球蛋白（anti-human t lymphocyte porcine immunoglobulin）

抗人 T 淋巴细胞兔免疫球蛋白（rabbit anti-human t-lymphocyte immunoglobulin）

羟氯喹（hydroxychloroquine）

锝亚甲基二磷酸盐（technetium methylenediphonate）

（二）生物反应调节剂（biological reaction regulator）

胸腺素（thymosin）

胸腺肽 α1（thymosin α1）

胸腺五肽（thymopentin）

重组人干扰素 α-1b（recombinant interferon α-1b）

重组人干扰素 α-2b（brecombinant interferon α-2b）

重组人干扰素 β-1a（recombinant interferon β-1a）

重组人白细胞介素 –2（recombinant human interleukin-2）

聚乙二醇干扰素 α-2a（peginterferon α-2a）

转移因子（transfer factor）

匹多莫德（pidotimod）

卡介菌多糖核酸（BCG polysaccharide and nucleic acid）

第二章 处方书写规范

（1）患者一般情况、临床诊断填写清晰、完整，并与病历记载相一致。除特殊情况外，应当注明临床诊断。

（2）患者年龄应当填写实足年龄，新生儿、婴幼儿写日、月龄，必要时要注明体重。

（3）每张处方仅限一名患者用药。

（4）字迹清楚，不得涂改；如需修改，应当在修改处签名并注明修改日期。

（5）西药和中成药可以分别开具处方，也可以开具一张处方，中药饮片应当单独开具处方。

（6）开具西药、中成药处方，每一种药品应当另起一行，每张处方不得超过5种药品。

（7）药品名称应当使用规范的中文名称书写，没有中文名称的可以使用规范的英文名称书写；医疗机构或者医师、药师不得自行编制药品缩写名称或者使用代号；书写药品名称、剂量、规格、用法、用量要准确规范，药品用法可用规范的中文、英文、拉丁文或者缩写体书写，但不得使用"遵医嘱""自用"等含糊不清字句。

（8）医师开具处方应当使用经药品监督管理部门批准并公布的药品通用名称、新活性化合物的专利药品名称和复方制剂药品名称。

医师开具院内制剂处方时应当使用经省级卫生行政部门审核、药品监督管理部门批准的名称。

（9）药品剂量与数量用阿拉伯数字书写。剂量应当使用法定剂量单位：重量以克（g）、毫克（mg）、微克（μg）、纳克（ng）为单位；容量以升（L）、毫升（mL）为单位；国际单位（IU）、单位（U）；中药饮片以克（g）为单位。片剂、丸剂、胶囊剂、颗粒剂分别以片、丸、粒、袋为单位；溶液剂以支、瓶为单位；软膏及乳膏剂以支、盒为单位；注射剂以支、瓶为单位，应当注明含量；中药饮片以剂为单位。

（10）应当根据医疗、预防、保健需要，按照诊疗规范、药品说明书中的药品适应证、药理作用、用法、用量、禁忌、不良反应和注意事项等开具处方。

（11）开具麻精药品、医疗用毒性药品、放射性药品的处方应当严格遵守有关法律、法规和规章的规定。

（12）药品用法用量应当按照药品说明书规定的常规用法用量使用，特殊情况需要超剂量使用时，应当注明原因并再次签名。

（13）处方一般不得超过7天用量；急诊处方一般不得超过3天用量；对于某些慢性病、老年病或特殊情况，处方用量可适当延长，但医师应当注明理由。

医疗用毒性药品、放射性药品的处方用量应当严格按照国家有关规定执行。

（14）需做皮试的药物，必须在处方上注明。

（15）开具处方后的空白处画一斜线以示处方完毕。

（16）处方医师的签名式样和专用签章应当与院内药学部门留样备查的式样相一致，不得任意改动，否则应当重新登记留样备案。

（17）实习学生未取得一般药品处方权和麻精药品处方权，其开具的处方必须经具有处方权的带教老师签署方为有效，并不得开具麻精药品处方。

（18）处方开具当日有效。特殊情况下需延长有效期的，由开具处方的医师注明有效期限，但有效期最长不得超过3天。

第三章 处方书写方法及正确处方示例

详见表4－3－1。

表4－3－1　处方书写方法及正确处方示例

正确处方	处方书写
5% 葡萄糖注射液 500 mL Sig. 500 mL iv. drip.	例1 ℞
阿托品注射液 0. 5 mg×1 支 Sig. 0. 5 mg ih. st.	1. 头孢氨苄胶囊 0. 125 g×24 粒 Sig. 0. 25 g qid.
维生素 C 片 0. 1 g×21 片 Sig. 0. 1 g tid.	2. 阿司匹林片 0. 3 g×9 片 Sig. 0. 3g tid.
头孢氨苄胶囊 0. 125 g×24 粒 Sig. 0. 25 g qid.	例2 ℞
颠茄合剂 90 mL Sig. 10 mL tid.	1. 氨茶碱注射液 250 mg ⎫ 2. 50% 葡萄糖 20 mL　⎭ iv. 慢！
1% 麻黄素滴鼻剂 10 mL×3 支 Sig. 1～2 gtt 滴鼻 tid.	
炉甘石洗剂 90 mL Sig. 适量外用（搽手）bid.	例3 ℞
凡士林软膏 30 g Sig. 适量外用（搽手）tid.	1. 注射用头孢呋辛钠 1. 5 g ⎫ 2. 0.9% 氯化钠 100 mL　⎭ iv. drip. tid.
达克宁散 40 g Sig. 适量 外撒（脚）bid.	例4 ℞
0. 25%氯霉素滴眼液 8 mL×1 支 Sig. 1～2 gtt. ou tid.	1. 龙牡壮骨颗粒 5 g×12 袋 Sig. 10 g（2 袋）tid.
泼尼松眼膏 5 g Sig. 涂眼 ou hs.	2. 六味地黄丸 60 g×1 瓶 Sig. 6 g bid.

第四章 处方常用外文缩写与中文对照表

详见表4 - 3 - 2。

表4 - 3 - 2　处方常用外文缩写与中文对照

分类	外文缩写	中文
剂型	Tab.	片剂
	Inj.	注射剂
	Dec.	煎剂
	Emul.	乳剂
	Extr.	浸膏
	Caps.	胶囊剂
	Lot.	洗剂
	Loz.	喉片
	Mist.　（Mixt.）	合剂
	Ocul.	眼膏剂
	Ol.	油剂
	Past.	糊剂
	Píl.	丸剂
	Pulv.	散剂
	Sol.	溶液剂
	Spt.	醑剂
	Supp.	栓剂
	Syr.	糖浆剂
	Inha.	吸入剂

续表 4 - 3 - 2

分类	外文缩写	中文
剂型	Tr.	酊剂
	Ung.	软膏剂
	Oint.	软膏剂
	Gel	凝胶
	Drops	滴剂
	Eye d's	滴眼剂
	Ear d's	滴耳剂
	Nose d's	滴鼻剂
	Spr.	喷剂
	Gar.	含漱剂
	Lin.	擦剂
	Gran.	颗粒剂
	Pow.	粉剂
计量单位	mcg（μg）	微克
	mg	毫克
	g	克
	IU	国际单位
	mL	毫升
	gtt.	滴
	qs	适量
给药途径	po	口服
	sc（或 ih）	皮下注射
	im	肌内注射
	iv	静脉注射
	iv. drip.（iv. gtt.）	静脉滴注

续表 4 - 3 - 2

分类	外文缩写	中文
给药途径	us. ext.	外用
	pr	灌肠
	oL	右眼
	os	左眼
	ou	双眼
给药次数和给药时间	ac	饭前
	pc	饭后
	am	上午
	pm	下午
	hs	睡前
	qd	每天 1 次
	bid	每天 2 次
	tid	每天 3 次
	qid	每天 4 次
	q4h	每 4 小时 1 次
	q6h	每 6 小时 1 次
	q8h	每 8 小时 1 次
	qm	每晨
	qn	每晚
	sos	必要时（24 h 内有效）
	st.（stat.）	立即
	prn.	按情况而定（长期医嘱）
其他	aa	各
	co	复方
	Sig（S.）	用法的标记
	DC	取消
	d	天

（陈孝）